循環器ジャーナル 2018 Vol. 66 No. 3 CONTENTS

特集

肺高血圧症 Cutting Edge

企画：渡邉裕司（浜松医科大学/国立国際医療研究センター）

Ⅰ．総論

316 日本における肺高血圧症診療の歴史 ……… 佐藤 徹

Ⅱ．肺高血圧症：何が原因か，なぜ原因となるのか？

324 遺伝的素因 ……… 三谷義英
330 膠原病 ……… 桑名正隆
338 心疾患由来の肺高血圧症 ……… 八尾厚史
348 肺疾患で肺高血圧症が生じるメカニズム ……… 辻野一三・桑原 健・谷野美智枝
354 慢性肺血栓塞栓症および肺高血圧への進展メカニズム ……… 荻原義人・山田典一

Ⅲ．肺高血圧症診断：診断のきっかけ，どんなサインが重要か？

361 見逃さないための症状，身体所見，初診時検査—心電図，胸部X線，血液検査 ……… 小川愛子
368 肺高血圧症における心エコー ……… 佐藤 遥・杉村宏一郎・下川宏明
377 CTとMRI ……… 中村一文・松三博明・赤木 達
382 呼吸機能検査と肺換気・血流シンチグラフィ ……… 西村倫太郎・田邉信宏
392 カテーテルを用いた検査 ……… 佐藤亮太・前川裕一郎

Ⅳ．肺高血圧症治療：内科的治療と外科的治療，そして将来の治療

400 プロスタサイクリン製剤—経口薬，吸入薬，皮下注薬，静注薬，何を選択し，どのように治療するのか？ ……… 大郷 剛

404 エンドセリン受容体拮抗薬—受容体選択性は考慮すべきか？
何を根拠に選択するのか？ ……玉田直己・江本憲昭

411 PDE5 阻害薬と sGC 刺激薬
—特徴と使い分け，何を根拠に選択するのか？ ……渡邉裕司

418 慢性血栓塞栓性肺高血圧症に対する
バルーン肺動脈形成術と肺動脈血栓内膜摘除術
—どのような患者が対象か，それぞれのベネフィットとリスクは？ …田渕 勲・松原広己

426 肺移植：いつ，どのように決定し，実施するか ……伊達洋至

432 分子標的療法の現状と今後 ……片岡雅晴

V. 肺高血圧症のトピックスあるいはコントラバーシ

438 治療効果判断や予後予測の評価指標に何を用いるべきか？
—6MWD, mPAP or sPAP，複合指標？ ……山本浩司・武田 裕

444 upfront combination あるいは sequential combination，
どちらがリーズナブルか？ ……波多野将

452 リバースリモデリングは達成可能か？ ……細川和也・阿部弘太郎

460 レジストリー構築の意義，重要性
—日本発のエビデンスを国際的ガイドラインへ反映させるために ……田村雄一

468 肺高血圧症治療の費用対効果 ……五十嵐中

474 World Symposium on Pulmonary Hypertension 2018（Nice）
からの報告 ……村田光繁

329 バックナンバーのご案内

477 次号予告

478 奥付

Editorial

特集

肺高血圧症 Cutting Edge

肺高血圧症のなかで，肺動脈性肺高血圧症（pulmonary arterial hypertension；PAH）は慢性進行性の肺血管増殖を特徴とし，極めて不良な予後経過をたどる難治性疾患と考えられてきました．しかし，プロスタサイクリン製剤，エンドセリン受容体拮抗薬，PDE5 阻害薬といったPAH 治療薬によって患者の予後が大きく改善していることを臨床現場の医療者は実感しています．さらに最近では可溶性グアニル酸シクラーゼ（sGC）刺激薬やIP 受容体アゴニストも登場し，その効果が期待されています．一方，新規治療薬の有効性を検証したランダム化比較試験（RCT）の多くは，主要評価項目として6 分間歩行距離を採用してきましたが，その妥当性は疑問視されはじめており，最近のRCT では，イベント発現までの時間といった臨床アウトカムを反映するものが主要評価項目とされています．しかし，これらRCT で全死亡の改善を明確に示したPAH 治療薬はほとんどありません．さらに，PAH 治療薬を初期の段階から積極的に併用するup-front combination 治療が注目されていますが，逐次追加療法sequential combination 治療とup-front combination 治療を比較したRCT はなく，単剤で十分効果が得られる患者が存在するのも事実であり，系統の異なる治療薬の使い分けについても，私たちは十分な根拠を持ち合わせていません．

2432-3284／18／紙：¥800／電子：¥1200／論文／JCOPY

この特集企画では『肺高血圧症 Cutting Edge』と題して，進捗著しい肺高血圧症の診断・治療に関して何がどこまで明らかになっており，何が未解明なのか，最先端の状況を，肺高血圧症のエキスパートの先生方に解説していただいています．5章からなる構成では，まず『総論』で世界および日本の肺高血圧症に対する取り組みが紹介され，第2章では肺高血圧症の発症に関して『何が原因か，なぜ原因となるのか？』，第3章では『診断のきっかけ，どんなサインが重要か？』，第4章では『内科的治療と外科的治療，そして将来の治療』，最後の第5章では『肺高血圧症のトピックスあるいはコントラバーシ』として，まだ議論の余地がある点については，それぞれの意見とその根拠を解説していただきました．

執筆下さった先生方のご尽力によって，特集企画のタイトル『肺高血圧症 Cutting Edge』に相応しく肺高血圧症の最先端（Cutting Edge）の診断，治療，そして将来の方向性が，分かりやすく理解できるような内容となりました．

進展著しい肺高血圧症治療において，本特集が臨床の場でお役に立つことを祈っています．末尾ですが，本特集企画の機会をいただきました編集委員の先生方，また編集室の吉富様に心から感謝申し上げます．

浜松医科大学 理事・副学長/国立国際医療研究センター 臨床研究センター長 渡邉裕司

特集 肺高血圧症 Cutting Edge
総論

日本における肺高血圧症診療の歴史

佐藤 徹

Point

- 肺高血圧症の診療は著明に進歩したが，肺動脈性，慢性血栓塞栓性のものは肺動脈に特異的異常があり，特異的治療が必要である．
- 肺動脈性肺高血圧症の治療の発展を歴史的に振り返り，要点を記載した．
- 慢性血栓塞栓性肺高血圧症の診療の発展を歴史的に振り返り，進歩の流れを記載した．

はじめに

肺高血圧症（pulmonary hypertension；PH）は1998年の世界会議から大きく5つに分類されるようになった．それ以前は，学生時代の講義を思い出してみても，原発性肺高血圧症と2次性肺高血圧症に大きく分類されていた．この新しい分類によると，グループ1の肺動脈性肺高血圧症（pulmonary arterial hypertension；PAH）とグループ4の慢性血栓塞栓性肺高血圧症（chronic thromboembolic pulmonary hypertension；CTEPH）は肺動脈の特異的な異常により起こり，両者に特異的な治療が必要となる．筆者は医師としての生活のうちの後半2/3の時期に，これら2つの疾患群の診療を行ってきた．それは丁度，日本におけるこれら2つの疾患の診療が発展した時期で，自分の医師人生に重ね合わせて，両疾患の歴史を振り返ってみたい．

肺動脈性肺高血圧症

1 ▪ 対症療法期

筆者は1982年に大学医学部を卒業し一般内科に入局して大学での研修を開始したが，20代前半の女性で原発性肺高血圧症〔primary pulmonary hypertension；PPH，現在の特発性肺動脈性肺高血圧症（idiopathic pulmonary arterial hypertension；IPAH）に近い〕と診断された患者の受け持ちとなった．激しい呼吸困難を認めしばしば失神していたが，みるみる悪化してゆき，そのうちに動けなくなっていった．有効な治療はなく「不治の病だな」と感じた．この当時のPPHの5年生存率は約40%であった（図1）．その後の4年間は内科全般，その後の8年間は主に一般病院で循環器内科全般の臨床を経験したが，1994年に大阪にある国立循環器病センター（以下，国循）に勤務するように言われた．国循の内科には日本で初めて，肺高血圧症を中心に診療する専門科があった．しかし肺動脈に特

さとう とおる　杏林大学病院循環器内科（〒181-8611 東京都三鷹市新川6-20-2）

2432-3284／18／紙：¥800／電子：¥1200／論文／JCOPY

異的な2つの疾患群の，年間の入院患者数は10人前後で，専門科といっても現在と比較するとこの程度の患者数では決して多いとは言えず，普段の診療は循環器内科全般であった．現在のような有効な血管拡張薬もなく，HOTの開始と右心不全に対する対症療法が唯一の治療で，終末期に入院し自然経過を観察するのみであった．NYHA Ⅳ度から突然上室性頻拍症が始まり1，2時間で死亡するという患者を何人か経験した．原因も全く解明されておらず，原因究明を目指して一生懸命病歴を聴取したがこれといったものは得られなかった．唯一関連があると感じたのは，高度成長時代で極度の過剰労働をしていた患者で，疲労を感じたら解熱鎮痛剤を飲んで働き続け1日に3錠以上の解熱鎮痛剤を10年以上服用している患者がおり，解熱鎮痛剤の過量が原因となり得ると考えた．同様の患者を2人経験したからだが，2人目は看護師であった．1997年頃，アメリカでプロスタグランジンI_2（prostaglandin I_2 ; PGI_2）製剤であるエポプロステノール（以下，EPO）の在宅持続点滴が始まり，日本での継続治療を希望している小児患者の母親が訪問して来て，そのような治療がアメリカで行われていることを知った．その直後，EPOの治験を確か3人ぐらいを対象として行った．確かに延命できたが，治験の終了とともに投与を中止したところ，暫くして死亡した．なお，日本で開発された内服薬でPGI_2アナログであるベラプロストの治験も行い1999年より使用を始めたが，軽症患者には有用であった．しかし多くの症例は中等症以上となって見つかり，このような患者では有用性が低かった．

2▪新治療導入期

少数の治験であったがPPHが希少疾患であることからEPOが認可となり，1999年より病棟での使用が可能となり2000年より在宅持続点滴療法も保険償還されることになった．またこの頃PPHが厚労省の難病に指定され，医療費はほぼ全額が援助され，EPOは非常に高価な薬剤であったが誰でも治療を受けられるようになった．認可に先駆けて国循では医師2名，看護師2名をシカゴに派遣し，

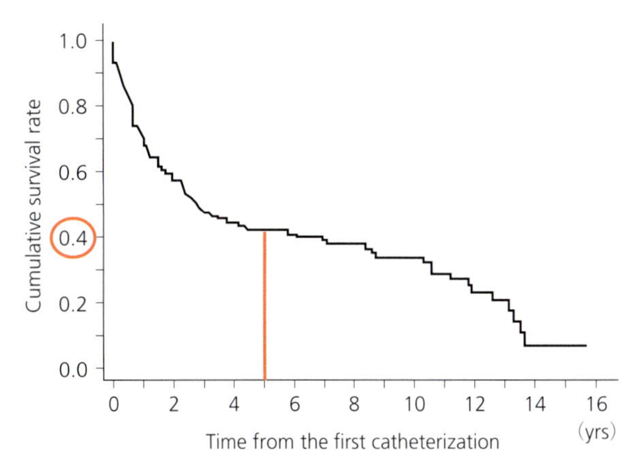

図1 原発性肺高血圧症の予後（1980～1990）
日本の呼吸不全班の集計．5年生存は40%であった．（Okada O, et al. Intern Med 38 : 12-16, 1999より引用）

EPOの在宅治療法を学んで来た．筆者は留守番をしていたが，同僚から留置カテーテルの挿入法，カテーテル・薬剤の投与法，管理法を修得した．1999年に元の大学病院に復帰してEPOを含めたPHの治療を始めた．その頃，ベラプロストを開発した会社のバックアップで肺高血圧症治療研究会が始まり，全国からPH症例を報告してもらい皆で遅い時間まで検討し討論した．この研究会は，現在に到るまで，病態の評価，診断法，治療法に関する情報交換に多大の貢献をした．また，EPOの使用法に関して検討するフローラン研究会が，少し遅れてEPOの発売元の会社のサポートで始まり，こちらもPHを多く治療していた専門病院を中心に情報交換の場となった．その後にボセンタンが有用な内服薬として発売されたが，この発売元の会社は各種の講演会を盛んに企画して情報の共有に貢献した．また，アメリカで2年に一度開催されるPHの患者会が事実上のアメリカでのPHの学術集会も兼ねており，これに毎回出席して新しい知識を得たが，後述するように自分の症例を見直して治療を工夫することのほうがもっと重要であったのかもしれない．

日本でのこのような研究会で，治療目標を何に置くかについて議論したことを記憶しているが，その頃（2003年頃）既に，岡山から治療目標は平均肺動脈圧（mean pulmonary arterial pressure ; mPAP）とすべきとの意見が出され，ほかに同調する者がいなかったが，これは卓見であった．今では

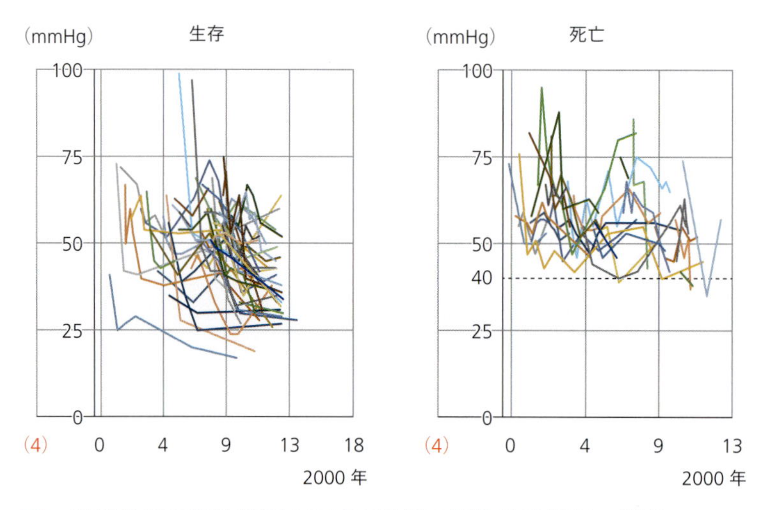

図 2 特発性肺動脈性肺高血圧症自験例の平均肺動脈圧の推移

生存者は，1999 年より慶應大学病院で診療し 2009 年からは杏林大学病院で診療するようになった患者を対象とし，生存者，死亡者に分類してカテーテル検査の全データを図示した．生存者 41 例，死亡者 25 例であった．横軸は 2000 年代の年号を示す．死亡者は経過中に mPAP がほぼ 40 mmHg 以下となっていない（40 mmHg 以下となって死亡した患者は死因が心血管系以外の原因であった）．すなわち，経過中に mPAP が 40 mmHg 以下となると，この follow up 期間では死亡しないことが予想される．他の検査指標で同様の傾向を示すものはなかった．

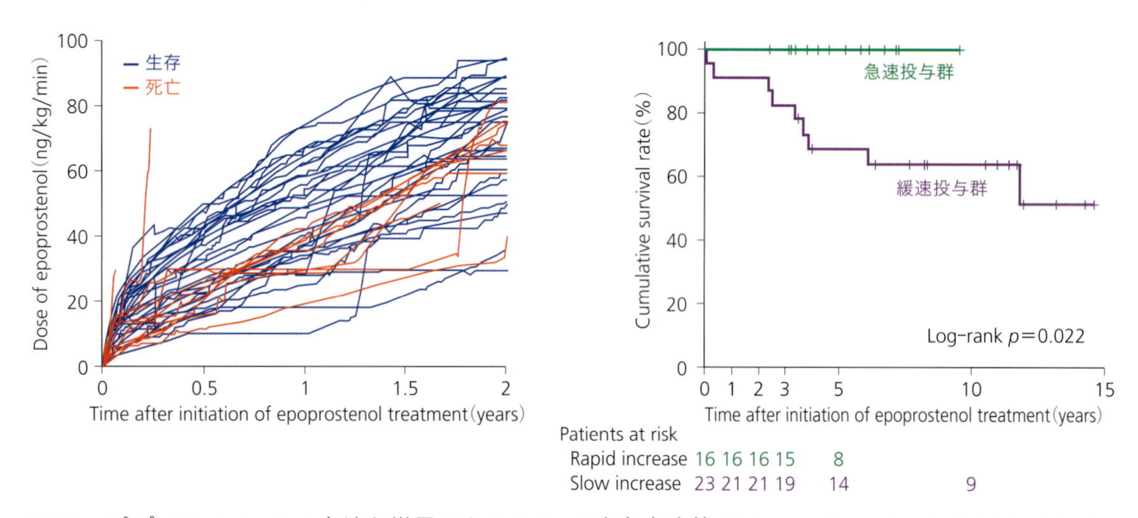

図 3 エポプロステノールの急速な増量による IPAH の生存率改善（Tokunaga N, et al. J Cardiol 68 : 542-547, 2016 より引用）

これは日本では確立している（**図 2**）．筆者も 2005 年頃には EPO を始めると肺血管抵抗（pulmonary vascular resistance ; PVR）はまず下がるが，その後に mPAP が低下しない患者は結局転帰が悪いことには気付き始めた．筆者は，右心不全を起こさないことを目標とし，右心不全を起こす mPAP を今までの経験から算出し，その前段階を EPO の開始時期としていた．EPO の使用法はシカゴで修得した国循の方法をそのまま踏襲したが，IPAH は不治の病と信じていたので，生きている間に QOL をなるべく良くするように EPO 開始のための入院期間も 1～2 週間と，なるべく短期間とした．しかし，岡山では EPO の使用方法について革新的方法を案出し実践して，非常に良い成績を出していることを

表 1 エポプロステノールの増量法

- ・〜3 週間：毎日 1 ng/kg/min 増→20 ng/min/kg
- ・〜3 カ月：4 日ごとに 1 ng/kg/min 増→35 ng/min/kg
- ・〜6 カ月：1 週ごと 1 ng/kg/min 増→45 ng/min/kg
- ・〜1 年　：治療目標到達…増量中止
未到達…1 週ごと 1 ng/kg/min 増→70 ng/min/kg
- ・1 年〜　治療目標到達…増量中止
未到達…1 週ごと 2 ng/kg/min 増

表 2 エポプロステノール使用における注意点

以下の副作用に注意して，なるべく速く十分に増量
1）皮下トンネル感染
2）エポプロステノールの副作用⇒疲弊⇒重篤
　①血管拡張（頭痛，紅潮，下痢）
　②分泌腺，足底痛
　③血小板減少，甲状腺亢進
　④その他：Mikulicz 病，ACTH 単独欠損，腹水
3）カテーテル抜去
4）心不全の悪化

知った（図 3）．後でその当時のことを振り返って，岡山で革新的な IPAH 治療を発展させた経緯を聞いたことがある．要点は，過去の定説を鵜呑みにせず自分の経験した症例を慎重に解釈する，自分の経験を常に客観的に解析して可能性のある治療を試行してみる（真の臨床研究であろう），試行するに当たって必要なのは患者との間に信頼関係を築ける高い社会性，にあったのではないかと思った．このなかで前 2 者は，筆者の内科医としての診療の認識を越えるものであった．筆者は内科医というものは，病気の自然史を変えるものではなく，それを修飾するものというようなことを大学病院で教えられたが，それをひっくり返された大きなパラダイムシフト（大袈裟だが）であった．そのようにして EPO の投与法は，現在日本で標準的に使用されている方法が 2010 年頃に定着し始めた．

3 ▪ 発展期

2009 年に筆者はほかの大学病院に転出し，そこで PH の診療を継続した．そこでは EPO の使用法を日本での標準的な方法に変え（表 1），治療目標は mPAP の低下に置くようになった．EPO の副作用，EPO 在宅療法の合併症を種々経験したが（表 2），EPO を急速，十分量まで増量すると副作用，合併症の頻度も上がり重症化するため，それを回避しつつ進めていく必要があり，経験，臨床能力に加え，医師以外の医療関係者の協力なども得なくてはならないと感じた．そして，さらに initial combination treatment（初期併用療法）が加わって PAH の予後は格段に改善してきた（図 4）．2007 年頃に，岡山では既に initial combination treatment を実践していると述べていた．そして，肺動脈圧を低下させることにより肺動脈は逆リモデリングすることも実験で確認され（図 5），PAH が治癒することも夢ではなくなってきた．

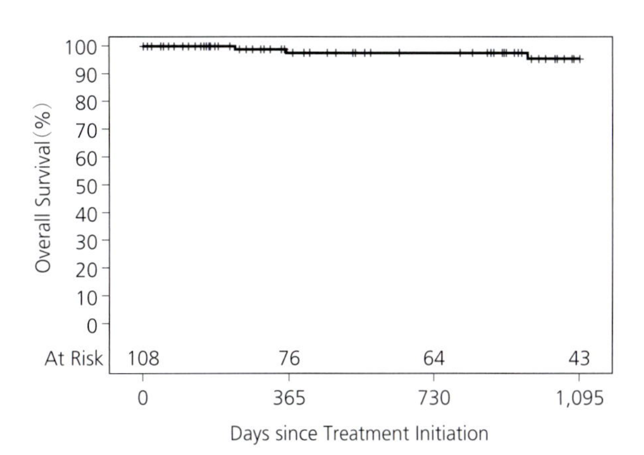

図 4 最近の IPAH の 3 年予後

2008 年から 2013 年にかけて，日本の PH 専門施設 8 病院で前向きに登録した 108 例の初発 IPAH 症例の予後．3 年生存率（肺移植例は非生存とした）が 96% であった．（Tamura Y, et al. Circ J 82 : 275-282, 2017 より引用）

これまでに 10 代，20 代前半のほとんどの患者を見送ってきたが，彼らが今生まれて来ていれば，青春時代を謳歌することができたであろう．

慢性血栓塞栓性肺高血圧症

1 ▪ 対症療法期

筆者の居た大学病院の循環器内科は右心系疾患では有名で，内科の研修医時代に，ほかの大学病院から 50 代の男性が PH の精査のため転院となった症例を経験した．もう NYHA はⅣ度で，ほどなく他界した．そして病理解剖に臨んだが，病理医が「血栓が原因です」と解剖中にわれわれに伝え，生前に

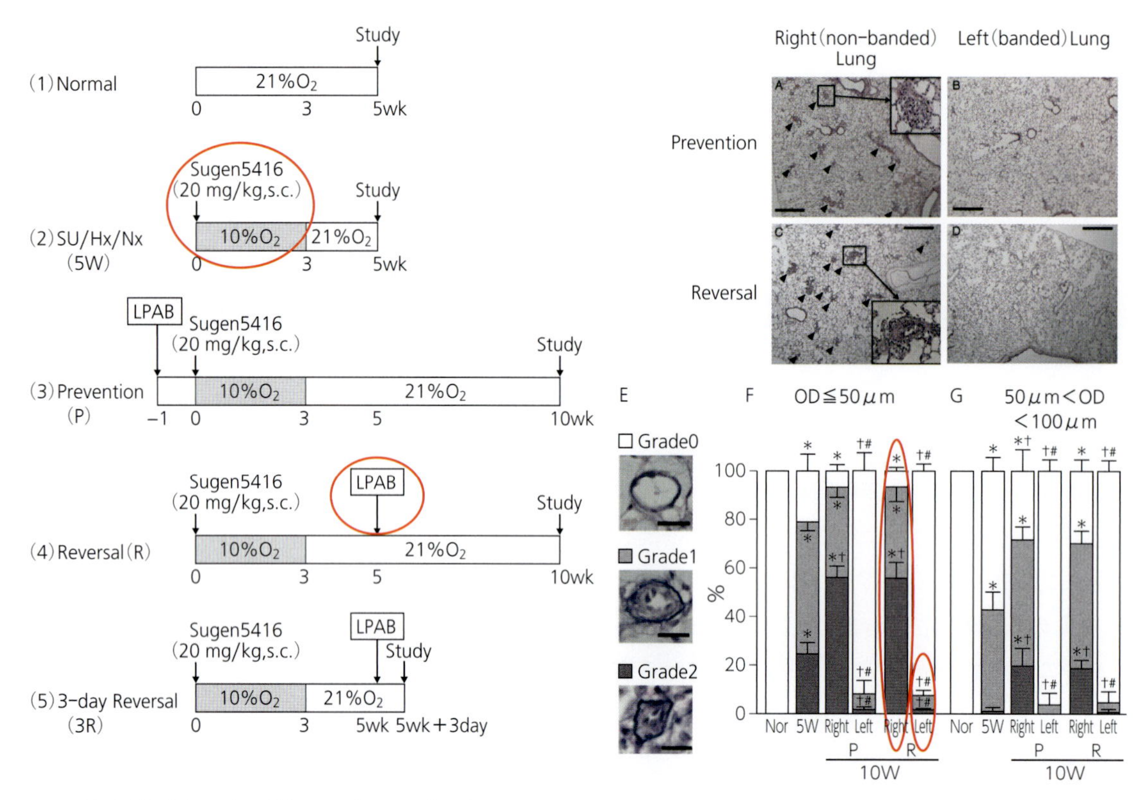

図 5 肺血流減少による逆リモデリングの実証

ラットで肺高血圧モデルを作製し，LPAB（left pulmonary artery banding）により左肺動脈の血流を減少させると，一度作製されたPAH が改善し，肺動脈の血管壁にも逆リモデリングが起こって右下で示した肺動脈の壁肥厚が著減することが示された．（Abe K, et al. Cardiovasc Res 111 : 16-25, 2016 より引用）

PH の原因を特定するのは大変なんだな，と感じた．このように CTEPH はその鑑別診断，確定診断が難しいことや発生頻度が低いことから，その後はこの疾患の患者を診療することはなかったが，1994 年に異動した国循には CTEPH と確定診断された患者が何人かいた．対症療法が行われていたが重症例は PAH の末期と同様であった．その当時，国循のそれまでの CTEPH 症例をまとめた予後に関する論文が発表された[1]．現在でも CTEPH の内科的治療による自然史を示すとされる数少ない報告として，ハンガリーからの論文[2]がよく参考とされるが，利尿薬や強心薬が現在のように使われる以前の内科的治療による予後を示していると考えられる．国循からの報告は内科的治療が現在のレベルとなった段階での予後で，より現状に近い対症療法下の予後といえる（図 6）．英文でなかったのが残念であった．そして CTEPH は PAH に比較すると進行がゆっくりで切迫感が少なかったが，進行例や，根本的な改善を望む患者に対しては，その頃アメリカで既に治療として安定期に入っていた肺動脈血栓内膜摘除術（pulmonary endarterectomy ; PEA）の導入が必要で，国循としても全力を注いでいた．内科，外科のチームが中心的な施設であるサンディエゴに赴き修得に努力した．

2 ▪ 手術治療期

筆者は 1999 年に元の大学病院に復帰して循環器内科の一般臨床とともに PH の診療も始めたが，CTEPH の患者もいた．肺血流シンチグラムの診断技術がほぼ確立しており，カテーテル検査を施行すると肺動脈圧は脈圧が大きい所見や，胸部 X 線写真で明らかな違いがあること[3]などから，多くは鑑別に問題はなかったが，なかには PAH と所見が境界にあって数年正しく診断されない症例もあった．肺動脈造影（pulmonary angiography ; PAG）で確定診断されるのであるが，なかには鮮明な PAG を撮り詳細に検討しないと診断できない症例もあった．さらに最近の症例で高安動脈炎による肺動脈狭

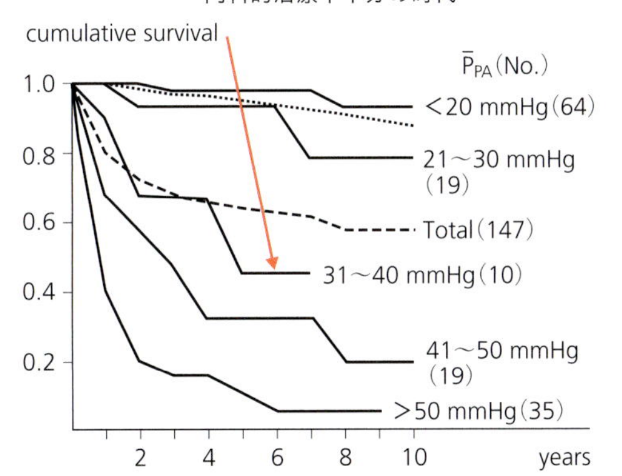

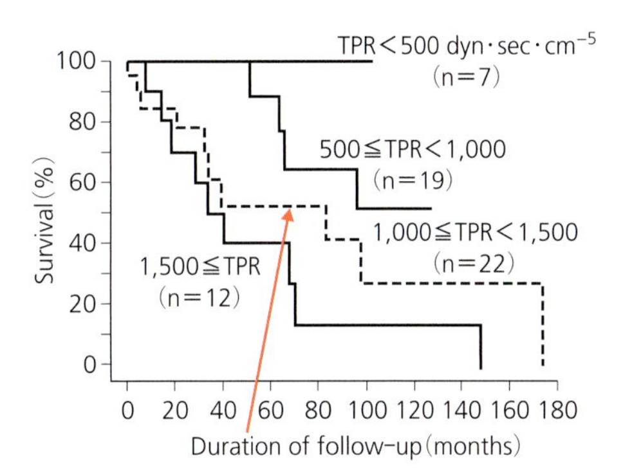

図 6　慢性肺血栓塞栓症の予後（2000 年以前）

左図：30 mmHg＜mPAP となると，5-year survival：50%．右図：1,000＜TPR か，mPAP 40～50 mmHg となると，5-year survival：50%．（文献[1,2]より引用）

窄例では，pressure wire を挿入して狭窄部より末梢圧を測定すると有意な低下はなく，機能的には肺動脈狭窄は PH の原因となっていないことが判明する症例もある．日本の優秀で献身的な心臓外科医の努力で数年のうちに日本の PEA のレベルは世界標準に近いものとなり，2005 年頃にはわれわれ肺高血圧症内科医の仕事は PEA の適応の患者を決定し，しかるべき施設に手術のために紹介することになった．そのときに手術適応を決定するためにおおいに参考となったのは，前述の国循から報告された CTEPH の内科的治療による予後に関する報告であった．この総肺血管抵抗（mPAP/CO で求まる．CO ; cardiac output：心拍出量）が 10 単位を越えると 5 年生存が 50% となるため，これをもって手術適応―と筆者は考え，患者に説明して納得してもらった．そして，外科医の論文通り，血行動態が極端に悪い患者さん以外は手術も成功し，血行動態，症状ともに著明に改善した．その頃手術をお願いしていた施設における予後と，次項で述べるカテーテル治療の成績を図 7 に示した．

3・カテーテル治療期

PEA は難しい手術のようであったが，外科医は素晴らしい技術で多くの患者を治療し，2005 年頃には，この治療が日本でも有効な根本的治療となっていった．しかし，20 世紀後半に，先天性末梢性肺動脈狭窄症をバルーンカテーテルで治療していた

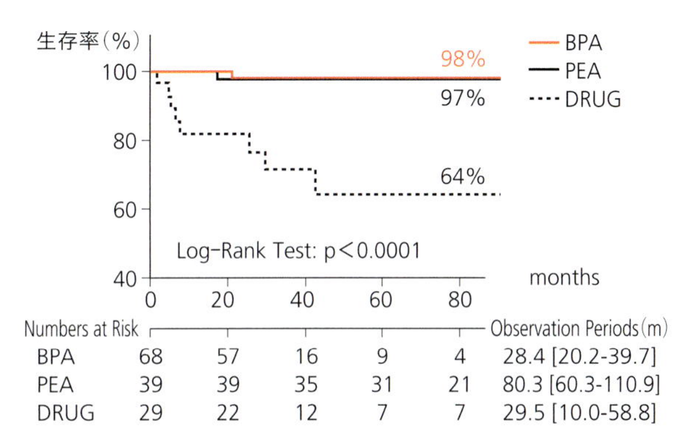

図 7　慢性肺血栓塞栓症の予後（Inami T, et al. PLoS One 9 : e94587, 2014 より引用）

アメリカの小児循環器の専門家が，CTEPH の治療も始めていた．そして 2000 年にハーバード大学から 18 例の CTEPH 患者にバルーン治療（balloon pulmonary angioplasty ; BPA）を施行した成績が発表された．しかし，1 例は死亡，数例は人工呼吸管理が必要など，著しい合併症が発生しており，BPA はお蔵入りの運命となった．カテーテル治療が盛んであった日本でもその後少数例であるが施行され，比較的良い成績が日本循環器学会の総会で時々報告されていた．その結果を見て，筆者もカテーテル治療を手がけてみる必要があると考え，2008 年に筆者の在籍した大学病院の循環器内科のカテーテル治療班に提案して試行することとした．まずそれまでに施行例を報告していた倉敷中央病院や泉佐野の病院から情報を集め，院内の倫理委員会の承認を得て開始した．心不全を認める患者を適応

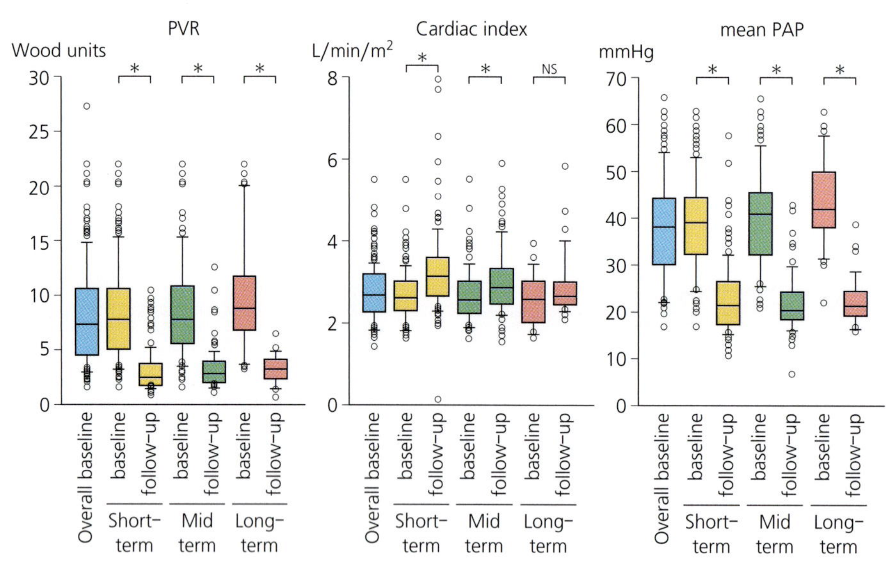

図 8 CTEPH の長期血行動態

Short-term は施行後 1 年，Midterm は施行後 3 年，Long-term は施行後 5 年の結果．（Inami T, et al. Circulation 134 : 2030-2032, 2016 より引用）

としていたので，初めから難しい症例を手がけていたことになる．2009 年 3 月の日本循環器学会総会で岡山から 20 例前後の施行例の報告があった．

2009 年に筆者がほかの大学病院に異動することとなり，そちらでも同様にして開始した．われわれはこのカテーテル治療を PTPA（percutaneous transluminal pulmonary angioplasty）と呼ぶこととし，現在でもこう呼称している．それはこの治療がいずれはバルーン以外のデバイスを使用することを予想してのものであったが，結局はバルーンのみで十分で，BPA の呼称で良かった．新しい施設でも心不全を認める患者を対象としたが，徐々に適応を広げていった．この施設での特徴は数人のカテーテル治療専門家が議論をしながら少しずつ工夫をして，効果があり安全な治療として確立していったことであろう．初めの 10 例ぐらいで 1 例の死亡を認めたが，施行前には NYHA Ⅳで極めて重症例でありカテーテル合併症が死因であった．20 例目ぐらいで著明な肺水腫を経験した．施行しやすい症例であったので一度に多くの血管拡張をしたのが原因であった．本症例は心肺補助装置を使用し長期の人工呼吸管理も必要であったが，肺高血圧症に関してはほぼ正常に近い状態となっていたこともあり，合併症はほとんどない状態まで改善して退院させることができた．この経験をもとに，この施設で，この治療の責任者となった医師が，一度に施行する治療血管を制限する PEPSI という指標を発表した[4]．また，彼は早期から pressure wire の使用を提案し，その成果も報告した[5]．特に初心者は，pressure wire を使用するとスムーズに治療を進めることができると考えている．2012 年頃から，東北大学からの提案で，BPA を行っていた日本の数施設が年に一度仙台に集まって情報交換を行った．これも日本の BPA を発展させるうえで重要な役割を果たしたと考える．これらの工夫で 2 大合併症の 1 つである肺水腫はほぼコントロールできるようになり，ほかの主要合併症のカテーテルによる損傷（ガイドワイヤーが主体）も操作に慣れることと，発生したときの対処法の会得でコントロールが可能となった．カテーテルによる損傷は，喀血を認めたら CT を撮影して責任血管を決定し，その血管の近位部でバルーン拡張（15～30 分）をするとほとんどが止血される．これらの改良で今や BPA は効果，安全性とも確立した治療となったといえる（図 8）．BPA は冠動脈狭窄のバルーン治療から発展したが，CTEPH の病変は冠動脈狭窄とは成り立ちが異なり静脈血管の病変で壁が薄く（図 9），冠動脈治療との違いを修得する必要がある．最近では適応は

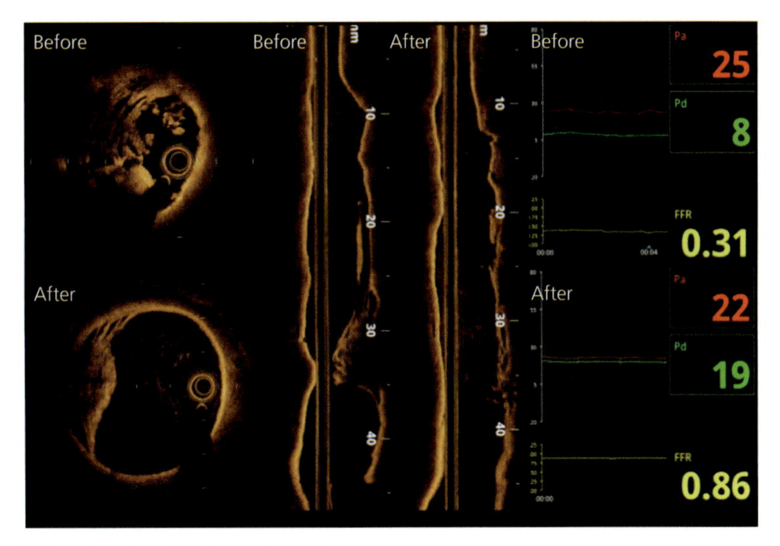

図 9 CTEPH 病変の OCT 画像

左図が断面図，中央が縦断面図．左図からわかるように，CTEPH の病変は血栓形成と再疎通減少のため，このように虫食い状を呈する（上の PTPA 前の OCT 像）．

CTED（chronic thromboembolic disease：慢性肺血栓塞栓症で肺高血圧症がない）に拡大し，中枢病変でも施行している．中枢病変中心の患者には，改善度は PEA のほうが高いことを説明して PEA を勧めるが，侵襲度の低さを優先してほとんどの患者が PTPA を選択する．

CTEPH の治療も随分進んだもので，この項の冒頭で述べた重症化して診断もできずに亡くなった患者も，今なら改善して社会復帰ができたと考えられる．このような進歩を間近で経験することができたことを幸運と感じるとともに，筆者の医師としての人生観も形成された．優秀で献身的な多くの肺高血圧症専門家，および同僚に感謝しなくては，と思う．

文献

1）中西宣文，京谷晋吾，佐藤　徹，他：慢性肺血栓塞栓症例の肺血行動態と長期予後に関する検討．日胸疾会誌 35：589-595，1997
2）Riedel M, Stanek V, Widimsky J, et al：Longterm follow-up of patients with pulmonary thromboembolism. Late prognosis and evolution of hemodynamic and respiratory data. Chest 81：151-158, 1982
3）Satoh T, Kyotani S, Okano Y, et al：Descriptive patterns of severe chronic pulmonary hypertension by chest radiography. Respir Med 99：329-336, 2005
4）Inami T, Kataoka M, Shimura N, et al：Pulmonary edema predictive scoring index（PEPSI），a new index to predict risk of reperfusion pulmonary edema and improvement of hemodynamics in percutaneous transluminal pulmonary angioplasty. JACC Cardiovasc Interv 6：725-736, 2013
5）Inami T, Kataoka M, Shimura N, et al：Pressure-wire-guided percutaneous transluminal pulmonary angioplasty：a breakthrough in catheter-interventional therapy for chronic thromboembolic pulmonary hypertension. JACC Cardiovasc Interv 7：1297-1306, 2014

特集 肺高血圧症 Cutting Edge
肺高血圧症：何が原因か，なぜ原因となるのか？

遺伝的素因

三谷義英

Point

- 2000年に骨形成蛋白Ⅱ型受容体の遺伝子異常が，肺動脈性肺高血圧（PAH）の主要な遺伝的原因であると報告された．さらにALK1，ENG，SMAD4，SMAD9の遺伝子異常が報告され，TGF-β superfamily経路のPAH発症への重要性が確立した．
- TGF-β系の遺伝子異常を伴わない家族例の全エクソン解析ないし多数例でのゲノムワイド関連解析は，PAHの他の遺伝子異常とcommon variantsの解明に繋がった．
- 遺伝子異常の保因者の発症率は約20%と報告され，他の遺伝子異常，環境因子の関与が推測される．今後の研究が，新しい分子機序の解明，治療標的の同定に繋がるかもしれない．

序説

肺動脈性肺高血圧（PAH）は，進行性で予後不良の疾患で，小肺動脈に内膜肥厚，叢状病変（plexiform lesion）など閉塞性肺血管病変を伴う．この病変は，増殖する内皮細胞，平滑筋細胞，線維芽細胞により構成され，右心不全，早期死亡に繋がる．近年の本症に対する薬物療法の進歩にもかかわらず，PAHは未だ治癒可能な疾患には至っていない．そこで，新規治療に繋がる新しい病態機序の解明が必要であり，遺伝学的因子，環境・個体因子の解明が，本疾患の機序の解明の糸口になるかもしれない．

PAHの家族例は古くから知られ，浸透率の低い常染色体優性遺伝で遺伝するといわれる．2000年代早期に，複数の大家系の連鎖解析によりTGF-β superfamilyに属する骨形成蛋白Ⅱ型受容体（BMPR2）の遺伝子異常（rare variant）が発見された[1,2]．その後，TGF-β superfamilyに属する他の遺伝子（ALK1，ENG，SMAD9）が，候補遺伝子アプローチにより見つかった[3]（図1）．全エクソン解析により，連鎖解析より例数の少ない検討で，TGF-β superfamily以外の遺伝子異常が見つかった[4〜6]．さらに多数例のゲノムワイド関連解析（GWAS）により，PAH発症に関わるcommon variantsが同定された．しかし，遺伝子異常の保因者におけるPAHの発症率は約20%と報告され，さらなる遺伝子異常ないしエピゲノム，環境因子の解明が重要である[7]．これらの遺伝学的研究の急速な進歩にもかかわらず，遺伝子異常と疾患発症を繋ぐ機序は不明である．

本稿では，最近の本症のゲノム医学の進歩を中心に概説し，さらに遺伝的基盤に基づく病態生理の解明，新規治療標的の同定について言及する．

みたに よしひで　三重大学大学院医学系研究科臨床医学系講座小児科学（〒514-8507 三重県津市江戸橋2-174）

2432-3284／18／紙：¥800／電子：¥1200／論文／JCOPY

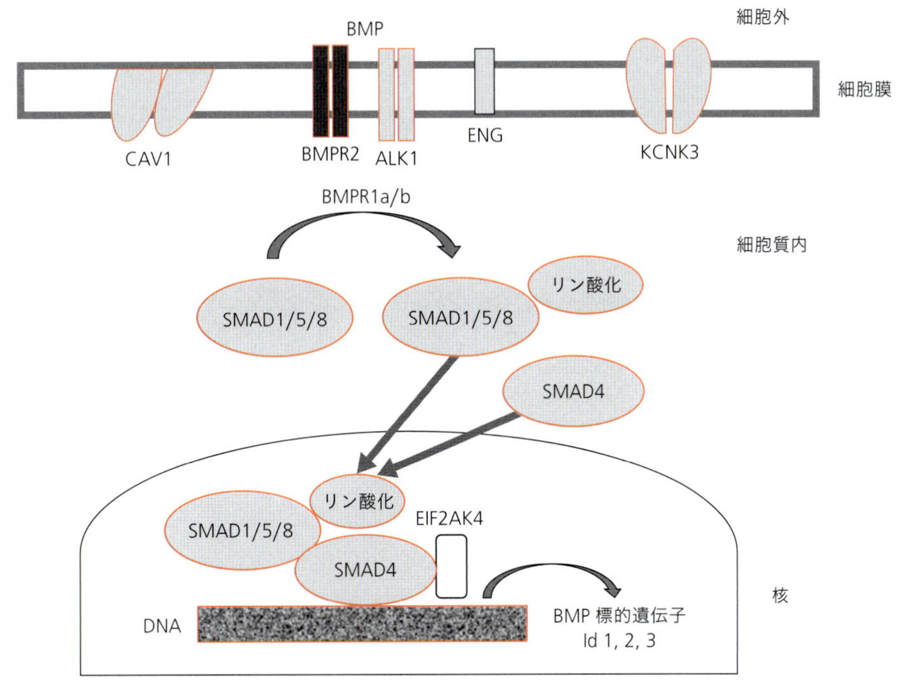

図 1 BMPR2 を介する細胞内シグナル伝達経路

BMPR2 : bone morphogenetic protein receptor type Ⅱ（骨形成蛋白Ⅱ型受容体），ALK1 : activin receptor-like kinase 1，ENG : endoglin，CAV1 : caveolin-1，KCNK3 : potassium channel subfamily K member 3（カリウムチャネルサブファミリーK，ナンバー3），EIF2AK4 : eukaryotic translation initiation factor 2α kinase 4.

PAH のゲノム医学

1 ▪ 主要な遺伝子異常

これまで，300 以上の BMPR2 異常が報告され，家族例の 75%，散発例の 25% で認められる[7]．さらに TGF-β superfamily の Ⅰ 型受容体 ALK1（activin receptor-like kinase 1 ; ACVRL1）ないしⅢ受容体（co-receptor, endoglin）の遺伝子異常は，遺伝性出血性末梢血管拡張症（HHT）を伴う患者の PAH に関わることから，PAH 発症における TGF-β 受容体を介する分子経路の重要性を支持する[3]（**図 1**）．BMPR2 遺伝子異常は，機能欠損（loss of function）を伴う主な遺伝子異常（ミスセンス変異，ノンセンス変異，フレイムシフト，スプライス変異，1 つ以上のエクソンに及ぶ大きな欠損，組み換え）である[7]．これらの遺伝学的所見は，ハプロ不全（haploinsufficiency）が，PAH 発症の主要な分子遺伝学的機序であることを示唆する[7]．

2 ▪ 他の遺伝子異常と common variants

既知の遺伝子異常のない PAH 患者における TGF-β superfamily のシグナル伝達経路の遺伝子の候補遺伝子アプローチ（candidate gene approach）により，SMAD1，SMAD4，SMAD9，BMPR1B の rare variants が同定され，このシグナル伝達経路の PAH 発症における重要性を支持する（**図 1**）．他の候補遺伝子アプローチでは，small patella 症候群の原因遺伝子 T-box transcription factor（TBX4），TGF-β の活性化，内皮・平滑筋細胞の増殖抑制に関わる thrombospondin-1（TSP1 gene）の遺伝子異常は，PAH 患者で認められる．既知の遺伝子異常のない PAH 家系の全エクソン解析により，内皮・平滑筋を含む細胞の TGF-β，一酸化窒素経路に影響する細胞膜カベオリン形成に関わる caveolin-1（CAV1）[4]，カリウムチャネル KCNK3[5]，肺毛細血管症（PCH）・肺静脈閉塞症（PVOD）例を含む PAH 患者で，EIF2AK4（eukaryotic translation initiation factor 2α kinase 4）の遺伝子異常が

表 1　肺動脈性肺高血圧の遺伝子異常と臨床疫学像

家族例の 70%，散発例の 10～40%
　血行動態指標不良，低年齢発症，低年齢死亡
　急性薬物負荷試験の反応不良
　ALK1 異常例は，BMPR2 異常例より低年齢発症し，生存期間が短い
小児例
　BMPR2 に加えて ALK1，endoglin 遺伝子異常がよく認められ多様
　BMPR2 異常者は，非遺伝子異常患者に比べて生命予後不良
アイゼンメンジャー症候群の 6%
食欲抑制剤関連肺高血圧の 22.5%
　陽性例で内服期間短い
膠原病，HIV 感染，門脈圧亢進症に伴う肺動脈性肺高血圧に遺伝子異常なし
BMPR2 保因者では内膜肥厚が強い

報告された[6]．ほかに，BMPR2 異常を伴わない PAH のゲノムワイド関連解析により，cerebellin gene family に属する分泌糖蛋白 cerebellin-2 precursor（CBLN2）の 1 塩基多型が報告された．内皮からも産生され，平滑筋増殖作用がある．

3 ▪ 臨床的表現型との関連

従来から，"特発性"PAH と考えられていた患者の 6% に家族歴があるとされてきたが，2008 年肺高血圧国際会議（Dana Point）で，従来の特発性 PAH（HPAH）患者の 10～40% は BMPR2 異常を伴うとされ，家族性 PAH の病名は除かれ，遺伝性 PAH に含められた[7]．これは，PAH の家族歴は，BMPR2 異常を伴う特発性 PAH において未診断例，低い浸透率もあり見逃され，*de novo* 遺伝子異常もあるからである[7]．2 次性に他の状況に関連した PAH では，食欲抑制剤誘発 PAH の 20% に ALK1 異常が報告された[8]．先天性心疾患の一部で BMPR2 異常が報告されたが[9]，膠原病，門脈圧亢進，HIV 感染による PAH では報告されていない．肺静脈閉塞症の家族例で BMPR2 異常の報告はされている．

BMPR2 異常を伴う HPAH 患者は，発症年齢が若く，診断時の血行動態（平均肺動脈圧，肺血管抵抗，心拍出量，急性薬物負荷反応）の異常が重度で，生命予後が不良である[10]（**表 1**）．ALK1 異常を伴う HPAH では，診断時の血行動態は比較的良好でも，急性薬物負荷反応は不良で，発症年齢は若く，予後不良である．ALK1 異常の HPAH では，PAH と HHT をともに発症するとされるが，HHT は 60 歳にかけて 100% の浸透率に至るとされ，小児，若年成人では，ALK1 保因者の HHT 様症状は認めないことも多い．最近の疫学研究では，BMPR2 関連家族症例において，以前の報告と異なり表現促進（genetic anticipation）は認めないとされる[11]．

4 ▪ 浸透性と危険因子

HPAH は，常染色体優性の形式で遺伝するとされるが，浸透率は 20% 程度と低く，発症には他の遺伝因子ないし環境因子が必要とされる[7]．女性は，PAH 発症の危険因子であり，女性の BMPR2 異常保因者は，男性保因者の 2.5 倍発症しやすいとされ，BMPR2 保因女性の浸透率は 42%，男性は 14% と報告される[11]．BMPR2 異常を伴う PAH 発症患者において，尿中エストロゲン代謝産物の異常，エストロゲン代謝関連遺伝子 CYP1B1 の発現低下が認められ，女性 BMPR2 保因者の PAH 発症へのエストロゲン代謝の関与が示唆される[12]．発症しない BMPR2 保因者の発症に，野生型 BMPR2 遺伝子の発現レベル，BMPR2 の選択的スプライシングバリアントの関与も示された[13, 14]．肺血管細胞における体細胞突然変異（somatic mutation）として，BMPR2 遺伝子の関与は否定的であるが，SMAD9 遺伝子の関与が報告される．BMPR2 遺伝子異常の変異部位の症状への影響として，BMPR2 の細胞質ドメインの異常例は軽症で，発症年齢が高く，血管抵抗が低く，急性薬物反応陽性率が高いとされる．男性，特に BMPR2 保因男性において，疾患予後が不良とされる[15]．

5 ▪ 小児 PAH

小児の PAH は，成人の例に比べて，広範囲の遺伝子異常を有することが特徴的である[16]．小児 PAH では，先天性心疾患ないし他の先天異常の有無にかかわらず遺伝症候群を伴うことがある．しかし，ダウン症候群以外では，PAH は稀な合併症で

あるが，DiGeorge 症候群，VACTERL 症候群，CHARGE 症候群，Scimitar 症候群，Noonan 症候群などで PAH を発症しうる[16]．

病態生理

遺伝子疫学により，BMPR2 異常は HPAH の発症と関連することが証明されているが，BMPR2 異常の PAH の発生機序は明らかではない．BMPR2 異常のある肺血管内皮細胞は，細胞死が起こりやすく，肺動脈平滑筋細胞は，増殖抑制が起こりにくい[17]．BMPR2 異常のある内皮細胞は，炎症を起こしやすい．

BMPR2 は，内皮細胞における白血球の遊走と血管外遊出を仲介する CXCR2 の発現を抑制することにより炎症を抑制する．また，BMPR2 欠損の内皮細胞は，TNF-α 刺激により GM-CSF の翻訳が促進され，炎症促進，低酸素性肺高血圧発症に働く[18]．BMPR2 欠損細胞における TGF-β 亢進は，NF-kB シグナル異常を介して，IL-6，IL-8 の産生を促す．

治療的考察

PAH 発症における BMPR2 異常の病態生理学的役割は，遺伝子改変マウスの実験により報告されている．BMPR2 のエクソン 4，5 の欠損マウスは，低酸素と 5-lipoxygenase による刺激で，軽度—中等度の肺高血圧を発症する．肺血管内皮ないし平滑筋の conditional ノックアウトで，肺高血圧が誘発された．最近では，ノックインマウス（p. R899 異常），ノックインラット（BMPR2_140Ex1/＋）で，自然発症肺高血圧が認められた．

BMPR2 発現低下が実験的肺高血圧の進展に繋がることから，BMPR2 発現促進は，PAH への有力な治療的アプローチとなりうる．モノクロタリン投与ないし慢性低酸素曝露による肺高血圧ラットにおいて，経静脈的 BMPR2 遺伝子導入は，これらのモデルの肺高血圧を改善した．BMPR2 シグナル下流の Id1 の発現を指標に high-throughput スクリーニングにより，FK506（タクロリムス），BMP9 が見出され，それらはモノクロタリン肺高血圧ラット，Sugen 低酸素肺高血圧ラットの病変を改善した[19,20]．BMPR2 シグナル経路と現在の肺高血圧治療薬の関連では，BMPR2 ノックダウン肺血管内皮細胞での BMP7 のエンドセリン 1 産生亢進作用，BMPR2 異常肺血管平滑筋細胞でのシルデナフィルによる cGMP を介した，ないしプロスタサイクリンアナログによる cAMP を介した BMP シグナル改善効果が報告される．

結語

最近のゲノム研究の進歩は，PAH の病態理解を格段に進めた．しかし，遺伝子異常に基づく病態形成機序の解明とそれに基づく治療法開発は，今後の課題である．iPS 細胞を用いた新しい方法による BMPR2 保因者の PAH 発症者と非発症者の比較は，BMPR2 保因者の発症機序の解明と本症の予防に繋がるかもしれない．家族例の全ゲノム解析，多数例他人種での GWAS による解析は，さらに新しい経路の遺伝子異常の解明に繋がるかもしれない．BMPR2 遺伝子異常による生体内での肺血管閉塞性病変形成の機序の解明には，動物モデルを用いた実験的研究が重要と思われる．以上から，BMPR2 異常が，いかなる病態生物学的機序で肺高血圧発症に繋がるかは現在の集学的課題であり，本症のさらなる病態解明と新規治療法開発に繋がる可能性があるものと考えた．

文献

1）Deng Z, Morse JH, Slager SL, et al：Familial primary pulmonary hypertension（gene PPH1）is caused by mutations in the bone morphogenetic protein receptor-Ⅱ gene. Am J Hum Genet 67：737-744, 2000
2）International PPH Consortium, Lane KB, Machado RD, et al：Heterozygous germline mutations in BMPR2, encoding a TGF-beta receptor, cause familial primary pulmonary hypertension. Nat Genet 26：81-84, 2000
3）Trembath RC, Thomson JR, Machado RD, et al：Clinical and molecular genetic features of pulmonary hypertension in patients with hereditary hemorrhagic telangiectasia. N Engl J Med 345：325-334, 2001
4）Austin ED, Ma L, LeDuc C, et al：Whole exome sequencing to identify a novel gene（caveolin-1）associated with human pulmonary arterial hypertension. Circ Cardiovasc Genet 5：336-343, 2012

5) Ma L, Roman-Campos D, Austin ED, et al : A novel channelopathy in pulmonary arterial hypertension. N Engl J Med 369 : 351-361, 2013
6) Eyries M, Montani D, Girerd B, et al : EIF2AK4 mutations cause pulmonary veno-occlusive disease, a recessive form of pulmonary hypertension. Nat Genet 46 : 65-69, 2014
7) Soubrier F, Chung WK, Machado R, et al : Genetics and genomics of pulmonary arterial hypertension. J Am Coll Cardiol 62 : D13-21, 2013
8) Prigoda NL, Savas S, Abdalla SA, et al : Hereditary haemorrhagic telangiectasia : mutation detection, test sensitivity and novel mutations. J Med Genet 43 : 722-728, 2006
9) Roberts KE, McElroy JJ, Wong WP, et al : BMPR2 mutations in pulmonary arterial hypertension with congenital heart disease. Eur Respir J 24 : 371-374, 2004
10) Evans JD, Girerd B, Montani D, et al : BMPR2 mutations and survival in pulmonary arterial hypertension : an individual participant data meta-analysis. Lancet Respir Med 4 : 129-137, 2016
11) Larkin EK, Newman JH, Austin ED, et al : Longitudinal analysis casts doubt on the presence of genetic anticipation in heritable pulmonary arterial hypertension. Am J Respir Crit Care Med 186 : 892-896, 2012
12) Austin ED, Cogan JD, West JD, et al : Alterations in oestrogen metabolism : implications for higher penetrance of familial pulmonary arterial hypertension in females. Eur Respir J 34 : 1093-1099, 2009
13) Hamid R, Cogan JD, Hedges LK, et al : Penetrance of pulmonary arterial hypertension is modulated by the expression of normal BMPR2 allele. Hum Mutat 30 : 649-654, 2009
14) Cogan J, Austin E, Hedges L, et al : Role of BMPR2 alternative splicing in heritable pulmonary arterial hypertension penetrance. Circulation 126 : 1907-1916, 2012
15) Humbert M, Sitbon O, Chaouat A, et al : Survival in patients with idiopathic, familial, and anorexigen-associated pulmonary arterial hypertension in the modern management era. Circulation 122 : 156-163, 2010
16) Ma L, Chung WK : The genetic basis of pulmonary arterial hypertension. Hum Genet 133 : 471-479, 2014
17) Teichert-Kuliszewska K, Kutryk MJ, Kuliszewski MA, et al : Bone morphogenetic protein receptor-2 signaling promotes pulmonary arterial endothelial cell survival : implications for loss-of-function mutations in the pathogenesis of pulmonary hypertension. Circ Res 98 : 209-217, 2006
18) Sawada H, Saito T, Nickel NP, et al : Reduced BMPR2 expression induces GM-CSF translation and macrophage recruitment in humans and mice to exacerbate pulmonary hypertension. J Exp Med 211 : 263-280, 2014
19) Long L, Ormiston ML, Yang X, et al : Selective enhancement of endothelial BMPR-Ⅱ with BMP9 reverses pulmonary arterial hypertension. Nat Med 21 : 777-785, 2015
20) Spiekerkoetter E, Tian X, Cai J, et al : FK506 activates BMPR2, rescues endothelial dysfunction, and reverses pulmonary hypertension. J Clin Invest 123 : 3600-3613, 2013

バックナンバーのご案内

年4冊刊（1月・4月・7月・10月）　1部定価　本体4,000円＋税

66巻2号（2018年4月号）

Structural Heart Disease インターベンション

―「新しい」インターベンションのすべて

企画：林田健太郎

Ⅰ．TAVI／Ⅱ．MitraClip／Ⅲ．先天性，その他／
Ⅳ．新しいインターベンション

66巻1号（2018年1月号）

循環器診療　薬のギモン

―エキスパートに学ぶ
薬物治療のテクニック

企画：坂田泰史

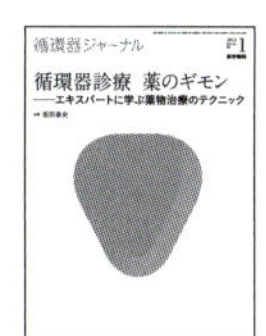

65巻4号（2017年10月号）

ACSの診断と治療は どこまで進歩したのか

企画：阿古潤哉

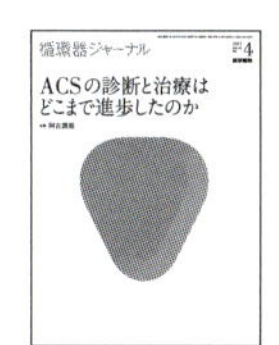

65巻3号（2017年7月号）

不整脈診療

―ずっと疑問・まだ疑問

企画：村川裕二

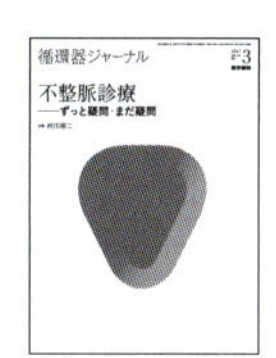

65巻2号（2017年4月号）

心電図診断スキルアップ

企画：池田隆徳

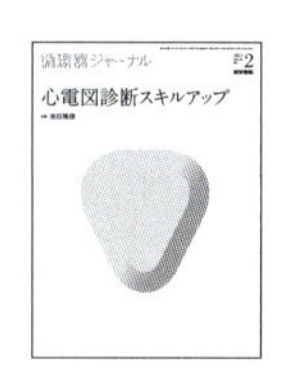

65巻1号（2017年1月号）

Clinical Scenarioによる 急性心不全治療

企画：加藤真帆人

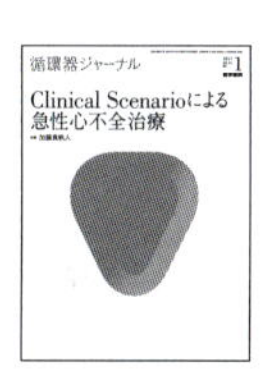

お得な『年間購読』がオススメです！

① 1冊ずつ購入するよりも
割安な購読料でお求めいただけます．

冊子版	15,480円＋税
電子版	15,480円＋税
冊子＋電子版／個人	20,480円＋税

② 発行後すぐに**送料無料**でお届けします．

③「電子版」なら，1年分の購読料で
『呼吸と循環』（旧誌名）2000年（48巻）からの
バックナンバーがすべて**読み放題！**

お申し込みは，
▶医学書院ホームページ　http://www.igaku-shoin.co.jp/mag/junkan
または弊社販売部まで　TEL 03-3817-5659／FAX 03-3815-7804

膠原病

桑名正隆

Point

- 膠原病に伴う肺高血圧症では，肺動脈性肺高血圧症だけでなく左心疾患や間質性肺疾患に伴う肺高血圧症，肺静脈閉塞性疾患，慢性血栓塞栓性肺高血圧症など多彩な分類がみられ，これらがしばしば混在する．
- 肺動脈性肺高血圧症は血管炎タイプと血管リモデリングタイプに分けられる．
- 全身性エリテマトーデスや混合性結合組織病では免疫抑制療法と肺血管拡張薬を組み合わせた集学的治療を行う．
- 全身性硬化症では複雑な心肺病変を呈するため病態に応じたきめ細かな治療調整が必要である．

はじめに

膠原病は1942年に米国の病理学者Klempererによって提唱された病態概念で，特定の臓器ではなく，皮膚，関節，内臓諸臓器など全身の組織にびまん性に分布する膠原線維（細胞外マトリックス）に変性が生じる疾患群を指す（原語ではdiffuse collagen diseaseまたはcollagen-vascular disease）．現状では病理所見だけでなく，自己抗体産生などの免疫異常，筋骨格系のこわばりや痛みなどリウマチ症状を基盤に皮膚，関節，内臓諸臓器など多臓器に障害を来す全身性疾患として把握されている．海外では「膠原病」の用語自体が使用されなくなり，その代わりに結合組織病（connective tissue disease；CTD）と呼ばれている．Klempererが提唱した関節リウマチ（rheumatoid arthritis；RA），全身性エリテマトーデス（systemic lupus erythematosus；SLE），全身性硬化症（systemic sclerosis；SSc），多発性筋炎/皮膚筋炎（polymyositis/dermatomyositis；PM/DM），結節性多発動脈炎（polyarteritis nodosa；PAN）に加え，混合性結合組織病（mixed connective tissue disease；MCTD），シェーグレン症候群（Sjögren's syndrome；SS），各種の特発性血管炎症候群など類縁疾患を含めると20近くの疾患を包括する概念である．

膠原病の生命予後は近年の新規治療法の導入や対症・支持療法の進歩により改善したが，肺高血圧症（pulmonary hypertension；PH）は難治性病態として取り残されてきた．近年，選択的肺血管拡張薬が次々と導入され，自覚症状や血行動態，さらには生命予後の改善も示されている[1]．一方，治療抵抗例や複雑な心肺病態を呈する例ではいまだ十分な予後の改善が得られていない．膠原病の病態は多彩で，PHの成因も患者ごとに異なることが多様な治療反応性を示す大きな要因である．そのため，病態評価に基づいた個別化医療の実践が極めて重要である．本稿では，膠原病に伴うPHの病態と治療の現状について概説する．

くわな まさたか　日本医科大学大学院医学研究科アレルギー膠原病内科学分野（〒113-8603 東京都文京区千駄木1-1-5）

2432-3284／18／紙：¥800／電子：¥1200／論文／JCOPY

表 1 膠原病各疾患でみられる PH の臨床分類

	PH 頻度 (%)	PH 臨床分類					
		PAH (1 群)	PVOD (1' 群)	LHD (2 群)	肺疾患/低酸素 (3 群)[1]	CTEPH (4 群)	詳細不明な多因子機序 (5 群)
全身性強皮症	7〜12	◎	△	○	○	△	
混合性結合組織病	7〜16	◎	△	△	△	△	
全身性エリテマトーデス	1〜3	○	△	△		△	
多発性筋炎/皮膚筋炎	<1	△			△		
シェーグレン症候群[2]	<1	△			△		
関節リウマチ	<0.1	△			△	△	
高安動脈炎	<3						○
抗リン脂質抗体症候群	<3			△[3]		○	

PAH：肺動脈性肺高血圧症，PVOD：肺静脈閉塞性疾患，LHD：左心性心疾患，CTEPH：慢性血栓塞栓性肺高血圧症
◎：5% 以上，○：1% 以上，△：1% 未満
[1] 重度の間質性肺疾患に伴うものがほとんど．
[2] 他の膠原病にオーバーラップすることがある．
[3] 大動脈，僧帽弁の病変に伴う．

膠原病に伴う PH 病型分類の多様性

膠原病では多彩な病態を反映して，成人にみられるすべての臨床分類の PH がみられる．また，一人の患者に複数の臨床分類が共存することも多い．疾患別に併発しやすい PH 臨床分類を**表 1** にまとめた．SSc では肺動脈性肺高血圧症（pulmonary arterial hypertension；PAH）（1 群）だけでなく肺静脈閉塞性疾患（pulmonary veno-occlusive disease；PVOD）（1' 群），左心疾患による PH（2 群），肺疾患や低酸素による PH（3 群）の混合病態を呈することが多く，一部で慢性血栓塞栓性 PH（chronic thromboembolic PH；CTEPH）（4 群）を伴うこともある．一方，MCTD，SLE，SS では大半が PAH である．PM/DM や RA では PH 自体が稀で，PH を有する場合は間質性肺疾患（interstitial lung disease；ILD）に伴う 3 群がほとんどである．抗リン脂質抗体症候群では 4 群 PH が多いが，大動脈弁や僧帽弁疾患による左心疾患が原因の 2 群 PH も時にみられる．高安動脈炎では肺動脈本幹や分枝の血管炎から PH を来し，分類上はその他の詳細不明な多因子機序による PH（5 群）となる．

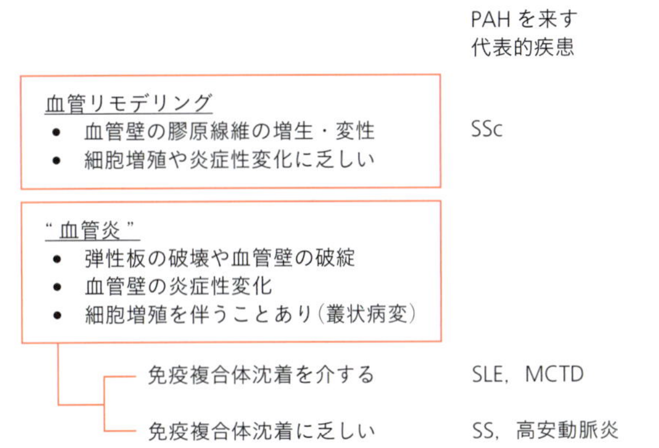

図 1 膠原病でみられる血管病変の成因と PAH を来す代表的疾患

膠原病に伴う PAH の成因

膠原病は元来膠原線維に変性が生じる疾患群として提唱されたが，細胞外マトリックスが豊富な血管壁が病変の主座となる（Klemperer は当初 collagen-vascular disease と呼んだ）．全身の様々なサイズの血管に病変を来すが，肺循環が標的となると肺胞出血や PAH を来す．膠原病で PAH を来す成因は単一でなく，基礎疾患別に異なる（**図 1**）．血管壁の線維性肥厚が主体で，細胞増殖や炎症性変化に乏しい「血管リモデリング」タイプは主に SSc にみられる．それ以外の膠原病では血管壁の炎症が主体で，病理組織学的に厳密な血管炎に合致しないものも含めて「血管炎」タイプを呈する．血管炎も多彩で，SLE や MCTD では細動脈以下の小血管への免疫複合体沈着を主病変として，顕著な細胞増殖を伴い，高率に叢状病変を呈する．一方，SS ではリ

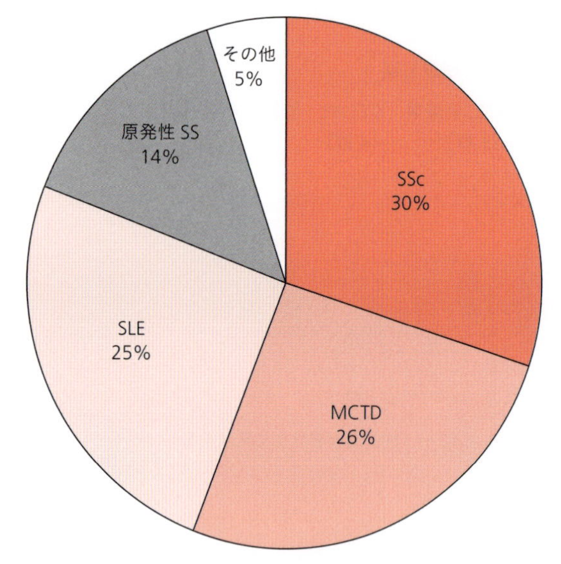

図 2 膠原病に伴う PAH の基礎疾患分布（筆者施設データ．2000〜2015 年に新規に診断された 84 例を対象）

ンパ球を中心とした細胞浸潤が主体で，免疫複合体の沈着は乏しく，破壊像や細胞増殖は少ない．高安動脈炎では，大動脈の外膜から中膜にかけて巨細胞を伴う炎症性変化がみられる．これら 2 つのタイプに分類することは治療戦略を考えるうえでも有用である．病理所見から明らかなように，血管炎タイプは免疫抑制療法に反応することが多いのに対し，血管リモデリングタイプは免疫抑制療法の効果は乏しい．

膠原病患者では肺循環にのみ血管病変を起こすことはなく，全身の血管病変の一部として PAH を生じる．例えば，SSc 患者ではレイノー現象が初発症状として最多で，発症早期から爪郭毛細血管異常がみられる．SSc の血管障害はレイノー現象に代表される小動脈の攣縮と，小動脈から細動脈さらには静脈に至る広範なサイズの血管壁の中心性内膜線維化，毛細血管の減少・消失による血管リモデリングである．SSc 剖検例での検討では，臨床的な PAH の有無にかかわらず，ほぼ全例で肺，心，腎，消化管など主要臓器に病理学的な血管リモデリングがみられた[2]．この事実は，SSc 患者では臨床症状がなくても，多くの臓器で血管リモデリングが潜在的に存在することを示す．残存する肺血管床が 30% 以下になってようやく肺動脈圧が上昇することが知られており，病理組織所見と臨床診断の乖離は残存血管床の程度の差で説明が可能である．したがって，PAH と診断された SSc 患者では臨床所見の有無にかかわらず，多臓器に血管リモデリングが存在することを念頭に置いて診療に当たる必要がある．

SLE など他の膠原病においても，PAH 診断時に発熱，皮疹，糸球体腎炎などの臨床症状や自己抗体，補体，炎症反応など検査異常を伴うことが多く，これまで「疾患活動性」を伴うとされてきたが，単に肺循環以外の血管病変の存在を臨床的に評価していたに過ぎない．このように膠原病に伴う PAH は，全身性病態の一部として理解する必要がある．

膠原病に伴う PAH の臨床特徴

わが国の膠原病に伴う PAH の主要な基礎疾患は SSc，MCTD，SLE で（図 2），SSc が圧倒的に多い欧米と大きく異なる[3]．また，原発性 SS を基礎に持つ例が 10% 程度みられる．SLE/MCTD に伴う PAH は 20〜40 歳代の若年者が多く，SLE/MCTD 発症から PAH 診断までの期間が 1 年未満の同時期発症例が半数を占める[1]．また，他の炎症病態や免疫学的異常の出現（疾患活動性）に伴って PAH が顕性化することが多い．それに対し，SSc では限局皮膚硬化型とよばれる皮膚硬化が四肢遠位に限局した病型が多く，罹病期間が 10 年を越える高齢者が大半を占める[4]．頻度の高い自己抗体は SLE では抗 U1RNP 抗体，SSc では抗セントロメア抗体である．一方，原発性 SS に伴う PAH が特発性 PAH（idiopathic PAH；IPAH）と診断されていることが少なからずみられる．詳細に病歴を聴取すれば眼口腔内乾燥症や繰り返す耳下腺腫脹などを認め，血液検査でも白血球減少，抗 γ グロブリン血症，抗核抗体陽性，抗 SS-A 抗体陽性を高率に伴うことから，疑えば診断は容易である．

膠原病に伴う PAH は IPAH より予後不良である．選択的肺血管拡張薬登場前の 1 年生存率はわずか 50%，3 年生存率は 20% 以下であったが，少なくとも 2 剤以上の肺血管拡張薬の使用が可能になった以降のコホートでは 1 年生存率が 80% 以上まで改善している[1]．ただし，3 年生存率は今なお 60% 程度である．生命予後は基礎疾患により異なり，特に血管リモデリングタイプの SSc に伴う PAH が他に比べて不良である[3,5]．

スクリーニングによる PAH 早期発見

PAH では診断時に WHO 機能分類 I / II 度の軽症例は，III/IV 度の重症例より生命予後がよい．したがって，症状の軽い段階で発見し，治療介入すれば生命予後の改善が見込めるはずである．膠原病患者の多くは定期的に通院していることから，理論的には早期発見が可能である．しかし，PAH の初期症状は労作時の息切れや易疲労感など非特異的で，膠原病患者では ILD や心筋障害による心肺機能低下，胃食道逆流症，関節拘縮，筋力低下，貧血など様々な要因が息切れの原因となるため，自覚症状から早期に発見することは困難である．そのため，PAH のリスクを有する例では自覚症状の有無にかかわらずスクリーニングを実施することが推奨されている[6]．特に SSc ではレイノー現象出現から 10 年以上の長い期間を経て PAH が顕性化することから，定期的スクリーニングの有用性が示されている[7]．SSc における PAH リスクとして，限局皮膚硬化型，レイノー現象出現から 10 年以上，抗セントロメア抗体陽性，毛細血管拡張の存在などが知られている[4,6]．一方，SLE や MCTD では息切れを来す他の病変をもたない若年者が多く，比較的急性の経過で進行することから，自覚症状が早期発見に役立つ．また，初発または再発時に PAH が出現することが多い．そのため，PAH リスクを常に認識して診療し，息切れの出現や悪化，疾患活動性上昇を認めた時点でスクリーニングを実施すれば見逃しは少ない．

スクリーニングツールとして広く用いられている検査は経胸壁心エコーである．右心系の拡大や心室中隔の扁平化などの形態変化のみならず，ドプラ法により求めた三尖弁逆流の最大ジェット速度から計算した推定収縮期肺動脈圧が汎用されている．ただし，平均肺動脈圧（mean pulmonary artery pressure ; mPA）25 mmHg に相当する推定圧を設定することは困難である．SSc や MCTD では，肺機能検査による一酸化炭素拡散能（diffusing capacity for carbon monoxide ; DLco）と脳性ナトリウム利尿ペプチド（brain natriuretic peptide ; BNP）またはその前駆体 NT-proBNP の PAH 早期発見における有用性が示されている．ILD による拘束性換気障害では % 努力性肺活量（forced vital capacity ; FVC），%DLco ともに低下するが，PAH では %FVC に比して %DLco 低下が顕著となる．一方，BNP は左心疾患でも高値を示すことから，これら検査単独での特異度は低い．心エコー結果と組み合わせて総合的に判断する必要がある．

SSc に伴う PAH の特殊性

現状の臨床分類では肺動脈楔入圧（pulmonary arterial wedge pressure ; PAWP）が 15 mmHg 以下で，中等度以上の呼吸器疾患を伴わず，画像上明らかな血栓塞栓がなく，肺血管抵抗（pulmonary vascular resistance ; PVR）が 3 Wood 単位以上であれば PAH に分類される．この基準が診療，臨床試験で広く用いられているが，SSc に伴う PAH では経口の選択的肺血管拡張薬が導入された以降も生命予後の明らかな延長効果は得られてない[8]．また，PAH を対象とした大規模臨床試験でも，膠原病患者（60% 以上は SSc）のサブ解析を行うと，6 分間歩行距離の変化や症状悪化までの期間など一次エンドポイントの有意差は消失してしまう．その理由として，SSc では PAH に分類される例でも，広範な血管障害を背景に複雑な混合型心肺病変を呈することが挙げられる（図 3）．ただし，統計学的に有意差がないことを効果がないと解釈するのは誤りで，病態の多様性のため治療効果が得られる例と，むしろ悪化する例があり，治療反応性が多様と理解すべきである．

1) 肺動脈病変（1 群）

肺動脈の中心性内膜線維化は細胞成分に乏しい線維化が主体で，IPAH や他の膠原病に伴う PAH に特徴的な平滑筋の増殖や叢状病変を呈することは少ない．選択的肺血管拡張薬が標的とする血管平滑筋の増殖に乏しいことが治療反応性不良の要因の一つと考えられる．

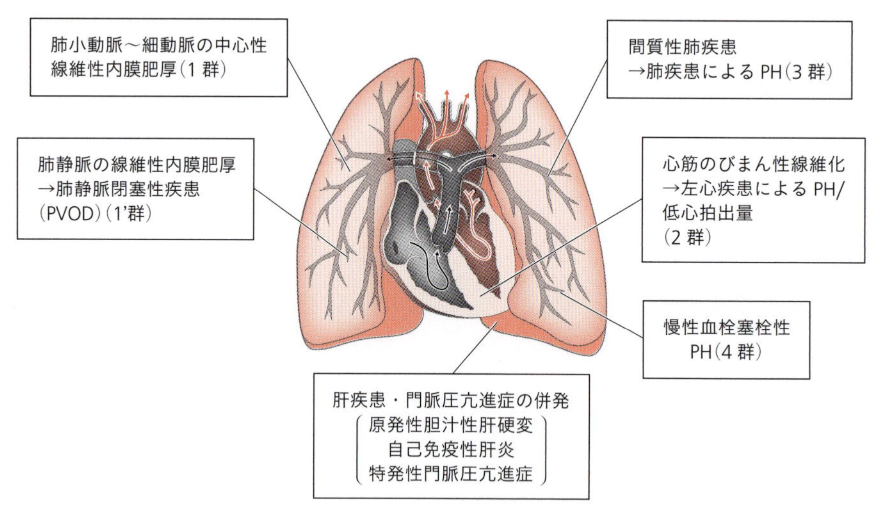

図 3 SSc 患者では PAH に臨床分類されても多彩な病態が共存する

2) 肺静脈病変（1' 群）

中心性内膜線維化は肺動脈のみならず静脈まで広範囲に及び，病理学的には PVOD に一致する所見を高率に認める[9]．また，爪郭と同様に毛細血管の減少，消失も伴う．PVOD では，肺血管拡張薬の投与により高率に肺水腫を来すことが知られている．1 群と 1' 群が併存する場合，肺血管拡張薬により 1 群要素が改善すると，静脈側に還流する血液量が増えて 1' 群病態が顕性化することは容易に想像できる（図 3）．

3) 心筋障害（2 群）

剖検では心筋全体にランダムに分布する微細な線維化巣を高率に認める．心筋の血管攣縮による虚血―再還流傷害が微細な壊死を誘発した結果で，罹病期間が長くなると程度が強くなる．収縮機能障害による心不全や治療を要する不整脈を呈する例は 10% 程度に過ぎないが，多くの例で潜在的な拡張機能障害が存在する．PAH に心筋拡張機能障害が併存すると，1' 群と同様に選択的肺血管拡張薬の投与や強化により肺うっ血を来す場合がある．

4) ILD（3 群）

PAH に分類された約半数に ILD が併存し，併発例では生命予後が悪い[10]．これら症例では肺胞構造の破壊による換気・血流ミスマッチが存在するため，選択的肺血管拡張薬の投与により酸素化が悪化する場合がある．実際に，選択的肺血管拡張薬投与により血行動態が改善しても，低酸素血症が悪化する例をしばしば経験する．

5) 肺血栓塞栓（4 群）

最近，SSc に伴う PAH のなかに，多発する肺血栓塞栓を伴う例が 19% みられたことが報告された[11]．血行動態に対する影響は不明だが，これら症例では抗凝固療法の実施が勧められている．

6) 門脈圧亢進症

SSc では時に原発性胆汁性胆管炎，自己免疫性肝炎，特発性門脈圧亢進症など肝疾患を合併する．門脈圧亢進症を伴うと肺外シャントにより心拍出量が増加する門脈 PH（portopulmonary PH ; PoPH）を呈する場合がある．

SSc に伴う PH の病態評価

SSc 患者では PAH に分類されても 1' 群，2 群，3 群，4 群が併存する混合型 PH を形成していることが多い．したがって，肺血管拡張薬の開始前に可能な範囲で包括的な病態評価が必要である．

1) 血行動態評価

SSc では PAWP が 15 mmHg を超えなくても潜在的な左心疾患が存在する．PAWP が 15 mmHg 以下で PAH に分類される例のなかで，同時に実施した左心カテーテルで測定した左室拡張末期圧（left ventriclar end-diastolic pressure ; LVEDP），さらには生理食塩水の急速注入による圧上昇評価（fluid challenge）を行うと，実に 38% が 2 群要素を伴っていたことが報告されている[12]．多くの例で肺静脈や肺毛細血管の病変を伴っているためにPAWPにより左房圧が正確に評価できないと思われる．そのため，症例によっては右心だけでなく左心カテーテル検査による評価も必要である．また，安静時の平均肺動脈圧（mean pulmonary arterial pressure；mPAP）が30 mmHg以下の軽度上昇，あるいは21～24 mmHgの境界域の症例ではPAWPが10 mmHg以上，PVRが4 Wood単位以下ならば，2群要素も考慮して拡張期肺血管圧較差（diastolic TPG；DPG）を評価すべきである．

DPGが7 mmHg以上あればPAH要素があると考えられる．また，運動負荷評価も潜在的な2群，3群要素の評価に有用であるが，現状では標準化に至ってない．

2) 心筋評価

心筋の微小循環障害は安静時タリウムシンチグラムでの血行分布に一致しない微細な欠損像により検出できるが感度は低い．心エコーは拡張障害の評価に有用だが，用いる指標やカットオフについて明確な基準はない．心筋の線維化はMRIの遅延造影効果により検出可能だが，撮像条件によるばらつきが大きいことが課題である．

3) 呼吸器評価

SScに伴うPAHでは古くからDLcoの低下が著しいことが報告されてきた．潜在性なPVODを反映している可能性はあるが，DLco低下の程度と病理組織所見，選択的肺血管拡張薬による肺うっ血誘発リスクとの明確な関連は示されていない．胸部高解像度CTでPVODに特徴的とされる小葉中心性すりガラス影，小葉間隔壁肥厚，リンパ節腫脹は必ずしも参考にならない．ILDを伴うとPVODとの厳密な鑑別は困難で，治療前にPVOD所見がなくても，選択的肺血管拡張薬投与後に出現することもある．したがって，肺血管拡張薬の開始後は定期的にDLco，胸部高解像度CT所見の変化をモニタリングし，PVOD要素の顕性化を早期に捉えることが必要である．

SLE/MCTD/SSに伴うPAHの治療

血管炎タイプによるSLE，MCTD，SSに伴うPAHの生命予後改善のキーワードは免疫抑制療法の活用である．特に早期かつ軽症例であれば病変が可逆性のことが多く，免疫抑制療法のみでPAHの消失（寛解）が得られる場合も多い[13]．したがって，免疫抑制療法と選択的肺血管拡張薬を組み合わせた集学的治療が原則で，治療目標は血行動態の正常化である．免疫抑制療法に対する反応性を予測する要因として，PAH診断あるいは増悪時に発熱，紅斑，抗DNA抗体の上昇，血清補体価低下など疾患活動性を伴うことが強調されてきた．ただし，われわれの施設の30例の履歴的解析では，膠原病の診断とPAHの診断がほぼ同時期であることが唯一の治療反応性予測因子として抽出された[14]．このことは，PAHを含めた膠原病の病変が早期かつ進行性の場合は，肺動脈壁病変が可逆性のある免疫反応や炎症が主体のためと考えられる．免疫抑制療法のレジメンとして確立したものはないが，増殖性ループス腎炎に準じてステロイド大量とシクロホスファミド間欠静注療法の組み合わせを用いることが多い[14]．選択的肺血管拡張薬併用のタイミングは重症度や病態に基づいて調整する．重症例や免疫抑制療法の効果があまり期待できない慢性期には肺血管拡張薬を先行または同時に開始する．一方，WHO機能分類Ⅰ/Ⅱ度では，免疫抑制療法単独で開始し，1カ月程度で右心カテーテルにより治療反応性を評価する．効果不十分であれば肺血管拡張薬を速やかに併用する．

SScに伴うPAHの治療

SScに伴うPAHに分類されても1’群，2群の混合型が多く，ILDを有する場合はさらに3群要素も存在する可能性がある．現状でこれら複雑な病態を治療前に把握することは困難である．われわれは便宜的に1群要素主体，2群または3群要素の優位な例に分けて治療戦略を立てている（図4）．1群主体であれば，AMBITION試験に基づきエンドセリン受容体拮抗薬と一酸化窒素（NO）系薬剤の初期併用療法を行う[15]．2群または3群要素が主体の場合は，肺血管拡張薬単剤を少量から開始し，肺

1群(PAH)主体

- mPAP >35 mmHg
- PAWP <10 mmHg かつ TPG >25 mmHg
- PVR ≧6.25 Wood U

選択的肺血管拡張薬の初期併用療法

シェーグレン症候群による PH

- シェーグレン症候群確診
- 高ガンマグロブリン血症，自己抗体高値陽性
- 唾液腺などで高度のリンパ球浸潤の存在

免疫抑制療法を優先

2群要素優位

- PVR 3〜4 Wood U
- PAWP 13〜15 mmHg かつ PVR <6.25 Wood U

3群要素優位

- FVC <70%
- FEV_1% <60%
- 画像上の気腫合併肺線維症

選択的肺血管拡張薬を単剤少量から開始して，安全性を確認しながら増量・併用

図4 臨床的に PAH に分類された SSc 患者に対する治療戦略

うっ血や酸素化悪化がないことを確認し，1〜2カ月ごとに増量あるいは他系統の薬剤を併用していく．3群要素がある場合は換気血流ミスマッチに対する影響の少ない PDE5 阻害薬を優先的に使用している．境界域 mPAP では2群または3群要素が主体であることが多く，まず利尿薬や酸素療法など基礎治療を徹底し，再評価のうえで肺血管拡張薬の導入の可否を判断する．いずれにしろ，心肺病変トータルでの機能改善を目指して頻繁な病態評価と治療薬調整を実践することが不可欠である．最終的には，個々の症例で最大の運動耐容能を維持できる治療内容を調整する個別医療が基本となる．

SSc 患者でも SS をオーバーラップする場合は免疫抑制療法が著効する場合がある．特に高ガンマグロブリン血症や多彩な自己抗体陽性，唾液腺などで高度のリンパ球浸潤を伴う場合は，肺血管拡張薬より免疫抑制療法を優先する．

おわりに

膠原病に伴う PH の病態は極めて多様なため，基礎となる膠原病，他の臓器合併症などを包括した病態評価とそれに基づいた個別医療が重要である．

文献

1) Shirai Y, Yasuoka H, Okano Y, et al : Clinical characteristics and survival of Japanese patients with connective tissue disease and pulmonary arterial hypertension : a single-center cohort. Rheumatology 51 : 1846-1854, 2012
2) 桑名正隆：強皮症性混合型肺高血圧症に対する病態評価と治療のポイント．内科 117 : 449-454, 2016
3) Condliffe R, Kiely DG, Peacock AJ, et al : Connective tissue disease-associated pulmonary arterial hypertension in the modern treatment era. Am J Respir Crit Care Med 179 : 151-157, 2009
4) Fischer A, Bull TM, Steen VD : Practical approach to screening for scleroderma-associated pulmonary arterial hypertension. Arthritis Care Res 64 : 303-310, 2012
5) Chung L, Liu J, Parsons L, et al : Characterization of connective tissue disease-associated pulmonary arterial hypertension from REVEAL : identifying systemic sclerosis as a unique phenotype. Chest 138 : 1383-1394, 2010
6) Coghlan JG, Denton CP, Grünig E, et al : Evidence-based detection of pulmonary arterial hypertension in systemic sclerosis : the DETECT study. Ann Rheum Dis 273 : 1340-1349, 2014
7) Hachulla E, de Groote P, Gressin V, et al : The three-year incidence of pulmonary arterial hypertension associated with systemic sclerosis in a multicenter nationwide longitudinal study in France. Arthritis Rheum 60 : 1831-1839, 2009
8) Rubenfire M, Huffman MD, Krishnan S, et al : Survival in systemic sclerosis with pulmonary arterial hypertension has not improved in the modern era. Chest 144 : 1282-1290, 2013
9) Overbeek MJ, Vonk MC, Boonstra A, et al : Pulmonary arterial hypertension in limited cutaneous systemic sclerosis : a distinctive vasculopathy. Eur Respir J 34 : 371-379, 2009
10) Le Pavec J, Girgis RE, Lechtzin N, et al : Systemic sclerosis-related pulmonary hypertension associated with interstitial lung disease : impact of pulmonary arterial hypertension therapies. Arthritis Rheum 63 : 2456-2464, 2011
11) Schwaiger JP, Loder CD, Dobarro D, et al : Optical coherence tomography evaluation of pulmonary arterial vasculopathy in systemic sclerosis. Sci Rep 7 : 43304, 2017
12) Fox BD, Shimony A, Langleben D, et al : High prevalence of occult left heart disease in scleroderma-pulmonary hypertension. Eur Respir J 42 : 1083-1091, 2013
13) Jais X, Launay D, Yaici A, et al : Immunosuppressive therapy in lupus- and mixed connective tissue disease-associated pulmonary arterial hypertension : a retrospective analysis of twenty-three cases. Arthritis Rheum 58 : 521-531, 2008
14) Yasuoka Y, Shirai Y, Tamura Y, et al : Predictors for favorable responses to immunosuppressive treatment in pulmonary arterial hypertension associated with connective tissue disease. Circ J 82 : 554-546, 2018
15) Coghlan JG, Galiè N, Barberà JA, et al : Initial combination therapy with ambrisentan and tadalafil in connective tissue disease-associated pulmonary arterial hypertension (CTD-PAH) : subgroup analysis from the AMBITION trial. Ann Rheum Dis 76 : 1219-1227, 2017

特集　肺高血圧症 Cutting Edge
肺高血圧症：何が原因か，なぜ原因となるのか？

心疾患由来の肺高血圧症

八尾厚史

Point

- 心疾患由来の肺高血圧症（PH）には，1 群肺動脈性肺高血圧（PAH）に属する先天性心疾患シャント性 PAH（sPAH）と 2 群に属する左心系の障害により発生する post capillary PH（PoCa-PH）が存在する．
- sPAH 治療指針は PAH 治療薬の出現により大きな変貌を遂げようとしており，重症 PH 合併未修復シャント例においても Treat & Repair により著明な改善が期待できる症例も出てきた．
- PoCa-PH においては，PAH 治療薬にて続発性の肺動脈病変がコントロールできることが示唆されるも，原疾患の病態生理を理解したうえでの薬剤使用を考慮せねばならない．

はじめに

この稿では，心疾患という視点から心疾患が絡んだ肺高血圧（PH）を取り上げ解説する．すなわち，1 群肺動脈性肺高血圧（PAH）に属する先天性心疾患（congenital heart disease ; CHD）におけるシャント性 PAH（sPAH）と，2 群の post capillary PH（PoCa-PH），体心房・体心室（一般に左房・左室）および弁疾患に絡んだ病態により肺静脈圧（pulmonary venous pressure ; PVP）が上昇する疾患である．この 2 種類の病態の基本概念を知っておくことは重要であるが，それぞれにおける PH 発生メカニズムすなわち肺血管病変の形成（remodeling）に関しては，未だ解明されていない部分も多い．各病態の病態生理・臨床像を基にその治療まで踏み込んで考察をしてみたい．

シャント性 PAH（sPAH）

1 ▪ 病態生理

sPAH 発症の引き金は左右（L-R）シャントに起因する高肺血流による肺動脈内皮障害とされ，引き起こされる内膜・中膜の肥厚による肺動脈狭窄・閉塞が生じ PAH 病態を形成する．シャント孔の大きさはもちろん重要であるが，孔の位置も重要である．肺房室弁（通常三尖弁，tricuspid valve ; TV）より体静脈側（pre-TV）にあるか肺動脈側（post-TV）にあるかで PH 発症・重症化のスピードそして治療戦略が大きく異なる（表 1）．加えて個々の疾患による病態への修飾が加わるため，最終的には各疾患というより各症例での検討が必須となる．治療の基本は，いずれも閉塞性肺血管病変（obstructive pulmonary vascular disease ; OPVD）が進行し PH・右心（肺心室）機能障害が発症・進行する前にシャ

やお あつし　東京大学保健・健康推進本部（〒113-0033 東京都文京区本郷 7-3-1）

2432-3284／18／紙：￥800／電子：￥1200／論文／JCOPY

ント孔を閉鎖することである．小児期に見逃され，成人期に未修復シャント性 PAH（PAH associated with unrepaired shunt : unre-sPAH）時に Eisenmenger 症候群（ES）を呈して発見されることも珍しくない．一方，軽度の PAH もしくは PAH 前段階で小児期にうまく修復されたとしてもその後 PAH が残存/再燃/悪化して成人期に治療を受けるケースもある．これはすなわち，シャント性肺血管障害がいったん生じた場合，シャントという根本原因を取り除くことができたとしても，OPVD の進行を止めることができるとは限らないということである．

病変の組織学的な分類である Heath-Edwards 分類は sPAH 症例に対し作られたものであるが，特発性 PAH（IPAH）の組織像にも普通に用いられるほど sPAH と IPAH に発生する病理組織学的な変化は類似している．初期には平滑筋細胞増殖による中膜肥厚を生じ，内膜肥厚から線維性変化が加わるようになる．さらに進むと，血管の破壊像や叢状病変（plexiform lesion）と呼ばれる特徴的な完全閉塞病変を生じてくる．

これまでの組織学的・分子生物学的検討，そして臨床データから PAH 発症・進行に大きく関与する 3 つの経路の異常〔エンドセリン系の亢進，一酸化窒素（NO)-cyclic GMP 系の減弱，プロスタサイクリン系の減弱〕が示されていることは今や周知の事実であり，その 3 系統に関わるいくつもの PAH 治療薬が開発されてきた（**図 1**）[1]．この 3 系統薬剤に対する反応性も sPAH と IPAH は極めて類似しており，この両者の病態生理には共通した経路が関与していることが理解できる．

近年，阿部らは SUGEN-hypoxia モデルで作成した PAH ラットにおいて，片方の肺動脈にバンディングを作成したところ，バンディング肺において PAH 病変の退縮もしくは発症が予防されると報告した[2]．やはり肺血流を制限すること（減圧・降圧）が IPAH の治療には重要であることを示唆する．PAH 治療薬登場以前からシャント閉鎖が PAH の血行動態・組織学的病変の改善を来すことが示唆されてきたが，これは根本の原因の高肺血流を制限し減圧・降圧を促すといった点からも理にかなっており，やはり病態の進行に関与する因子が極めて類似しているのである．

表 1 PAH を発症する可能性のある先天性シャント性心疾患

1. 三尖弁より静脈側の先天性シャント性心疾患：PAH を生じにくい
・心房中隔欠損症
・総/部分肺静脈還流異常症
2. 三尖弁より動脈側の先天性シャント性心疾患：PAH を生じやすい
・心室中隔欠損症
・動脈管開存症
・Fallot 四徴症
・大血管転位症
・修正大血管転位（心室中隔欠損合併）
・総動脈管症
・単心室
（両大血管右室起始は発生学的分類内に含める）

2 ▪ sPAH の治療の考え方

sPAH の治療において，原因となったシャントの閉鎖が治療の原則であるのは言うまでもない．しかし，既に PAH を発症した後にシャントを閉鎖することは，右心不全の逃げ道をなくすという意味や，先に述べたように残存病変の回復が必ずしも約束されていないために，その判断は容易ではない．本邦ではその肺動脈病変（OPVD）の可逆性を肺生検で予見するという方法がとられてきた歴史がある．（故）八巻の IPVD（Index of Pulmonary Vascular Disease）＜2.3 という基準[3]は可逆性を意味するとされ，手術適応基準として頻用されてきた．しかしながら，この IPVD を利用したシャント閉鎖で OPVD がどこまで正常化（reverse remodeling）したかは不明である．また，血行動態の長期的な観察はなされていないことも多く，長期的な成績の評価は不十分である．先に述べたように，シャント閉鎖でいったん良くなった病態が再燃することもあり，IPVD はシャント閉鎖を行うべきかどうかの判断材料であったが，検証不足と言わざるを得ない．また，実際は可逆性であったにもかかわらず，局所的な生検に基づくこの IPVD の不完全性から，実際は手術適応の症例が漏れてしまった可能性もある．こういった問題点はあるものの，IPVD の基本概念を構築し

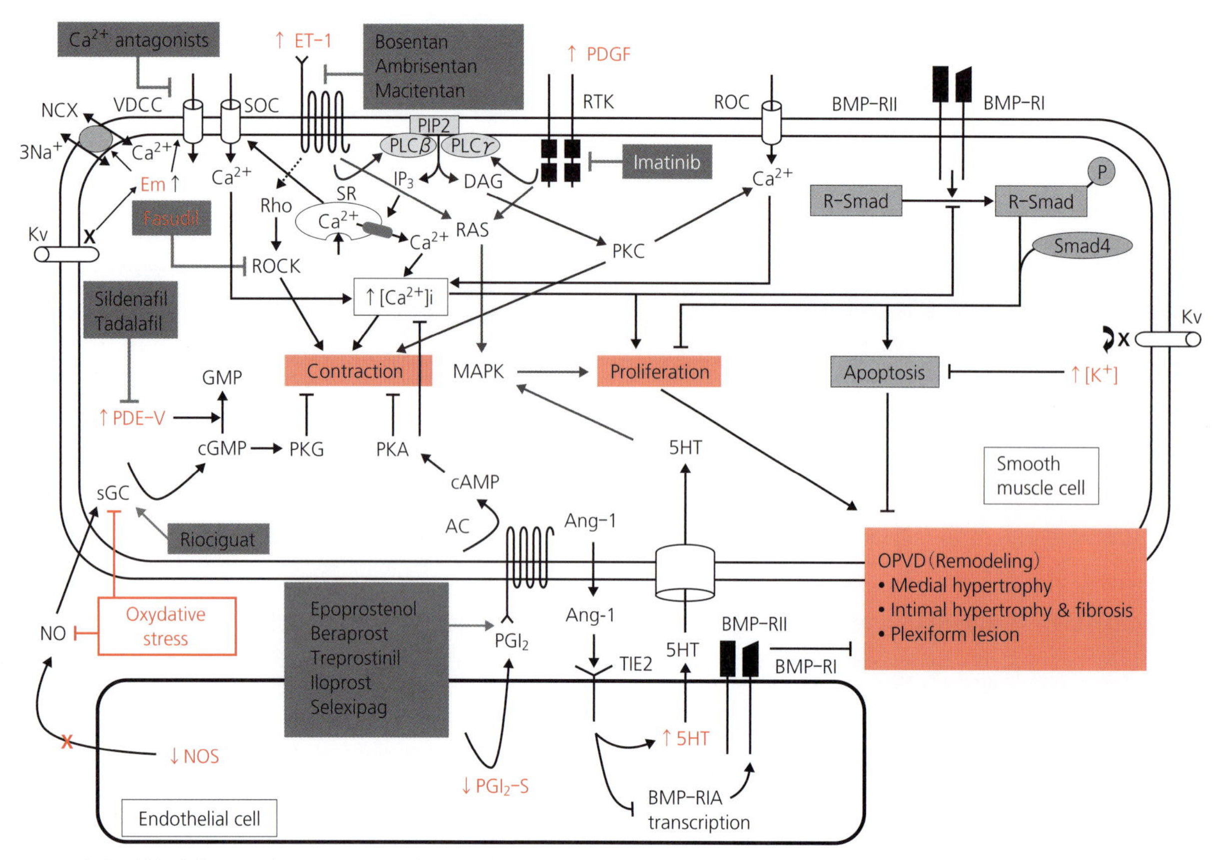

図 1 肺動脈性肺高血圧症（PAH）に寄与する主な分子生物学的異常と PAH 治療薬の作用点概略図（文献[1]より引用改変）

赤字および赤で囲んだ部分の異常が PAH 進行に重要とされる．種々の PAH 治療薬が開発され，その異常を補うことにより OPVD（閉塞性肺血管病変）の退縮・正常化を促すと考えられる．
黒字薬剤は本邦 PAH 適応承認薬．赤字薬剤は未承認・適応外使用となる薬剤，白字薬剤は承認申請中止薬剤．
AC : adenylate cyclase, Ang-1 : angiopoeitin, BMP : bone morphogenetic protein, BMP-R : bone morphogenetic protein receptor, $[Ca^{2+}]_i$: intracellular Ca^{2+} concentration, cAMP : cyclic AMP, cGMP : cyclic GMP, DAG : diacylglycerol, E_m : membrane potential, 5HT : 5 hydroxytryptamine (serotonin), HTT : hydroxytryptamine（serotonin）transporter, IP_3 : inositol 1,4,5-trisphosphate, $[K^+]$: K^+ concentration, Kv : voltage-gated K^+, MAPK : mitogen-activated protein kinase, NO : nitric oxide, PDE : phophodiesterase, PDGF : platelet-derived growth factor, PGI_2 : prostacyclin, PIP2 : phosphatidylinositol-4,5-diphosphate, PKA : protein kinase A, PKG : protein kinase G, PKC : protein kinase C, PLC : phospholipase C, RAS & Rho : small G proteins, ROC : receptor-operated Ca^{2+} channels, ROCK : Rho associated coiled-coil containing protein kinase（Rho kinase）, R-Smad : receptor（ligand）specific Smad, RTK : receptor tyrosine kinase, sGC : soluble guanylate cyclase, SOC : store depletion-operated Ca^{2+} channel, SR : sarcoplasmic reticulum, TIE : endothelial-specific tyrosine kinase, VDCC : voltage-dependent calcium channel.

た病理組織学的考え方は重要である．可逆性の期待できる病変というのは，線維化・器質的変化が乏しく細胞成分豊かな非完全閉塞病変（すなわち狭窄病変）としている．この考え方は，現代の PAH 治療薬による可逆性を推察するうえで応用できるかもしれない．いかに PAH 治療薬を用いたとしても，器質化した病変や完全閉塞した病変は薬剤で退縮しにくく，とはいえそこに正常な血管新生を起こさせるのはかなりハードルが高い．一方，細胞成分，特に平滑筋細胞の増殖であれば直接的な薬理作用で増殖を抑制し狭窄病変は退縮するかもしれない．薬剤にしろシャント閉鎖にしろ，可逆性病変の正常化を促すという趣旨がそこには存在する．重要なことは，IPVD による評価には極めて侵襲的である肺生検を必要とし，シャント閉鎖が可逆性をもたらすかどうかの評価は実際シャント閉鎖をしなければならず，かなりのチャレンジとなる．しかし PAH 治療薬を用いれば，単に投薬することでその効果を検証すれば，可逆性をある程度評価できるかもしれない．これが筆者が考える Treat & Repair の Treat の意味なのである．PAH 治療薬で Treat してみて十分な可逆性を示す所見が得られた場合，シャント閉鎖（Repair）を考慮するという図式が得られたわけである．またこの手法は，ES という不可逆性・進行性PAHといわれる病態にもメスを入れられるかもしれない．八巻は著書[4]において，臨床的にESと診断された患者122例のうち，51例（42%）はIPVDが低く手術適応と診断したと記している．ESは不可逆性でシャント閉鎖は禁忌であり，これは極めて予想外のいや信じがたい結果といえる．しかしここでいったん，なぜESはシャント閉鎖禁忌となったかを振り返ってみたい．ESの定義は，1958年Paul Wood[5]により記され，要約すると「肺血管抵抗値（pulmonary vascular resistance；PVR）が上昇したため肺血圧が体血圧並みの高圧状態となり，相当量の右左（R-L）シャント（逆シャント）を呈している病態」ということになる．歴史的にこの状態の患者の手術は致死的であり，PAH治療薬も存在しなかったので，現代に至るまで不可逆性・進行性とされたのである．生検結果としてのIPVDから可逆性があるといわれても，いったんESと診断された患者に手術は施行されない．仮に八巻のIPVD評価が正しかったとしてシャント閉鎖を行ったとしても，ES患者の心臓，特に長年にわたり培われた肺心室（通常は右室）の機能障害は，順調に回復するだろうか？　シャント閉鎖だけでは肺移植したかのようにOPVDの急速な消失は望めない．シャント閉鎖直後に肺心室が十分な心拍出量を出すことができず右心不全の進行から死亡に至るかもしれない．しかし現代であれば，ES患者にPAH治療薬を投与して可逆性を評価できるという方法がある．もし，PAH治療薬でPVRを低下させL-Rシャント優位の状態まで持ち上げることができ，右心機能が担保されていれば，それは手術可能ではないかということである．この経過を心臓MRI（magnetic resonance imaging）を用いれば，肺体血流比（Qp/Qs）のみならず肺心室自体の回復状況も追うことができる．この方法論では，もはやES・非ESの区別なくunre-sPAHとして一義的に扱うことができるのである．すなわち，PAH治療薬によるTreatを行いOPVD可逆性（PVRの反応性）と十分な右心機能の回復の評価をすることで，手術適応が決められると考えられる．

以上，ESであろうがなかろうが，unre-sPAHの治療は，PAH治療薬投与を行い（Treat），PVD可逆性評価と十分な肺心室機能の確保が得られるかどうかを評価すれば，シャント閉鎖（Repair）を行うかどうかを結論付けられる可能性が出てきたのである．この考え方を基に作成した治療アルゴリズムが，**図2**に示される筆者の唱えるTreat & Repair Strategyである．

最後に，しかし実は最も重要な点について解説して，sPAH治療の考え方を完結したい．すなわちどれくらいの肺血管の可逆性と右心機能の担保があればシャント閉鎖を行うべきかという点である．**図2**にあるように，PVR＜7.5 WU，右室（肺心室）駆出率（right ventricular ejection fraction；RVEF）≧40%という基準をわれわれは設定している．以下，この治療アルゴリズム構築に関して解説したい．

3 ▪ sPAHの臨床分類と治療

以前より欧米のガイドライン[6]では，sPAHの臨床分類は**表2**に示すような4群に分類されてきた．しかしながら先に述べたように，われわれの治療アルゴリズムにおいては今やシャント修復後PAH（residual/worsened sPAH after repaired shunt；re-sPAH）とunre-sPAHの2群に分けて病態評価および治療指針決定を行っている．

1) シャント修復後残存・増悪・再燃PAH（re-sPAH）

sPAHの治療の基本は，シャント閉鎖後残存・増悪・再燃sPAH（PAH with repaired shunt；re-sPAH）の治療法とその成績を理解することである．re-sPAHの治療は，血行動態的類似性・組織学的類似性・薬剤反応性の類似性から，基本的にはIPAHと同じと理解される．すなわち，積極的多剤併用による十分な降圧である[7]．小川・松原らのIPAHに関する報告[8]から，平均肺動脈圧（mPAP）＜42.5 mmHgが長期生存のための一つの指標とされた．慢性血栓塞栓症は，ある意味純粋な右室後負荷モデルであるが，RVEFに関するわれわれの独自の知見から，PVR＜7.5 WU（＝600 dyne・sec/cm^5）（mPAP＜35 mmHg）を達成することが肺心室右室機能の保持（RVEF≧40%）に必要との予測

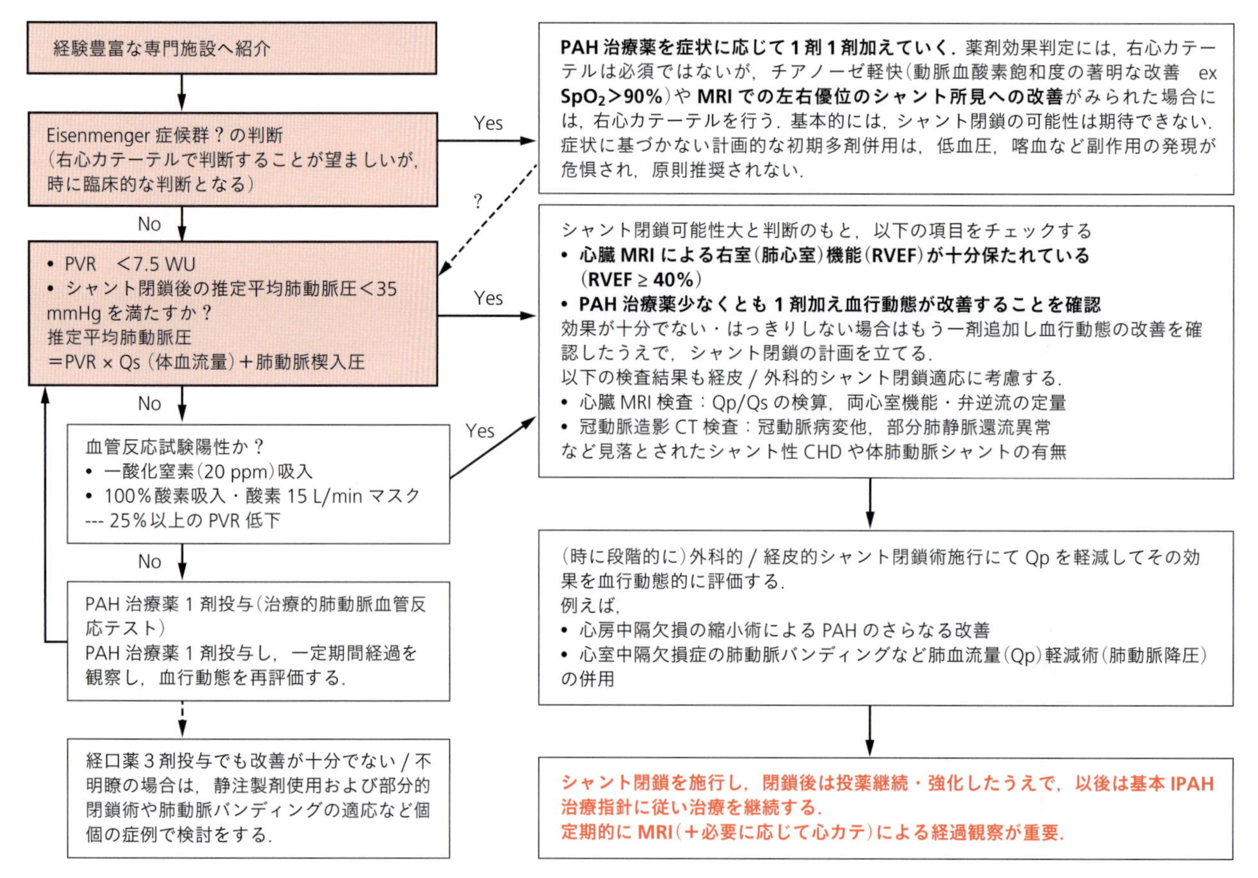

図 2 Treat & Repair Strategy

表 2 先天性心疾患合併の肺動脈性肺高血圧

・シャント修復後シャント性肺動脈性肺高血圧（re-sPAH）
1. シャント修復後 PAH 症例
1.1 術直後から残存・悪化した PAH
1.2 術後長期経過後に再燃・顕在化（発症）した PAH
・シャント未修復肺動脈性肺高血圧（unre-sPAH）
2. 小さな（restrictive）シャント口を合併した（I）PAH
3. 大きなシャント（non-restrictive）起因の PAH
4. Eisenmenger 症候群（ES）

を得た（投稿準備中）．前述の小川・松原らの基準よりこちらのほうが厳しい基準であるので，PVR <7.5 WU（mPAP<35 mmHg）を長期生存のための re-sPAH 患者治療目標とした．図 3 に re-sPAH の 1 例を示す．組織所見で可逆性あり，酸素負荷にて Qp/Qs>1.9 という評価にて，ベラプロスト 120 μg のみで外科的にシャント閉鎖したが，術直後の血行動態はむしろ悪化した（PVR 上昇，心係数 CI=QsI の低下）．その後の PAH 治療薬多剤併用により十分な降圧が得られ，以後長期的に運動耐容能の改善を示している．本症例のように PAH 治療薬投与が不十分な場合は，術直後もしくは長い経過で PVR の上昇から PH の悪化を来すことがある[9]．いったん OPVD/PH が認められた症例は，シャント閉鎖後の定期的な経過観察は必要で，PH 残存症例は PAH 治療薬多剤併用による十分な降圧が必要である．図 3 に示される症例をみても 1 剤 1 剤追加投与により血行動態や運動耐容能の段階的な回復がみられる．こういった現象はこの症例のみではなく，多剤併用の意義を伺わせる．また，いったん投薬にて PVR<7.5 WU および mPAP<35 mmHg に安定した re-sPAH 症例において投薬継続下に再度 PH 悪化や運動耐容能が低下した例を筆者は未だ経験しておらず，IPAH より安定している．

2) 未修復シャント性 PAH（unre-sPAH）

unre-sPAH のシャント閉鎖基準は，PVR<7.5 WU かつ予測される mPAP=PVR×Qs+mPAWP (or mPVP) <35 mmHg であり，心臓 MRI での肺心室 EF（RVEF）≧40% が期待されることとした．

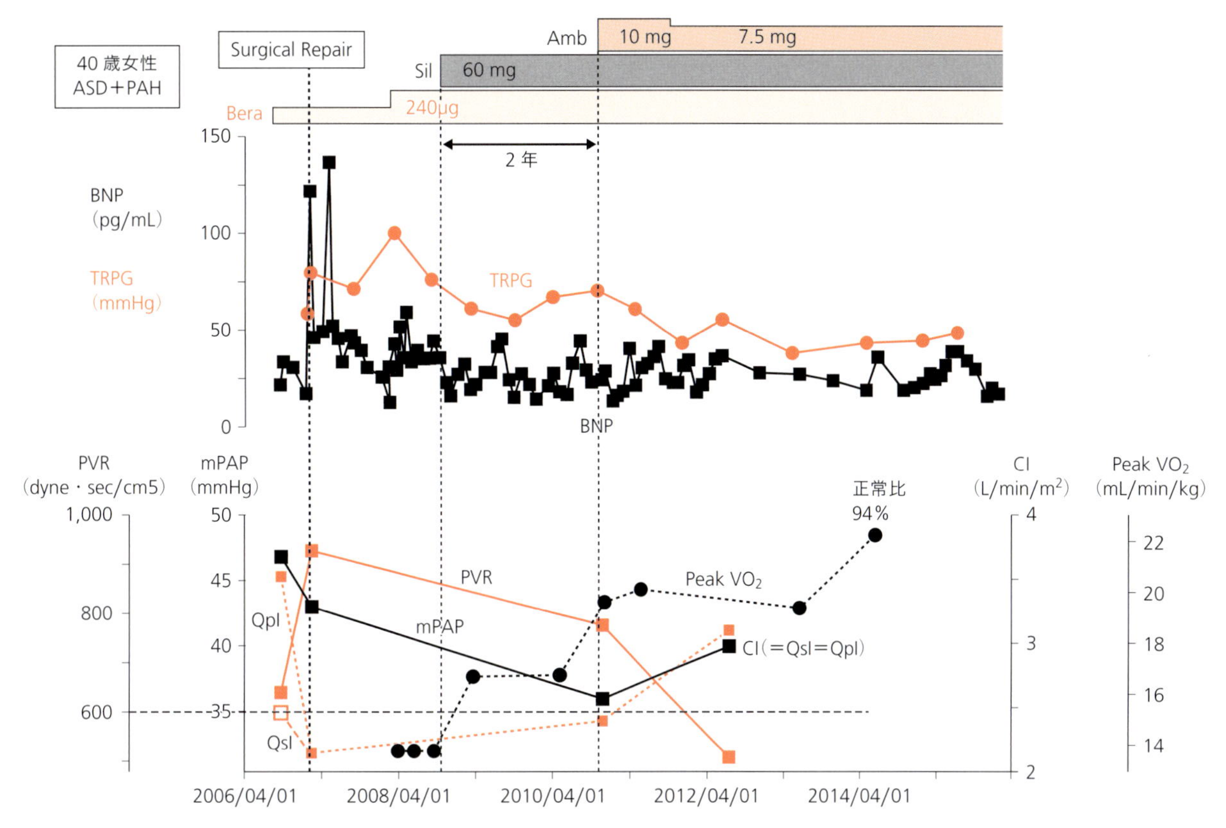

図 3 外科的シャント閉鎖を施行した心房中隔欠損（ASD）-PAH 症例

当時は酸素負荷への血行動態の反応性と肺生検所見にてシャント閉鎖を決めていた．本症例も十分に肺血管の可逆性はあると判定されシャント閉鎖を施行したが，術直後 PVR（肺血管抵抗値）の著明な上昇を認めた．三尖弁圧較差（TRPG）は低下せず，運動耐容能は低いまま約 2 年間経過した．当初から服用していたベラプロスト（Bera）に加え，シルデナフィル（Sil）およびアンブリセンタン（Amb）を順次追加したところ，最大酸素摂取量（peak VO_2）の段階的回復および TRPG の低下が長期にわたって認められている．PVR，CI（心係数），mPAP（平均肺動脈圧）も十分回復し，BNP（脳性ナトリウム利尿ペプチド）の血中濃度も安定した．

Qpl：肺血流係数，Qsl：体血流係数．

またその際に，PAH 治療薬最低 1 剤投与により血管反応性・肺動脈可逆性を確認しておくことは慎重な姿勢であり，閉鎖術時の PH crisis/PH 悪化（図 3 参照）の予防効果も期待できる．よく遭遇する状況で最も難しい判断を要するのは，PAH 治療薬投与で PVR<7.5 WU を達成できるかどうかという重症例である．そういう症例への積極的な多剤併用の決断にはかなり専門的な判断を要する．また，PVR は十分低下し mPAP もかなり低い値が期待できるも，肺心室機能（RVEF）が十分回復するかどうかといった状況が存在する場合も，シャント閉鎖の決断は難しい．こういったケースの詳細な解説は誌面の限度を超えるため割愛するが，以上を踏まえての経験豊富な専門施設への紹介（図 2）という冒頭の記載をしたのである．

post capillary PH（PoCa-PH）

1・病態生理

肺循環において肺毛細管以降における血管内圧（肺静脈圧）の上昇が原因で生じる PH のことを指す．純粋な PoCa-PH とは，肺静脈圧（PVP）が上昇し，その分だけ肺動脈圧（PAP）が上昇する．すなわち，下記の式において mPAP の上昇の原因が，CO や PVR の関与なく mPAWP（mPVP）の上昇のみで説明される状態である．

mPAP＝CO×PVR＋mPAWP（or mPVP）

CO：心拍出量，mPAWP：平均肺動脈楔入圧，mPVP：平均肺静脈圧

したがって，PoCa-PH の定義は mPAWP（or mPVP）の上昇（>15 mmHg）により mPAP≧25

mmHg となった病態である．PoCa-PH は，さらに PVR が上昇して TPG（transpulmonary pressure gradient）＝CO×PVR＞12 mmHg となった reactive PoCa-PH と，PVR 上昇を認めない（TPG≦12 mmHg）passive PoCa-PH に分類された．reactive PoCa-PH には，一時期 out of proportion PH という表現も用いられた．こういった PoCa-PH 分類の試みの本質は，単なる mPVP の上昇による機械的・物理的に加算された mPAP 上昇を来した病態と，慢性的な肺血管障害をもたらした結果 PVR が上昇した病態（例えば PAH 様の病態）が加わり mPAP が上昇した病態を，何とか区別できないかということである．未だ議論は絶えないが，現代では DPD（diastolic pressure difference）＝dPAP（肺動脈拡張期圧）－mPAWP という指標を用いて分別化されている．sPAP（肺動脈収縮期圧）や mPAP が CO や mPAWP の変化自体に影響を受けやすい一方[10]，その影響が少ない dPAP を用いた指標のほうがより安定した肺血管病変の評価ができると考えられたのである．DPD≦7 mmHg という基準が isolated PoCa-PH（以前の passive PoCa-PH）に用いられ，DPD＞7 mmHg が combined PoCa-PH（以前の reactive PH や out of protortion PH）の基準となった．また，DPD＞7 mmHg は，precapillary PH（PreCa-PH）や PAH の基準としても利用される．ただし，依然として絶対的な基準とはいえず，DPD，PVR，TPG の 3 者を評価し，PH の原因が pre-capillary component（PreCaC）と post-capillary component（PostCaC）のどこにあるのかを判定すべきと考えておいたほうが今後柔軟に対応できると思われる．

2 ▪ PoCa-PH の病理組織変化

PVP 上昇により，肺静脈には中膜の肥厚を伴った動脈化現象のような内膜の線維化が生じる．mPAP も上昇しているため，（反応性に）IPAH 様の動脈の変化（内膜の線維性肥厚や中膜肥厚）もみられるが，plexiform lesion は認めない．こういった所見は，PoCa-PH の血管病変が可逆性であることを示唆するとともに，その肺動脈病変の退縮に PAH 治療薬が有効である可能性も示唆する．IPAH 同様，エンドセリン系の亢進，NO 系血管拡張機能の低下，プロスタサイクリン産生の低下といった OPVD 増悪因子をすべて認めるとされている．

3 ▪ PoCa-PH の主要な病態とその治療

PoCa-PH の主要病態に関して，解説してみたい．まず血行動態の詳細な検討から，どの部分に異常が生じているのかを把握して，治療を考える必要がある．まず mPAP の値をみた場合に，それを常に CO×PVR＋mPAWP（or mPVP）に分解して病態生理を理解し，PreCa-C と PoCa-C の関与を評価する．そして，それらに対しどういった治療をどういう手順で行っていくかを考えるのである．

1) 僧帽弁（体房室弁）疾患

僧帽弁狭窄（mitral stenosis；MS）と僧房弁逆流（mitral regurgitation；MR）がその代表である．MS の場合，mPVP（左房圧）が上昇し肺うっ血を生じるとともに左室充満が悪く CO が低下する．MS 初期では PVR の上昇はあっても軽度で TPG（＝CO×PVR）に大きな変化はない．したがって，一見 mPAP の上昇は軽度である．重症化すると mPVP＞25 mmHg となり mPAP 上昇も顕著となる．さらに，肺動脈にも 2 次的な変化・障害が生じ PVR も上昇する結果，mPAP は著明に上昇する．この PH に対し，右室は初期から肥大・拡張して適応するが，重症化するにつれ左室を圧排するようになり左室拡張障害に輪をかけ，左室充満はますます悪化する．そしてさらなる mPVP 上昇と CO の低下をもたらし，それ以降はこの悪循環による右心不全の進行・低心拍出の悪化・肺うっ血による低酸素血症の増悪を来すのである．治療は，左室充満機能の正常化・mPVP の正常化・PVR の正常化による肺循環動態の正常化である．すなわち弁置換（mitral valve replacement；MVR）以外ないということになる．ここで，MVR により MS 解除から左室充満機能が回復すれば，左房圧（mPVP）も低下することは直接的に理解できる．しかし，いったん上昇した PVR も低下して PH が解除するだろうか？　既に答えは出ている．1960 年代に，MVR により著明に上昇したPVRは急速に（一部多少の期間を経て）低下することは示され[11,12]，長期予後も良好とされている[13]．このMSのPreCaC（PVR上昇）は血管攣縮の要素を多分に有した可逆性病変と考えられるのである．

仮に，MSの病態にPAH治療薬，例えばPDE5阻害薬を投じた場合，攣縮解除からPVRが低下し右室収縮終期容積（RVESV）が縮小し右室一回拍出量（RVSV）が上昇する．左房への還流量はスムーズに上昇するが，左室への還流はMSで制限されたままなので，もともと高度に上昇していた左房圧（mPAWP or mPVP）のさらなる上昇から重症の肺水腫を来し危険と考えられる．MS解除のないPAH治療薬投与は危険である．ただし，MVR後であれば十分使用可能と思われ，残存PHが生じた例では効果は期待できるかもしれない．

2) 左室（体心室）収縮不全を伴った心不全による PoCa-PH

左室（体心室）収縮不全（heart failure with reduced ejection fraction；HFrEF）の約70%にPoCa-PHを合併するとされ，予後不良因子ともいわれている．こういった症例の肺血管拡張自体は左室のpreloadを増加させるが，Frank-Starlingの法則が成り立たない左室には単に拡張終期圧の上昇をもたらすのみとなりかねない．mPVPのさらなる上昇から肺うっ血・低酸素の悪化により循環動態が破たんする．やはり，根本的治療である収縮性の回復なくしての治療は難しい．ACE阻害薬/ARBおよびβ遮断薬といった内科治療もしくは心臓移植がその方法である．人工心臓（left ventricular assist device；LVAD）を使用すると，mPVPのみならずPVRも正常化するといわれるが全例ではない．HFrEF症例で，移植前にNO吸入によるmPAP（PVR）の反応をみるのは，移植後の肺血管可逆性および現在の左室preload reserveを評価するためであることは知っておく必要がある．

3) 収縮不全を伴わない左心（体心室）不全による PoCa-PH

収縮不全を伴わない左心（体心室）不全（HF with preserved EF；HFpEF）の大半にPoCa-PHを合併するとされている．高齢，女性に多いとされる病態であるが，病因は高血圧による心肥大，肥大型心筋症，糖尿病による微小冠循環障害，アミロイド心筋症，Fabry病などなど多岐にわたる．拡張不全によるmPVPの上昇から肺うっ血・低酸素と，共通の血行動態的特徴を有するが，前2者のPoCa-PHとは大きく異なる．しかも，病因ごとに対処法も大きく異なるため，この病態に対する治療エビデンスを作成する場合にはかなり注意が必要である．

拘束型心筋症を例に，その難解さを解説したい．症例は，30歳代女性（図4），詳細は割愛するが，胸部X線写真および心電図から心房細動を伴った心肥大による心拡大が疑われ，心エコーおよび胸部CT所見から著明な心室拡張障害と左右の巨大心房を認めた．当院で施行したカテーテル検査でもdip & plateau型の著明な両心室拡張期圧（左室優位）上昇に加え，PVRが著明に上昇したcombined type PoCa-PHを伴う（原因不明の）拘束型心筋症と診断された（図4）．PH分類では先のMSやHFrEFと血行動態的に同じ範疇に属するが，この場合にNO吸入を行うとPVRの正常化に伴いmPAPは低下した（図4）．NO吸入でmPAWP上昇はごく軽度認めるものの心係数（一回心拍出量）の著明な増加がみられている．心拍数は軽度減少し，体血管抵抗値は著明に低下していることから交感神経活性の低下が示唆され，したがって一回心拍出量が顕著に上昇した理由は，左室preload上昇からFrank-Starlingの法則を介したと考えられる．そしてその場合，mPVP上昇が軽度であるのは拡張機能自体の改善が生じたと考えざるを得ない．つまり，この症例では右室機能の改善が心膜・外層心筋・中隔心筋を介して，すなわち心室間相互作用（ventricular interaction）により，拘束性左室拡張機能障害の改善に寄与した可能性を示唆する．極めて興味深いデータであるが，しかしこのような現象を予測するのは難しい．HFpEFに関する治験を行う場合，HFpEFを一括りに論じては間違いを犯す可能性があることは頭に置く必要がある．

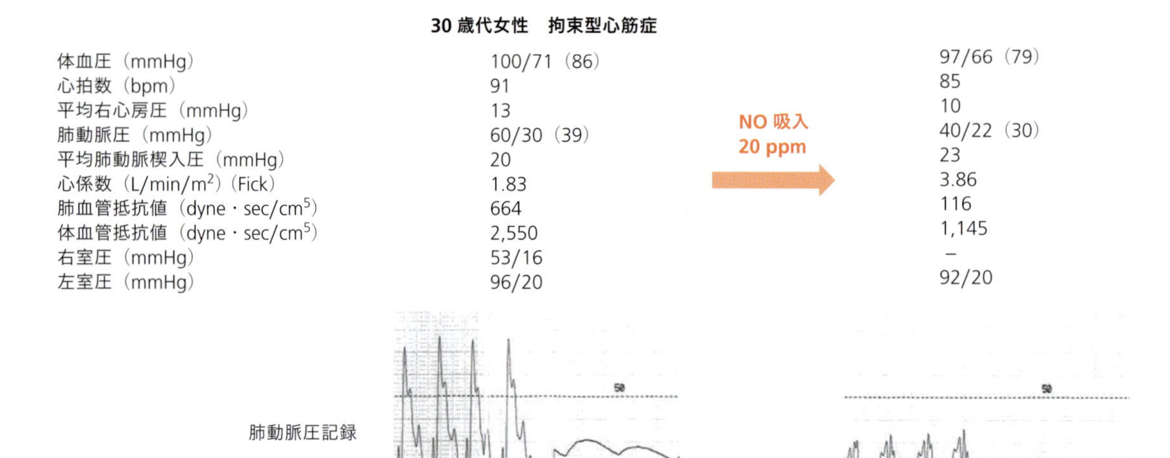

30歳代女性　拘束型心筋症

		NO 吸入 20 ppm
体血圧（mmHg）	100/71（86）	97/66（79）
心拍数（bpm）	91	85
平均右心房圧（mmHg）	13	10
肺動脈圧（mmHg）	60/30（39）	40/22（30）
平均肺動脈楔入圧（mmHg）	20	23
心係数（L/min/m^2）（Fick）	1.83	3.86
肺血管抵抗値（dyne・sec/cm^5）	664	116
体血管抵抗値（dyne・sec/cm^5）	2,550	1,145
右室圧（mmHg）	53/16	–
左室圧（mmHg）	96/20	92/20

図4 拘束型心筋症の血行動態に対する一酸化窒素吸入の効果

まとめ

心臓由来の PH というテーマで具体的な疾患を交えて論じてきたが，病態生理のポイントは，肺循環系の圧・血流量が増加した状態からは IPAH と類似した変化を肺血管系に生じてくる．まったく同じというわけではないが，これらの病変（PVR 上昇）は PAH 治療薬に反応することから，sPAH であれ PoCa-PH の PreCaC であれ，PAH 治療薬は OPVD を reverse remodeling に導く作用は期待できそうである．ただし，最も重要であるのはやはり根本原因の解消である．sPAH ではシャント Reapir を目指した Treat であり，したがって ES のままの症例には限られた効果しかみられないであろう．一方，PoCa-PH 治療の基本も原疾患治療であることも同様である．PAH 治療薬の使用法は，原疾患の治療を見極めたうえで行うということである．

文献

1）Yao A : Recent advances and future perspectives in therapeutic strategies for pulmonary arterial hypertension. J Cardiol 60 : 344-349, 2012
2）Abe K, Shinoda M, Tanaka M, et al : Haemodynamic unloading reverses occlusive vascular lesions in severe pulmonary hypertension. Cardiovasc Res 111 : 16-25, 2016
3）Yamaki S, Tezuka F : Severity of PVD. Circulation 62 : 1141-1142, 1980
4）八巻重雄：肺高血圧症病理のパラダイムシフトとその臨床応用．文藝春秋企画出版部，東京，pp 75-76, 2015
5）Wood P : The Eisenmenger syndrome or pulmonary hypertension with reversed central shunt. Br Med J 2 : 755-762, 1958
6）Simonneau G, Gatzoulis MA, Adatia I, et al : Updated clinical classification of pulmonary hypertension. J Am Coll Cardiol 62 : D34-41, 2013
7）Tamura Y, Kumamaru H, Satoh T, et al : Effectiveness and Outcome of Pulmonary Arterial Hypertension-Specific Therapy in Japanese Patients With Pulmonary Arterial Hypertension. Circ J 82 : 275-282, 2017
8）Ogawa A, Ejiri K, Matsubara H : Long-term patient survival with idiopathic/heritable pulmonary arterial hypertension treated at a single center in Japan. Life Sci 118 : 414-419, 2014
9）Fujino T, Yao A, Hatano M, et al : Targeted therapy is required for management of pulmonary arterial hypertension after defect closure in adult patients with atrial septal defect and associated pulmonary arterial hypertension. Int Heart J 56 : 86-93, 2015
10）Naeije R, Vachiery JL, Yerly P, Vanderpool R : The transpulmonary pressure gradient for the diagnosis of pulmonary vascular disease. Eur Respir J 41 : 217-223, 2013
11）Reeve R, Selzer A, Popper RW, et al : Reversibility of pulmonary hypertension following cardiac surgery. Circulation 33 : I107-114, 1966
12）Braunwald E, Braunwald NS, Ross J Jr., Morrow AG : Effects of Mitral-Valve Replacement on the Pulmonary Vascular Dynamics of Patients with Pulmonary Hypertension. N Engl J Med 273 : 509-514, 1965
13）Vincens JJ, Temizer D, Post JR, et al : Long-term outcome of cardiac surgery in patients with mitral stenosis and severe pulmonary hypertension. Circulation 92 : II137-142, 1995

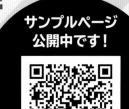

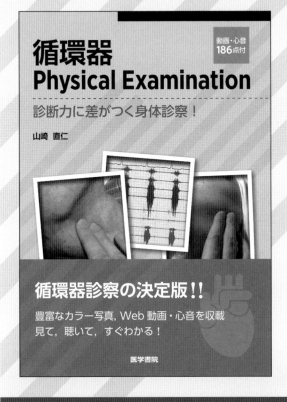

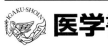

特集　肺高血圧症 Cutting Edge
肺高血圧症：何が原因か，なぜ原因となるのか？

肺疾患で肺高血圧症が生じるメカニズム

辻野一三／桑原 健／谷野美智枝

Point

- 肺疾患に伴う肺高血圧症は他群の肺高血圧症と比較し治療反応性や予後が不良である．
- 本群の肺高血圧症の重要な特徴に，「低酸素性肺血管攣縮」「肺毛細血管床の減少」「肺静脈・毛細血管病変」がある．
- 本疾患患者の QOL と予後改善のためには正しい病態の理解とそれに適合した治療戦略の構築と実践が求められる．

はじめに

肺疾患に伴う肺高血圧症（lung disease-associated pulmonary hypertension ; Lung-PH）は他群の肺高血圧症と比較し，治療反応性や予後が不良であることが国内外の研究で示されている[1, 2]．Lung-PH の病態をより正確に理解し，有効な治療戦略を見つけることは本疾患の研究・臨床において重要な課題である．本稿では Lung-PH の臨床病理学的な特徴のなかで，①低酸素性肺血管攣縮，②肺血管床の減少，③肺静脈・毛細血管病変，に焦点を当て，最近の知見を含めレビューする．

低酸素性肺血管攣縮

体循環系と異なり，肺循環系の血管は低酸素環境下で収縮反応を示す．これは「低酸素性肺血管攣縮（hypoxic pulmonary vasoconstriction ; HPV）」と称され[3]，換気と血流の「ミスマッチ」とその結果生じる低酸素血症を低減する重要な生体反応である．一方で，血管攣縮は肺血管抵抗を上昇させうる．特に慢性の低酸素では肺血管のリモデリングを介して肺動脈圧の上昇を引き起こす．HPV は急性期，慢性期，肺高血圧期の 3 期に分類され（図 1），本稿ではそれぞれの期に関与する物質や反応の流れを近年の知見も加え概説する．

急性期（第 1 相）

低酸素環境下では血管径 100～200 μm の筋性肺動脈は秒単位で強い収縮反応を示す．この収縮反応は 10～20 分程度持続し，HPV の急性期とされる[4, 5]．この反応の最初のステップは血管平滑筋中のミトコンドリアによる低酸素状況の感受と考えられている[4, 6, 7]．低酸素環境下のミトコンドリアでは電子伝達系と酸化還元状態（redox バランス）が変化し，細胞膜のカリウム（K）チャンネルが遮断される．結果，K^+ の外向き電流の停止，細胞膜の脱分極，電位依存性カルシウム（Ca）チャンネルの

つじの いちぞう　北海道大学病院内科Ⅰ（〒 060-8638 北海道札幌市北区北 15 条西 7 丁目）
くわはら けん・たにの みちえ　北海道大学医学部腫瘍病理学教室

2432-3284／18／紙：¥800／電子：¥1200／論文／JCOPY

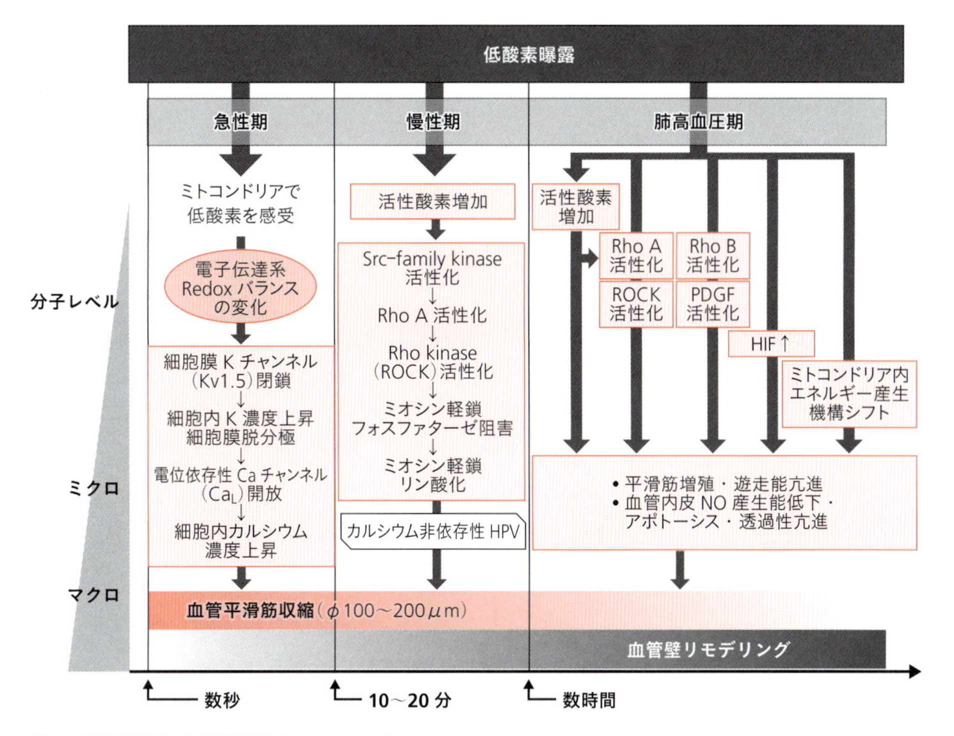

図 1 低酸素性血管攣縮のメカニズム

低酸素性肺血管攣縮は急性期，慢性期，肺高血圧期の 3 期に分類される．それぞれの期で血管の収縮やリモデリングに至るメカニズムは異なる．
PDGF : platelet derived growth factor, HIF : hypoxia inducible factor.

開放などによって細胞内カルシウム濃度が上昇する．さらに Ca-カルモジュリン複合体の産生，ミオシン軽鎖キナーゼの活性化，ミオシン軽鎖のリン酸化を介して，肺動脈中膜平滑筋の収縮反応が惹起される（図 1）．このうち最初のステップでは活性酸素の産生低下がその後の反応を引き起こすとの報告が多いが，逆に活性酸素の産生増加が protein kinase C や Rho キナーゼの増加を介して血管収縮につながるとの報告もある[4, 5]．

慢性期（第 2 相）

低酸素状態が持続すると，血管収縮は維持され慢性期に移行する．この収縮反応は数時間持続するとされる．慢性期では活性酸素の産生増加が HPV の維持機構として重要であり，続いて Rho/ROCK 系の活性化，myosin phosphatase targeting subunit 1（MYPT 1）の活性化，ミオシン軽鎖フォスファターゼの阻害，ミオシン軽鎖のリン酸化へと反応が続き，平滑筋の収縮反応が惹起される．この期の血管収縮は Ca 非依存性という点で，急性期 PHV とメカニズムが異なる．

肺高血圧期（第 3 相）

急性期，慢性期と比較し，血管平滑筋の収縮反応よりも血管壁の形態そのものの変化（リモデリング）が重要な相である．長期的な低酸素曝露によって，慢性期と同様活性酸素の産生増加，Rho A/ROCK 系の亢進，Rho B/platelet derived growth factor 系の亢進，さらに hypoxia inducible factor（HIF）の産生亢進などを介して血管壁構成細胞の増殖，遊走，内皮細胞のアポトーシス・透過性の亢進などが引き起こされる[4, 5, 8]．また，急性期と同様，ミトコンドリア機能の低下によってエネルギー産生の酸化的リン酸化から解糖へのシフトが起こり，これが細胞増殖に寄与するとの報告もある[9]．この考えに基づき，ミトコンドリアの機能回復が肺血管リモデリングや肺高血圧症の新しい治療ターゲットとなる可能性も指摘されている[10]．

なお，同じ低酸素環境下において体循環と肺循環の血管がなぜ逆の反応を示すかは，まだ完全には解

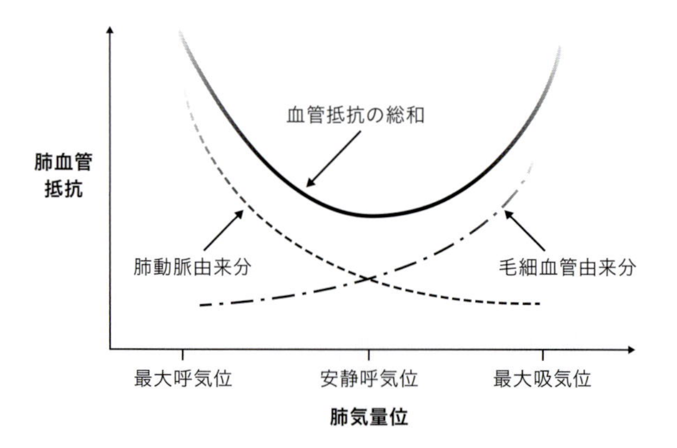

図 2 肺気量位と肺血管抵抗の関係

肺血管抵抗は肺気量位に依存して変化し，その値は安静呼気位に最小となる．肺血管抵抗は肺気量位が安静呼気位よりも大きくても小さくても上昇し，その値は U 字パターンを呈する．一方，肺血管抵抗を規定する血管系は肺動脈と肺毛細血管系とされる．両者の血管抵抗の総和に与える寄与度は肺気量位によって異なる．肺気量位が高い領域（例：最大吸気位）では毛細血管由来分が多く，肺気量位が低い領域（例：最大呼気位）では逆に肺動脈由来分が主となる[14,15]．

明されていない[4,11]．これについて最近 Michelakis らは，肺・体循環血管細胞の低酸素に対する K チャンネルの反応の相違を指摘している．彼らは，両循環系の血管壁構成細胞の K チャンネルの相違が細胞膜の分極状態の差異に繋がり（肺循環では脱分極，体循環では過分極），その結果血管が逆の反応を示すとしている[12]．一方，Dunham-Snary らは両循環系のミトコンドリアの反応の差異が血管の低酸素下の動態の差に繋がる可能性を報告している[4]．

このほか，臨床的な観点で重要な事項として，HPV は種や個体，血管のサイズ，低酸素の程度や期間などに大きく影響されること[4]，自律神経系の影響も考慮されるが移植肺や脱神経した肺でも HPV がみられることからその影響は大きくないこと[13]，HPV は COPD 症例で減弱していること[4]，などが報告されている．

肺毛細血管床の減少

Lung-PH では，COPD や間質性肺炎などの基礎肺疾患が存在する．そのため，気腫化や線維化による肺全体へのダメージがあり，この器質的変化が肺血管をも障害していると考えられる．この影響は肺動脈・静脈系だけではなく，肺毛細血管にも及び「肺毛細血管床の減少」の直接的要因となる．

一方，肺循環系では肺動脈に加え肺毛細血管も血管内圧と血管抵抗の重要な規定因子である．これについては Simmons らの報告が重要である[14]．彼らは特殊な系を用いた犬の実験にて，肺容積と気道内圧を独立して変化させ，同時に肺動脈圧，心拍出量を計測することで肺容積が肺血管抵抗に与える影響を詳細に検討した．その結果，肺血管抵抗は安静呼気位で最も低く，肺気量位がそれよりも低くても高くても肺血管抵抗が上昇する U 字パターンを示すことを報告した．また血管抵抗が最も低い安静呼気位でも肺毛細血管の血管抵抗に与える寄与度は少なくなく，その寄与度は肺気量位が上昇するとさらに高まると結論した．逆に肺気量位が低下すると，血管抵抗上昇に対する寄与は肺毛細血管ではなく，肺動脈が主となることも報告している．本研究および Denault らの報告[15]を基にその概念図を**図 2** に示した．

肺静脈・毛細血管病変

肺静脈閉塞疾患（pulmonary veno-occlusive disease ; PVOD），肺毛細血管腫症（pulmonary capillary hemangiomatosis ; PCH）は，肺静脈および/あるいは肺毛細血管レベルの異常によって肺動脈圧・血管抵抗が上昇する極めて稀な疾患群である[16]．2015 年の欧州心臓病学会のガイドラインでは，特発性のほか遺伝子異常や強皮症などに続発するものなどの亜型が記載された[16]．この分類では肺疾患は PVOD/PCH の原疾患として記載されていないが，近年肺疾患，特に特発性肺線維症（idiopathic pulmonary fibrosis ; IPF）や気腫合併肺線維症（combined pulmonary fibrosis and emphysema ; CPFE）において PVOD/PCH 様所見がみられることが複数報告されている[17〜19]．当施設でも CPFE に肺静脈・毛細血管病変を確認しえた剖検症例を複数経験しており，それらが Lung-PH 症例で高率にみられる肺拡散能力やガス交換能の著明な低下に関与している可能性があると考えている．

ここで，**図 3** に胸部 CT を含む検査所見から

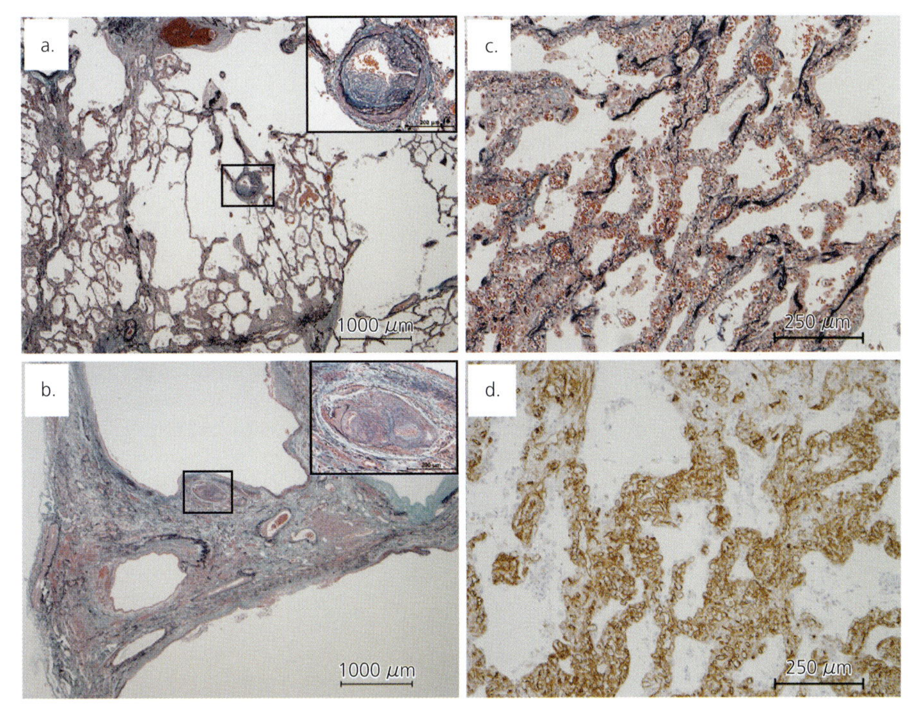

図 3 67 歳男性（CPFE）の剖検肺病理所見

a：上葉の肺気腫部．肺動脈には中膜，内膜肥厚とそれに伴う内腔の狭窄が観察される（EM 染色）．b：下葉の蜂窩肺部．肺動脈の肥厚，狭窄は A より高度である（EM 染色）．c：線維化，気腫化が弱く，肺構造の比較的保たれた領域．肺胞隔壁はびまん性に肥厚し，毛細血管が密に増生している（EM 染色）．d：同部位の CD34 の免疫染色．毛細血管の増生が確認される（CD34）．

CPFE と臨床診断された 67 歳，男性の剖検肺病理所見を示す．a は気腫化部，b は蜂窩肺部のリモデリングを来した肺動脈病変を示す．b では強い線維化により肺毛細血管の正常な構造・分布は障害され，前項で述べた血管床が減少している部位と判断される．一方，c では背景肺の気腫化・線維化がいずれも強くない部分における著明な毛細血管の増生所見が示されている．d は c の検体の CD34 による免疫染色標本の強拡大像である．増生した毛細血管の構造がより明瞭に確認可能である．

本症例および既報の所見を勘案すると，肺静脈・毛細血管病変の存在が少なくとも一部の Lung-PH 症例の治療反応性や予後不良の一因であると推測することが可能である．

なお，Lung-PH においてなぜ肺静脈・毛細血管病変が形成されうるかについてはまったくわかっていない．考えられる因子として，症例の多くは高齢男性，喫煙者であることから，年齢，性，喫煙が関与している可能性がある．また何らかの遺伝的因子や低酸素血症が関与している可能性も否定できない．癌の発生メカニズムと同様，これらの複数の因子が重複し静脈や毛細血管構成細胞のリモデリングや増生のスイッチが入り PVOD/PCH 類似の変化が生じるのかもしれない．

以上，Lung-PH の発症や病態に関する重要な事項について最近の知見や当科での経験症例もまじえてレビューした．本稿が，治療や予後の面で進歩の乏しい Lung-PH の理解や診療の一助となれば幸いである．

文献

1）Hurdman J, Condliffe R, Elliot CA, et al : ASPIRE registry : assessing the Spectrum of Pulmonary hypertension Identified at a REferral centre. Eur Respir J 39 : 945-955, 2012

2）Tanabe N, Taniguchi H, Tsujino I, et al : Multi-institutional retrospective cohort study of patients with severe pulmonary hypertension associated with respiratory diseases. Respirology 20 : 805-812, 2015

3）Bradford JR, Dean HP : The Pulmonary Circulation. J Physiol 16 : 34-158, 1894

4）Dunham Snary KJ, Wu D, Sykes EA, et al : Hypoxic Pulmonary Vasoconstriction : From Molecular Mechanisms to Medicine. Chest 151 : 181-192, 2017

5）Hussain A, Suleiman MS, George SJ, et al : Hypoxic Pulmonary Vasoconstriction in Humans : Tale or Myth. Open Cardiovasc Med J

11 : 1-13, 2017
6) Hong Z, Kutty S, Toth PT, et al : Role of dynamin-related protein 1 (Drp1)-mediated mitochondrial fission in oxygen sensing and constriction of the ductus arteriosus. Circ Res 112 : 802-815, 2013
7) Ward JP, McMurtry IF : Mechanisms of hypoxic pulmonary vasoconstriction and their roles in pulmonary hypertension : new findings for an old problem. Curr Opin Pharmacol 9 : 287-296, 2009
8) Lim CS, Kiriakidis S, Sandison A, et al : Hypoxia-inducible factor pathway and diseases of the vascular wall. J Vasc Surg 58 : 219-230, 2013
9) Freund-Michel V, Khoyrattee N, Savineau JP, et al : Mitochondria : roles in pulmonary hypertension. Int J Biochem Cell Biol 55 : 93-97, 2014
10) Paulin R, Michelakis ED : The metabolic theory of pulmonary arterial hypertension. Circ Res 115 : 148-164, 2014
11) Post JM, Hume JR, Archer SL, et al : Direct role for potassium channel inhibition in hypoxic pulmonary vasoconstriction. Am J Physiol 262 : C882-890, 1992
12) Michelakis ED, Archer SL, Weir EK : Acute hypoxic pulmonary vasoconstriction : a model of oxygen sensing. Physiol Res 44 : 361-367, 1995
13) Robin ED, Theodore J, Burke CM, et al : Hypoxic pulmonary vasoconstriction persists in the human transplanted lung. Clin Sci (Lond) 72 : 283-287, 1987
14) Simmons DH, Linde LM, Miller JH, et al : Relation Between Lung Volume and Pulmonary Vascular Resistance. Circ Res 9 : 465-471, 1961
15) Denault A, Deschamps A, Tardif JC, et al : Pulmonary hypertension in cardiac surgery. Curr Cardiol Rev 6 : 1-14, 2010
16) Authors/Task Force M, Galie N, Humbert M, et al : 2015 ESC/ERS Guidelines for the diagnosis and treatment of pulmonary hypertension : The Joint Task Force for the Diagnosis and Treatment of Pulmonary Hypertension of the European Society of Cardiology (ESC) and the European Respiratory Society (ERS) Endorsed by : Association for European Paediatric and Congenital Cardiology (AEPC), International Society for Heart and Lung Transplantation (ISHLT). Eur Heart J 2015 : DOI : 10.1093/eurheartj/ehv317
17) Sato T, Tsujino I, Tanino M, et al : Broad and heterogeneous vasculopathy in pulmonary fibrosis and emphysema with pulmonary hypertension. Respirol Case Rep 1 : 10-13, 2013
18) Awano N, Inomata M, Ikushima S, et al : Histological analysis of vasculopathy associated with pulmonary hypertension in combined pulmonary fibrosis and emphysema : comparison with idiopathic pulmonary fibrosis or emphysema alone. Histopathology 70 : 896-905, 2017
19) Colombat M, Mal H, Groussard O, et al : Pulmonary vascular lesions in end-stage idiopathic pulmonary fibrosis : Histopathologic study on lung explant specimens and correlations with pulmonary hemodynamics. Hum Pathol 38 : 60-65, 2007

慢性肺血栓塞栓症および肺高血圧への進展メカニズム

荻原義人／山田典一

Point

- 急性の肺血栓塞栓は，癌，脾摘，血液型，感染，炎症，凝固・線溶系異常，血小板機能異常，血管新生障害などにより，溶けきらず残存し，線維性増殖因子や筋線維芽細胞などの働きにより，線維性の器質化血栓となる．
- 慢性血栓塞栓性肺高血圧症（CTEPH）の成立には器質化血栓による狭窄・閉塞だけではなく，末梢血管病変の関与も重要である．

はじめに

慢性肺血栓塞栓症とは器質化した血栓により肺動脈が慢性的に閉塞した結果，肺血流分布ならびに肺循環動態の異常が6カ月以上にわたって固定した病態である．また慢性肺血栓塞栓症において平均肺動脈圧が25 mmHg以上の肺高血圧症（pulmonary hypertension；PH）を合併している例を慢性血栓塞栓性肺高血圧症（chronic thromboembolic pulmonary hypertension；CTEPH）と定義されている[1]．

このようなCTEPHは，以前から急性の肺血栓塞栓症（pulmonary thromboembolism；PTE）の合併症と理解されており，現在でも中心の考え方となっている．実際に，急性症候性PTE後のCTEPHの頻度は，前向き研究のプール解析により，3.4%（95%CI 2.1～4.4%）と報告されている[2]．ただし，残存血栓が慢性血栓化（いわゆる血管造影上のwebsやbandsなど）し，肺動脈の狭窄や閉塞をもたらすものの，すべての症例が急性PTE後に発症しているわけではなく，明らかな既往のない例も25～75%と多く存在する[3]．また明らかな血栓再発エピソードがなくても，肺動脈圧が次第に悪化を示す症例も存在する．さらに肺動脈血栓内膜摘除術（pulmonary endarterectomy；PEA）を行い，血栓が除去されたにもかかわらず，PHが残存する例もあり，PHの成立は，残存慢性血栓による肺動脈閉塞のみでは説明がつかない．そのため，末梢血管病変の関与も重要と考えられている．

そこで本稿では，慢性血栓の病態とその要因，さらにはCTEPH進展のメカニズムについて概括する．

慢性血栓化

ほとんどの急性PTEでは，肺動脈内の血栓は残存することなく溶解するが，一部の患者では残存する．慢性期の残存血栓は新鮮血栓が溶け残ったまま存在しているわけではなく，新鮮なものと比較し病理学的にも大きく異なっている．新鮮血栓は赤色で，フィブリン網を認め，その中の細胞主成分は赤血球や血小板からなるが，慢性血栓は黄色で，コ

おぎはら よしと　三重大学医学部附属病院循環器内科（〒514-8507 三重県津市江戸橋2-174）
やまだ のりかず　桑名市総合医療センター循環器内科

2432-3284／18／紙：¥800／電子：¥1200／論文／JCOPY

ラーゲン，エラスチンなどの線維成分，炎症性細胞，線維芽様細胞などの細胞成分からなり（図1），多孔性の血栓再疎通像を有し〔いわゆる colander-like lesions（図4a）〕，稀に石灰化を伴うこともある．このような器質化した線維性血栓への進展には，炎症性因子，血管新生障害などの複数の増悪因子の存在が報告されている．

慢性血栓化の要因

1 ▪ 慢性化しやすい急性 PTE の臨床像

広範な血栓による発症例，反復発症例，不十分な抗凝固療法を受けていた場合などが CTEPH のリスク因子として報告されており，これらのケースでは線溶系が追いつかず，血栓の残存に至ったと考えられている[2]．

2 ▪ 癌の既往

癌は静脈血栓塞栓症（venous thromboembolism；VTE）のリスク因子で，国内のデータでも，VTE 診断時に約 27% で併発していたと報告されている[4]．CTEPH との関連性においても例外でなく，CTEPH 687 名を対象とした欧州データベースによると，非血栓塞栓性の PH 患者と比較し，有意に CTEPH 患者群では癌の既往と関連があったと報告されている（OR 3.76，95%CI 1.47～10.43；p=0.005）．癌は血栓塞栓の発生過程において，performance status の低下，および腫瘍やリンパ節腫脹による静脈圧排といった機械的な影響だけでなく，急性期反応，炎症性サイトカインや procoagulant の放出などによる線溶凝固系の活性化に影響を有していると推定されている[5]．

3 ▪ 脾摘後

急性 PTE 後に CTEPH を発症した 187 名を対象としたケースコントロール研究によると，脾摘は独立した CTEPH のリスク因子（OR 13，95%CI 2.7～127）であったと報告されている[6]．これは脾臓のフィルター機能の消失により，循環中の壊れた赤血

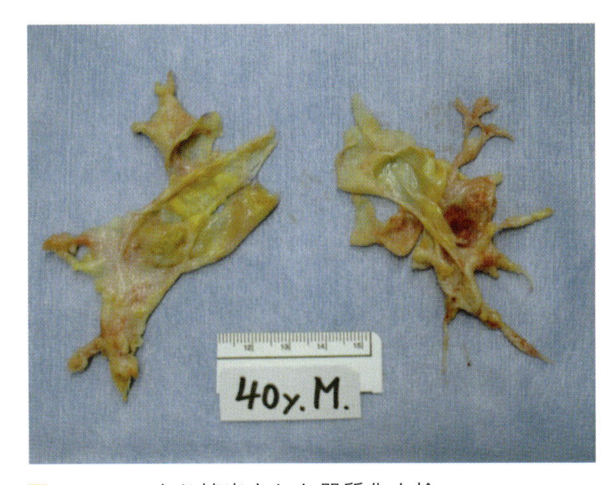

図1 PEA により摘出された器質化血栓
40 歳男性．PEA で摘出された血栓を示す．血栓は新鮮血栓と異なり，黄色を呈し，コラーゲン，エラスチンなどの線維成分，炎症性細胞，線維芽様細胞などの細胞成分からなる．

球量の増加や，血小板数の増加が一因と考えられている．しかし，血小板数の増加は数週間で正常化するにもかかわらず，脾摘後 10 年経過し CTEPH を発症してくる場合もあり，その機序の説明にはならない．まだ解明には至っていないが，脾摘により TGF-β1，IL-2，IL-10 などの炎症性サイトカインが増加していることも報告されており，これらの関与も推定されている[7]．

4 ▪ 血液型の関与

CTEPH 患者群では非 O 型（A，B，AB 型）の血液型を有することが多い．肺動脈性肺高血圧症（pulmonary arterial hypertension；PAH）患者群と比較した研究によると，CTEPH 患者群は有意に非 O 型の血液型を有していた（CTEPH 群 vs. PAH 群=77% vs. 58%，p=0.019）[8]．ほかの欧州レジストリーからの報告でも，非 O 型の血液型が CTEPH の有意なリスク因子であった[9]．この血液型がどのように関与しているかは明らかになっていないが，連鎖解析により ABO 遺伝子座と von Willebrand factor（vWF）の活性レベルの関連性が示されており，後述の vWF を介する血栓形成機序が推定されている．

5 ▪ 感染

Staphylococcus aureus などの慢性感染も CTEPH

の要因の一つと考えられている．CTEPH 患者 433 名を対象とした後ろ向き研究で，ペースメーカー感染または心室-心房シャントが CTEPH のリスク因子であったと報告されている[9]．さらに別の報告でも，心室-心房シャントを有する CTEPH 患者から摘出された器質化血栓を培養したところ，*Staphylococcus* の DNA が検出されたとある．

6 ▪ 凝固系異常

凝固系異常により過凝固の状態になっている場合も慢性血栓化の要因になると容易に推定できる．実際に，抗リン脂質抗体症候群，第Ⅷ凝固因子の増加や vWF の増加が慢性血栓化に関与することが報告されている．一方で，すべての凝固系異常が，CTEPH のリスク因子にはなっていないようであり，プロテイン C，プロテイン S やアンチトロンビン欠損症の場合，CTEPH 群とコントロール群で有意な差はなかったと報告されている[10]．

抗リン脂質抗体とループスアンチコアグラントは非 CTEPH の PH 群よりも CTEPH 群のほうで多く認めたと報告されている[9]．

vWF は第Ⅷ凝固因子と複合体を形成して循環血液中に存在し，第Ⅷ凝固因子が活性化プロテイン C により不活化されるのを防ぐ役割がある．このような vWF の増加は第Ⅷ凝固因子の増加をもたらす．第Ⅷ凝固因子の増加は急性または再発性 VTE の要因として知られており[11]，CTEPH 患者 122 名と，健常者 82 名および非 CTEPH の PH 患者 88 名を比較した研究で，CTEPH 群で有意に第Ⅷ凝固因子が増加していたと報告されている．さらに，PEA により肺動脈圧が正常化した CTEPH 患者群を対象とした研究で，第Ⅷ凝固因子が有意に増加していたと報告されており，肺高血圧に伴う二次性の増加ではなく，CTEPH の進展要因の一つだろうと考えられている[8]．

7 ▪ フィブリノーゲンおよび線溶系の異常

フィブリノーゲンは，血小板凝集による一次止血だけでなく，二次止血の中心となる重要な成分であり，このフィブリノーゲンの遺伝子多型が血栓の不溶化に関与していると報告されている．フィブリノーゲン α 鎖の *Thr312Ala* 遺伝子多型[12]などにより，フィブリン構造が変性するため，プラスミン線溶に対して耐性化を獲得し，慢性血栓化の要因になっていると考えられている[13]．

線溶系の異常については，thrombin-activatable fibrinolysis inhibitor（TAFI）の増加も CTEPH の要因の一つとして最近，注目されている．TAFI は肝臓由来の血漿カルボキシペプチダーゼであり，血栓を線溶系に対して安定化させる．CTEPH 群において，非 CTEPH 群よりも，血漿中および血小板中の TAFI 抗原量が増加しており，PEA により肺動脈圧改善後もその抗原量が維持されていることが報告されている[14]．その他，tissue plasminogen activator（tPA）および plasminogen activator inhibitor（PAI-1）の異常については，現在のところ，CTEPH との関連性はわかっていない．

8 ▪ 血小板機能異常

血小板機能亢進異常の関与も示唆されている．CTEPH 群では，非 CTEPH 群と比較し，血小板上で，P-selectin，PAC-1，GTP-bound GTPase RhoA の発現が亢進していると報告されている[15]．また，platelet factor 4（PF4）は傷害により血小板から放出される物質で，血小板の活性化を示す指標となるが，この PF4 の発現量が PEA で摘出された器質化血栓内で，亢進していたと報告されている[16]．PECAM-1 は血小板を含む多くの細胞表面上で発現している糖タンパク質であり，炎症刺激による反応と白血球の組織移行に関与している物質であるが，この PECAM-1 の発現量が，CTEPH 患者の血栓内で減少していることが観察されている[17]．

9 ▪ 炎症性因子と血管新生障害の関与

本来，炎症性因子も血栓溶解には必要不可欠な要素と考えられている．血栓内へ単球やマクロファージなどの炎症性細胞が浸潤し，血管新生促進作用を含むサイトカインを放出する．また最近の報告によると，好中球も血栓溶解の重要な因子と考えられており，それらは血栓内に新生血管および血栓の再疎通を誘導され，その結果，血栓溶解が促進されると推定されている[18]．このように血栓溶解に必要なシステムであるが，炎症過剰やその慢性化，または血管新生の障害といった破綻が生じると，慢性血栓化していくと考えられている．

健常人またはPAH患者群と，CTEPH患者群とで比較した研究によると，CRP，IL-10，MCP-1，MIP-1α，MMP-9，IL-6，IL-8，IP-10，TNF-αの血清値が高かったとされる[18~20]．またCTEPH患者におけるPEA標本の解析によると，無数のマクロファージ，リンパ球や好中球といった炎症性細胞が存在していたと報告されている．

血管新生障害と血栓不溶化に関する報告では，以下のようなものがある．内皮細胞特異的に血管内皮増殖因子（VEGF）受容体2/flk-1を欠損させたマウスモデルでは，血栓内の血管新生が早期の段階で阻害され，血栓溶解が遅延した[17]．さらにPEAにより得られた器質化血栓には新生血管が少なかったとされ，血管新生障害そのものが，PTE後の慢性血栓化への重要な因子であると考えられた．その他，血管新生にはVEGFとNotchシグナル系の相互作用が大きく関与していると推定されており，これらのシグナル系は新たな治療ターゲットの一つとして研究・開発が進められている．

血栓から線維化へ

残存した血栓が，線維成分主体の器質化血栓へ変性していく過程についてはまだ十分に解明されていない．TGF-β，IL-13，MCP-1などの線維性増殖因子，MMPの発現や活性化，線維芽細胞/筋線維芽細胞などの関与が推定されている[7]．

筋線維芽細胞は，PEAで摘出された器質化血栓内に存在することが確認されている[21]．これらの細胞の由来は，肺血管局所の線維芽細胞の分化，末梢血中から病変に集積した線維細胞，あるいは内皮様細胞からの移行（内皮間葉転換）と考えられている[22,23]．培養下で高い増殖能が証明されており，細胞外マトリクスを蓄積させ，慢性の線維化への関与が推定されている[21,24]．

CTEPHの進展と末梢血管病変

▪ CTEPHの進展メカニズム（図2）

多くのCTEPHでは，複数の区域枝以上の中枢側肺動脈が器質化血栓により閉塞を来していると考えられている．末梢性の筋性動脈にも器質化血栓を認めることがあるが，これは中枢側の閉塞に伴ってその末梢で二次性に肺動脈内で血栓を形成したものや，肺の中枢側に補足された血栓塞栓が溶解する過程で分断化し，その末梢側へ再塞栓化したものと推察されている[25]．このような多くの肺動脈の閉塞により，非閉塞性の血管へ血流が増加し，血管壁のシェアストレスが増大する．その結果，内皮機能不全を生じ，肺血管リモデリングをもたらし，PHが発症すると考えられている[26]．このような末梢血管病変は，100～500 μmの末梢性の筋性動脈だけでなく，さらに末梢の非筋性細動脈にも及ぶ．しかし，実際には，閉塞した肺動脈の末梢側にも動脈病変を認めることが確認されており，前述のシェアストレス増加といった機序のみでは，すべてのCTEPH患者の病態を説明することはできない．さらには，気管支動脈末梢や血管栄養血管（vasa vasorum）といった体血管系と，肺静脈や細静脈といった静脈系にも，病変が及んでいることがわかっており，これらの末梢血管病変もCTEPHの血行動態悪化に寄与していると考えられている（図2）．

CTEPHの臨床像が日本と海外では異なることは，既知の事実である[27]．海外のレジストリーと比較し，日本人のほうが女性に多く（日本：海外＝71.9% vs. 49.9%），急性肺塞栓症の既往が少なく（37.2% vs. 74.8%），さらにPEA施行例が少ない（13.9% vs. 56.8%）．また脾摘，ペースメーカー感染または心室-心房シャントとの関連性は乏しい[28]．一方でHLA-B52との関連性も報告されており，海外とは異なる炎症性機序を有する末梢血管病変主体のCTEPHの存在が推定されている[29]．

末梢血管病変（図3，図4）

長期間にわたって中枢側の肺動脈が血栓により完全閉塞した場合，その末梢側では中膜が萎縮し，筋

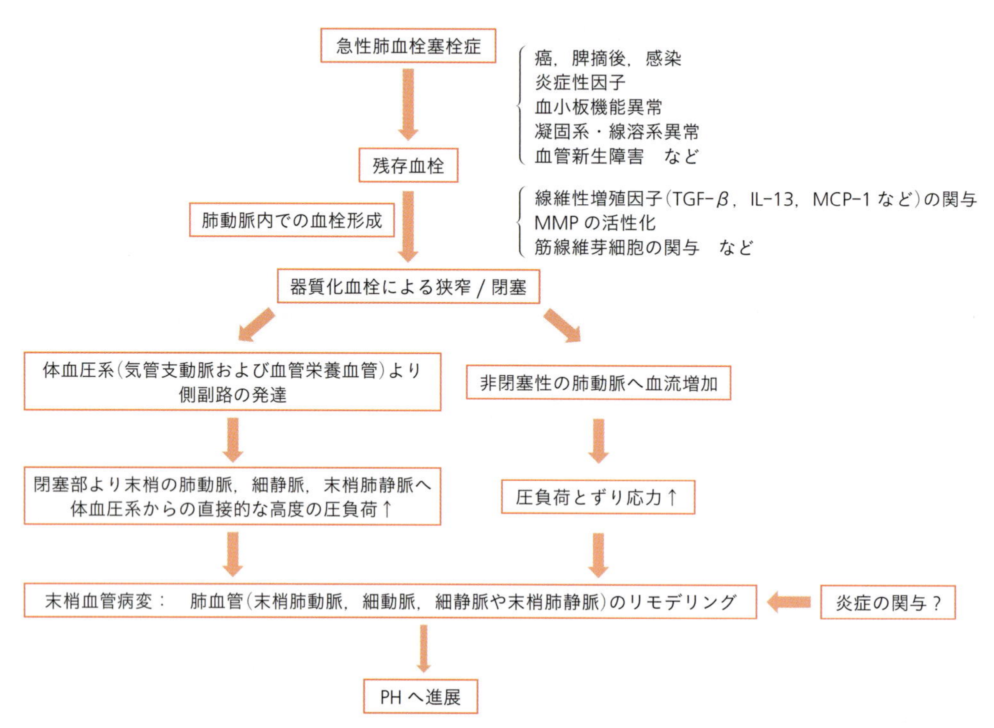

図 2 CTEPH の発症機序

急性の肺血栓塞栓から慢性血栓化し，さらに肺高血圧症への進展過程を示す．肺高血圧症の成立には血栓による狭窄や閉塞のみではなく，末梢血管病変の関与も重要と考えられている．

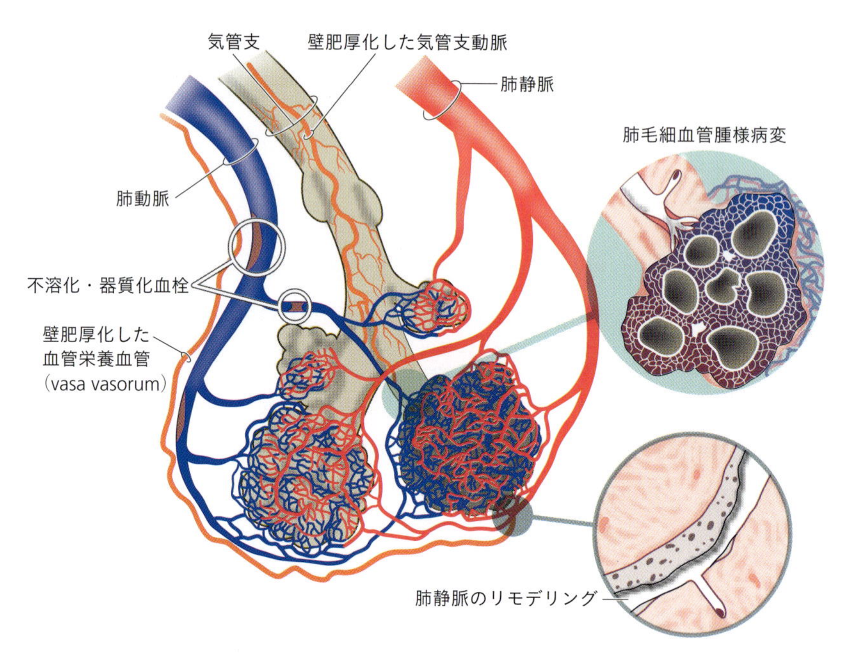

図 3 末梢血管病変の発症機序（文献[32]より引用）

末梢血管病変は非閉塞性の肺動脈末梢のみでなく，閉塞性肺動脈の末梢，肺静脈や細静脈にも認める．体血管系（気管支動脈や血管栄養血管）から側副路を介して閉塞部位（肺動脈末梢，肺静脈，細静脈）への血流量が増加することにより，末梢血管でリモデリングが生じると推測されている．

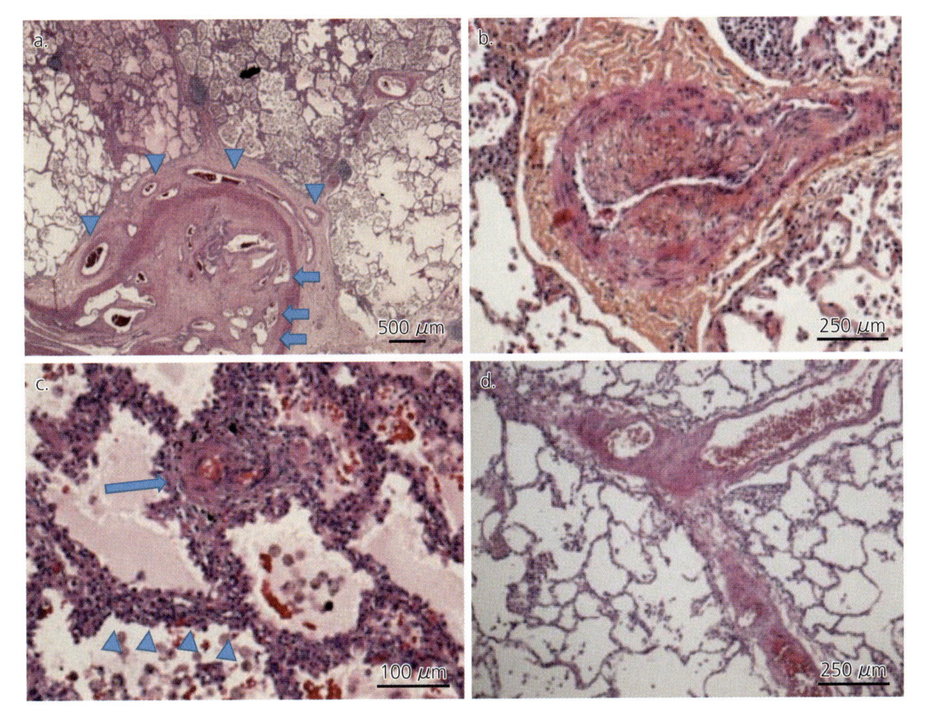

図4 ヘマトキシリン–エオジン（HE）染色およびHE–サフラン（HES）染色（文献[32]より引用）

a：線維性に器質化した血栓に多孔性の再疎通像を認める（colander-like lesions）（矢印）．その病変に近接して，壁肥厚化した血管栄養血管を認める（矢頭）．バーは500 μm.
b：偏心性の線維性内膜増殖を伴う筋性動脈を認める．バーは250 μm.
c：非筋性の動脈に筋性化を認める（矢印）．肺毛細管腫様に，毛細管はうっ血し多層化を呈しており，それにより肺胞中隔が厚くなっている様子を示す（矢頭）．バーは100 μm.
d：隔壁内の肺静脈は，筋性化に伴う中膜肥厚と線維性内膜肥厚により，狭窄を呈している．バーは250 μm.
（European Respiratory Societyより転載承諾あり．他への転載禁止）

性動脈が静脈様に変化（dilatation lesionあるいはveinlike lesionなどと呼ばれる）を来すことがある[30, 31]．しかしその一方で，高度に内膜と中膜に肥厚を有す肺血管リモデリングといった末梢性血管病変が，非閉塞性の血管のみではなく，閉塞性の血管にも認められる[32]．

これらの末梢血管病変は，病理学的には，PAHに類似しており，筋性動脈レベルでは平滑筋肥厚がみられ，非筋性細動脈レベルでは筋性化がみられる[26]．PAHに特徴的とされる叢状病変（plexiform lesion）については，CTEPHでもみられるといった報告があるが，一方で否定的な報告もあり一定の見解は得られていない[32]．その他，筋性動脈において，中心性よりも偏心性の線維筋性増殖を伴う内膜病変が多く認められ，CTEPHの特徴的な所見となっている[26]．

また細静脈および肺静脈が，肺静脈閉塞疾患（pulmonary veno-occlusive disease；PVOD）様の線維性内膜肥厚と中膜筋性化を呈し，さらに肺毛細血管腫（pulmonary capillary hemangiomatosis；PCH）様の肺胞壁の毛細血管様微小血管の多層化を呈することがあるが，真のPVODやPCHにおける病変分布と異なり，区域または亜区域枝レベルといった大きい肺動脈の閉塞病変の近接部位に多く認める[32]．体血管系の動脈にも影響が及んでおり，気管支動脈，血管栄養血管の拡張と平滑筋肥大を認める[32]．

閉塞した肺動脈の末梢および静脈系に病変を認める機序としては以下のことが推定されている．もともと健常な状態でも，気管支動脈また血管栄養血管といった体血管は，肺動脈の末梢または肺静脈と，それぞれ血行性バイパスを有している．閉塞した肺動脈の末梢では，このバイパスを介して，体血管系との圧勾配が大きくなり，血圧が高い体血管系からの血流増加に伴い，末梢肺動脈のシェアストレスが増大する．また体血管系から直接，肺静脈系への血流も増加し，それに反応して静脈系はPCHおよびPVOD様の血管病変を呈する[32]．さらにバイパスへの血流供給に関与する気管支動脈および血管栄養血管でも，血流増加により拡張と平滑筋肥大を来すと考えられている．

おわりに

肺における新鮮血栓の慢性血栓化およびPH進展の機序を概括した．その要因には癌などの背景因子，線溶凝固系の異常，血小板機能異常，炎症性因子，血管新生障害などが報告されているが，これらの因子がどのように相互に関与しているのか，まだ明らかになっていない．しかし，これらのメカニズムが解明されることで，新たな治療ターゲットになりえ，今後の研究・開発が期待される．

文献

1）循環器病の診断と治療に関するガイドライン（2011年度合同研究班報告）：肺高血圧症治療ガイドライン（2012年改訂版）．2012
2）Simonneau G, Torbicki A, Dorfmuller P, et al : The pathophysiology of chronic thromboembolic pulmonary hypertension. Eur Respir Rev 26, 2017
3）Pepke-Zaba J, Jansa P, Kim NH, et al : Chronic thromboembolic pulmonary hypertension : role of medical therapy. Eur Respir J 41 : 985-990, 2013
4）Nakamura M, Miyata T, Ozeki Y, et al : Current venous thromboembolism management and outcomes in Japan. Circ J 78 : 708-717, 2014
5）Donnellan E, Kevane B, Bird BR, et al : Cancer and venous thromboembolic disease : from molecular mechanisms to clinical management. Curr Oncol 21 : 134-143, 2014
6）Bonderman D, Jakowitsch J, Adlbrecht C, et al : Medical conditions increasing the risk of chronic thromboembolic pulmonary hypertension. Thromb Haemost 93 : 512-516, 2005
7）Sharma S, Lang IM : Current understanding of the pathophysiology of chronic thromboembolic pulmonary hypertension. Thromb Res, 2017 [Epub ahead of print]
8）Bonderman D, Turecek PL, Jakowitsch J, et al : High prevalence of elevated clotting factor VIII in chronic thromboembolic pulmonary hypertension. Thromb Haemost 90 : 372-376, 2003
9）Bonderman D, Wilkens H, Wakounig S, et al : Risk factors for chronic thromboembolic pulmonary hypertension. Eur Respir J 33 : 325-331, 2009
10）Wolf M, Boyer-Neumann C, Parent F, et al : Thrombotic risk factors in pulmonary hypertension. Eur Respir J 15 : 395-399, 2000
11）Kyrle PA, Minar E, Hirschl M, et al : High plasma levels of factor VIII and the risk of recurrent venous thromboembolism. N Engl J Med 343 : 457-462, 2000
12）Suntharalingam J, Goldsmith K, van Marion V, et al : Fibrinogen Aalpha Thr312Ala polymorphism is associated with chronic thromboembolic pulmonary hypertension. Eur Respir J 31 : 736-741, 2008
13）Morris TA, Marsh JJ, Chiles PG, et al : Fibrin derived from patients with chronic thromboembolic pulmonary hypertension is resistant to lysis. Am J Respir Crit Care Med 173 : 1270-1275, 2006
14）Yaoita N, Satoh K, Satoh T, et al : Thrombin-Activatable Fibrinolysis Inhibitor in Chronic Thromboembolic Pulmonary Hypertension. Arterioscler Thromb Vasc Biol 36 : 1293-1301, 2016
15）Yaoita N, Shirakawa R, Fukumoto Y, et al : Platelets Are Highly Activated in Patients of Chronic Thromboembolic Pulmonary Hypertension. Arteriosclerosis, Thrombosis, and Vascular Biology 34 : 2486-2494, 2014
16）Zabini D, Nagaraj C, Stacher E, et al : Angiostatic factors in the pulmonary endarterectomy material from chronic thromboembolic pulmonary hypertension patients cause endothelial dysfunction. PLoS One 7 : e43793, 2012
17）Alias S, Redwan B, Panzenboeck A, et al : Defective angiogenesis delays thrombus resolution : a potential pathogenetic mechanism underlying chronic thromboembolic pulmonary hypertension. Arterioscler Thromb Vasc Biol 34 : 810-819, 2014
18）Quarck R, Wynants M, Verbeken E, et al : Contribution of inflammation and impaired angiogenesis to the pathobiology of chronic thromboembolic pulmonary hypertension. Eur Respir J 46 : 431-443, 2015
19）Zabini D, Heinemann A, Foris V, et al : Comprehensive analysis of inflammatory markers in chronic thromboembolic pulmonary hypertension patients. Eur Respir J 44 : 951-962, 2014
20）Langer F, Schramm R, Bauer M, et al : Cytokine response to pulmonary thromboendarterectomy. Chest 126 : 135-141, 2004
21）Maruoka M, Sakao S, Kantake M, et al : Characterization of myofibroblasts in chronic thromboembolic pulmonary hypertension. Int J Cardiol 159 : 119-127, 2012
22）Piera-Velazquez S, Li Z, Jimenez SA : Role of endothelial-mesenchymal transition（EndoMT）in the pathogenesis of fibrotic disorders. Am J Pathol 179 : 1074-1080, 2011
23）Mori L, Bellini A, Stacey MA, et al : Fibrocytes contribute to the myofibroblast population in wounded skin and originate from the bone marrow. Exp Cell Res 304 : 81-90, 2005
24）Phan SH : The myofibroblast in pulmonary fibrosis. Chest 122 : 286s-289s, 2002
25）Ro A, Kageyama N, Tanifuji T, et al : Autopsy-proven untreated previous pulmonary thromboembolism : frequency and distribution in the pulmonary artery and correlation with patients' clinical characteristics. J Thromb Haemost 9 : 922-927, 2011
26）Moser KM, Bloor CM : Pulmonary vascular lesions occurring in patients with chronic major vessel thromboembolic pulmonary hypertension. Chest 103 : 685-692, 1993
27）日本肺高血圧・肺循環学会：慢性肺血栓塞栓性肺高血圧症（CTEPH）診療ガイドライン．2018
28）Tanabe N, Sugiura T, Tatsumi K : Recent progress in the diagnosis and management of chronic thromboembolic pulmonary hypertension. Respir Investig 51 : 134-146, 2013
29）Tanabe N : Diagnosis and vasculopathy in chronic thromboembolic pulmonary hypertension. Ann Vasc Dis 2 : 136-143, 2009
30）Heath D, Edwards JE : The pathology of hypertensive pulmonary vascular disease ; a description of six grades of structural changes in the pulmonary arteries with special reference to congenital cardiac septal defects. Circulation 18 : 533-547, 1958
31）Ro A, Kageyama N, Ando M, et al : An Autopsy Case of Chronic Thromboembolic Pulmonary Hypertension after Pulmonary Thromboendarterectomy : Histopathological Character of Pulmonary Artery. The Japanese Journal of Phlebology 27 : 21-26, 2016
32）Dorfmuller P, Gunther S, Ghigna MR, et al : Microvascular disease in chronic thromboembolic pulmonary hypertension : a role for pulmonary veins and systemic vasculature. Eur Respir J 44 : 1275-1288, 2014

見逃さないための症状，身体所見，初診時検査

心電図，胸部X線，血液検査

小川愛子

Point

- 労作時息切れ，胸痛，失神を主訴とする症例では，肺高血圧症を必ず鑑別診断に挙げる．
- 労作時息切れの程度と運動耐容能の見極めには，具体的な問診と理学所見が重要である．
- 心電図ではP波の増高，右軸偏位や右側胸部誘導のR波の増高・陰性T波，胸部X線では左第2弓の突出に注目する．

見逃さないための症状

肺高血圧症（pulmonary hypertension ; PH）の症状は非特異的である．主に右心不全の進行によって出現する症状であり，安静時に症状が出るのは重症例のみである．典型的な初期症状は，労作により出現する息切れ，胸痛，失神である（**表1**）[1,2]．稀に乾性咳嗽や運動誘発性の悪心嘔吐もある．労作時息切れが初発症状としては最も多く，約60%の症例で初診時に認められ，病態が進行すると最終的には98%の症例で生じる[3]．胸痛は，右室心筋の相対的な虚血によって生じると考えられている．失神は約1/3の症例で認められ，通常労作時に起こる．右室が左室を圧排するために左室拍出量が減り，全身への心拍出量が減ることで出現するが，特に労作時に著明に減少するためであると考えられている．運動耐容能の低下により全身倦怠感としても現れる．

右心不全がさらに進行すると，下腿浮腫や腹水，腸管浮腫による食欲不振なども出現する．重症例では，上記のほかに，PHの機械的な合併症に関連した症状を呈する場合もある．肺動脈が著明に拡張した症例では，左半回神経が圧迫されて嗄声が出現する（Ortner's syndrome）．ほかに，気道の圧迫による喘鳴，気管支動脈の破裂に関連した血痰，左冠動脈主幹部の圧迫による心筋虚血などもある．肺動脈の著明な拡張により破裂や解離が起こり，心タンポナーデの症状が出ることもある．

初診時に自覚症状を尋ねる際に，「日常生活で困ることはないですか？」などのあいまいな質問を行うと，症状が緩徐に進行するため，「特にない」との答えが返ってくることがある．そのまま受け取ると，PHの重症度判定に重要なWHO機能分類としてはⅠあるいはⅡと軽く捉えてしまい，判定を誤りかねない．実際には，受診するまでにある程度の期

おがわ あいこ　独立行政法人国立病院機構岡山医療センター臨床研究部分子病態研究室（〒701-1192 岡山県岡山市北区田益1711-1）

2432-3284／18／紙：¥800／電子：¥1200／論文／JCOPY

表 1 肺高血圧症に伴って現れる主な症状や身体所見

肺高血圧症による症状
息切れ
胸痛
失神
右心不全による症状
息切れ
腹水
下腿浮腫
食欲不振
肺高血圧症の身体所見
Ⅱ音肺動脈成分の亢進
胸骨左縁下部で汎収縮期雑音を聴取
左傍胸骨部の膨隆
頸静脈“a”波上昇
頸静脈“v”波上昇

間を要しており，その間に自覚症状が出現する動作を避けて生活し，順応している場合が多い．したがって，問診では，具体的な動作を例示して質問を行う．「階段は休まずに昇れますか？」と質問すると，「階段を使うと息切れがするので，自分の部屋を 1 階に移して，階段を使わないようにしています」．あるいは，「掃除をすると息切れがしませんか？」と質問すると「家人にしてもらっています」などの返事が返ってくる．「それはいつ頃からですか？」と質問することで，罹病期間，病気の進行速度の推測が可能である．また，前屈位では胸郭運動が制限されるために呼吸困難感が増強し，しゃがむことにより増加した静脈還流に右室が対処しきれないため，うっ血症状が増強する．

若年症例では，自覚症状に乏しい場合が多い．**図 1** に示す症例は，当院初診時 10 代であった．小学校と中学校の検診で心電図異常（右脚ブロック，心

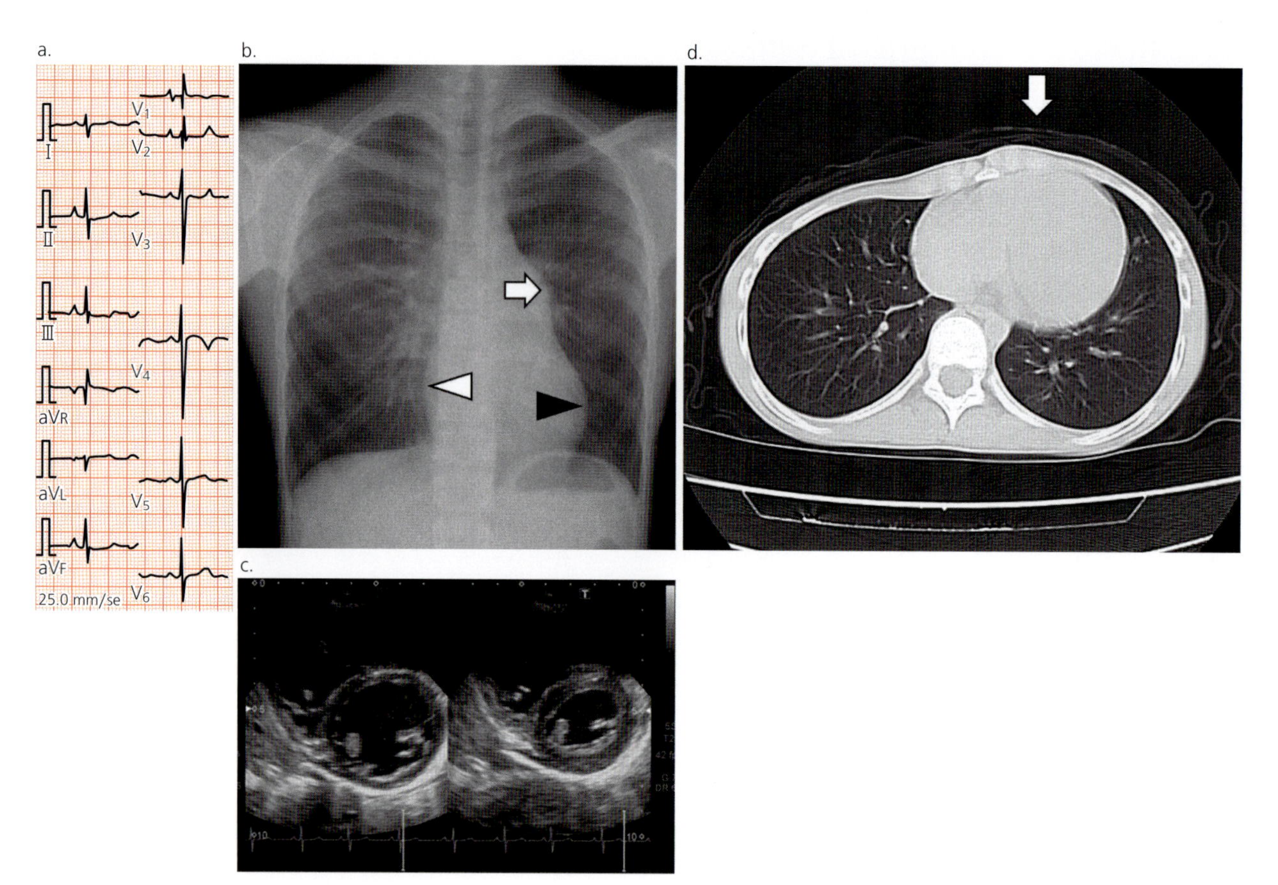

図 1 肺高血圧症症例の初診時検査所見

10 代，女性．肺動脈性肺高血圧症．a．初診時心電図では，洞調律，右軸偏位，完全右脚ブロック，P 波の増高，V_4 で陰性 T 波を認める．b．胸部 X 線写真では，肺動脈主幹部の拡張（白矢印）を認める．右房（白矢頭）・右室（黒矢頭）の拡大は顕著ではない．c．心エコー図では，右室の拡大と，収縮期に心室中隔の扁平化を軽度認める．d．左傍胸骨部の胸郭が拡大した右室により拳上し，変形を認めた．目視でも確認可能であったが，胸部 CT で明らかに左胸郭は右室により拳上（矢印）している．

肥大）を指摘され，当院を受診した．自覚症状はなく，運動系の部活動も当院初診時まで継続していた．初診時の身体所見，心電図，胸部X線などで異常を認めたために心エコー検査を施行したところ，肺高血圧を疑わせる所見を認め，最終的に心臓カテーテル検査で確定診断に至った．注意深い問診だけでなく，初診時の基本的な検査で異常所見を見逃さないことも，当然ながら不可欠である．

見逃さないための身体所見

聴診では，特徴的なⅡ音肺動脈成分の亢進を認め，胸骨左縁下部で三尖弁閉鎖不全による汎収縮期雑音を聴取する（**表1**）[1, 2]．Ⅱ音肺動脈成分の亢進は特徴的であるが，大動脈成分との分離が難しく，単に強勢なⅡ音として聴取されることも多い．また，全例で聴取できるわけではないが，第Ⅱ肋間胸骨左縁で肺動脈弁閉鎖不全に伴う拡張期灌水様雑音（Graham Steel 雑音）を認める症例もある．右心不全合併例ではⅢ音を聴取する．

特に若年症例で肺高血圧が一定期間存在した場合には，右室圧の上昇と右室肥大により，肉眼的に左傍胸骨部の膨隆を認める（**図1**）．heave と呼ばれる収縮期拍動を触知する場合もある．頸静脈波形では，高い右室拡張期圧を反映して頸静脈“a”波上昇を，また，三尖弁閉鎖不全を反映して頸静脈“v”波上昇を認める．また，高度の右心不全合併例では，頸静脈圧の上昇による頸静脈怒張，顔面・下腿浮腫，肝腫大，腹水などを認める．重症で心拍出量が著明に低下している場合には，低血圧や末梢冷感が生じる[4]．

肺野の聴診では，肺動脈性肺高血圧症（pulmonary arterial hypertension ; PAH）の症例では，通常 crackle や wheeze は聴取されない．肺野で雑音を聴取する場合には呼吸器疾患の合併を考える．慢性血栓塞栓性肺高血圧症（chronic thromboembolic pulmonary hypertension ; CTEPH）で区域枝などに狭窄病変がある場合にはその部位に一致して肺野で血管雑音 bruit を聴取する．先天性肺動脈分枝狭窄症の場合には狭窄病変が両側に多発するため，肺野で広汎に血管雑音を聴取する．呼吸を一時停止してもらい，背側で聴診をすると聴取しやすい．

特発性 PAH では，心不全の進行がない限り，病初期には酸素飽和度の低下はない．呼吸器疾患を背景にもつ症例では低酸素血症が目立つ．また，肺静脈閉塞性疾患/肺毛細血管腫症（pulmonary veno-occlusive disease/pulmonary capillary hemangiomatosis ; PVOD/PCH）では，安静時には比較的保たれている症例でも軽労作で著明に酸素飽和度が低下するのが特徴的で，6分間歩行試験施行時に失神に至る症例もある．安静時のみならず，軽度の労作時にも酸素飽和度の測定を行い，低下の程度を見極めることも重要であるため，診察室では，入室後早期に酸素飽和度モニターを装着する．病歴や症状の説明中に酸素飽和度が著明に低下する場合，呼吸器疾患や CTEPH，PVOD/PCH の可能性を考慮する．

ほかにも，PH の基礎疾患に伴う特徴的な理学所見もみられる．毛細血管拡張，指尖潰瘍などの皮膚所見は強皮症でみられ，くも状母斑，手掌紅斑は肝疾患の存在を示唆する．背側底部で crackle を聴取する場合は間質性肺疾患が考えられる．ばち指は稀だが，みられた場合には，PVOD/PCH やチアノーゼ性心疾患，間質性肺疾患などを考える．

見逃さないための初診時検査

1 ▪ 心電図

PH における心電図検査は，感度・特異度が低く，単独ではスクリーニング検査としての意義は低いとされている[2]．特徴的な心電図所見がない場合でも PH の可能性は除外できないが，心電図から得られる情報は多く，PH の診療において忘れてはならない．PH 症例の心電図では，右房負荷を反映するP波の増高（特にⅡ誘導），右室肥大を反映する右軸偏位や右側胸部誘導のR波の増高・T波の陰転化などが代表的な所見[1, 2]であるが（**図1，2**），軽症例では明らかでない場合もある．高齢者においては，PH の程度に比してR波増高が目立たないこと

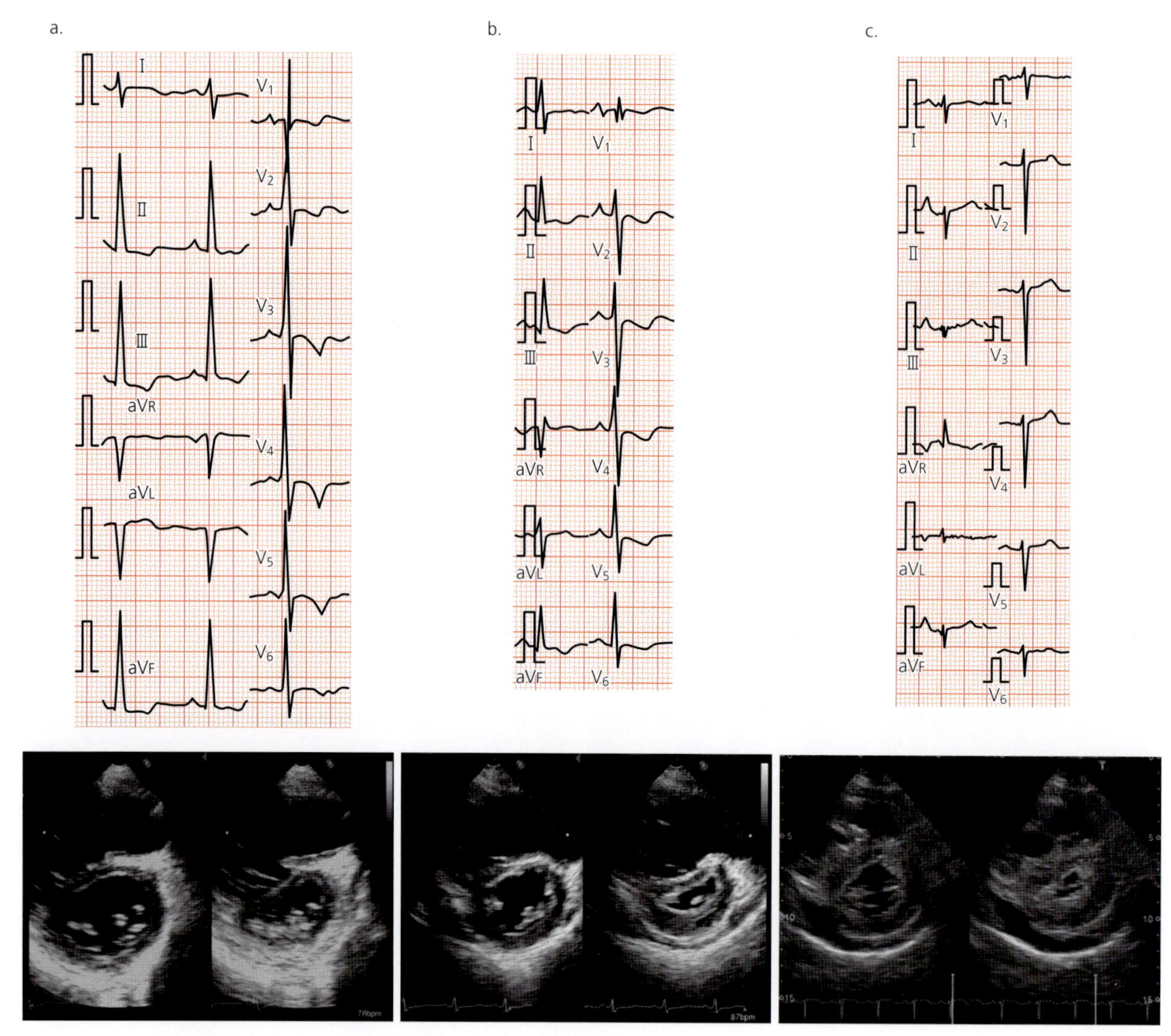

図 2 肺高血圧症症例の当院初診時心電図と心エコー図所見

a. 20 代，女性．肺動脈性肺高血圧症．洞調律，右軸偏位，不完全右脚ブロック，P 波の増高，V5 まで陰性 T 波を認める．
b. 20 代，女性．肺動脈性肺高血圧症．洞調律，P 波の増高，V6 まで陰性 T 波を認める．
c. 60 代，女性．肺動脈性肺高血圧症．洞調律，右軸偏位，P 波の増高は認めるが，V1 誘導での R 波の増高や胸部誘導での陰性 T 波は目立たない．心エコー図所見では他の症例と同様に肺高血圧症の存在が疑われる．

が多い（**図 2**）．心電図異常は軽症例よりは重症例でより認められる．NIH registry では，87% の症例が心電図上の右室肥大の基準を満たしており，79% に右軸偏位を認めた[1,3]．右室のストレインの存在は感度がより高い[5]．心電図所見は，PH における血行動態の変化も反映しており，QRS や QTc の延長は重症であることを示唆する[6]．また，Ⅱ誘導の P 波の高さと肺血管抵抗値が相関するとの報告もある．さらに，特発性 PAH の予後と，P 波の高さと右室肥大所見の進行，V_1 での qR パターンが相関するとの報告もある[7]．自験例での検討では，推定肺動脈圧と相関するのは右軸偏位と aV_F 誘導における陰性 T 波の存在であった[8]．また，初診時の心電図所見のうち，治療抵抗性で静注エポプロステノール治療が必要となることを予測する独立因子は V_1 誘導の R 波高であった．心電図所見は重症度判定あるいは治療方針決定の参考となりうる．

CTEPH では，一般に急性肺塞栓症の特徴とされる SⅠQⅢTⅢ を認めることが多く，特にⅢ誘導の Q 波は疾患特異性が高い．胸部誘導で陰性 T 波を示す誘導数は PAH に比べて少ない．左心疾患に伴う PAH では，原疾患である高血圧や心筋虚血に伴

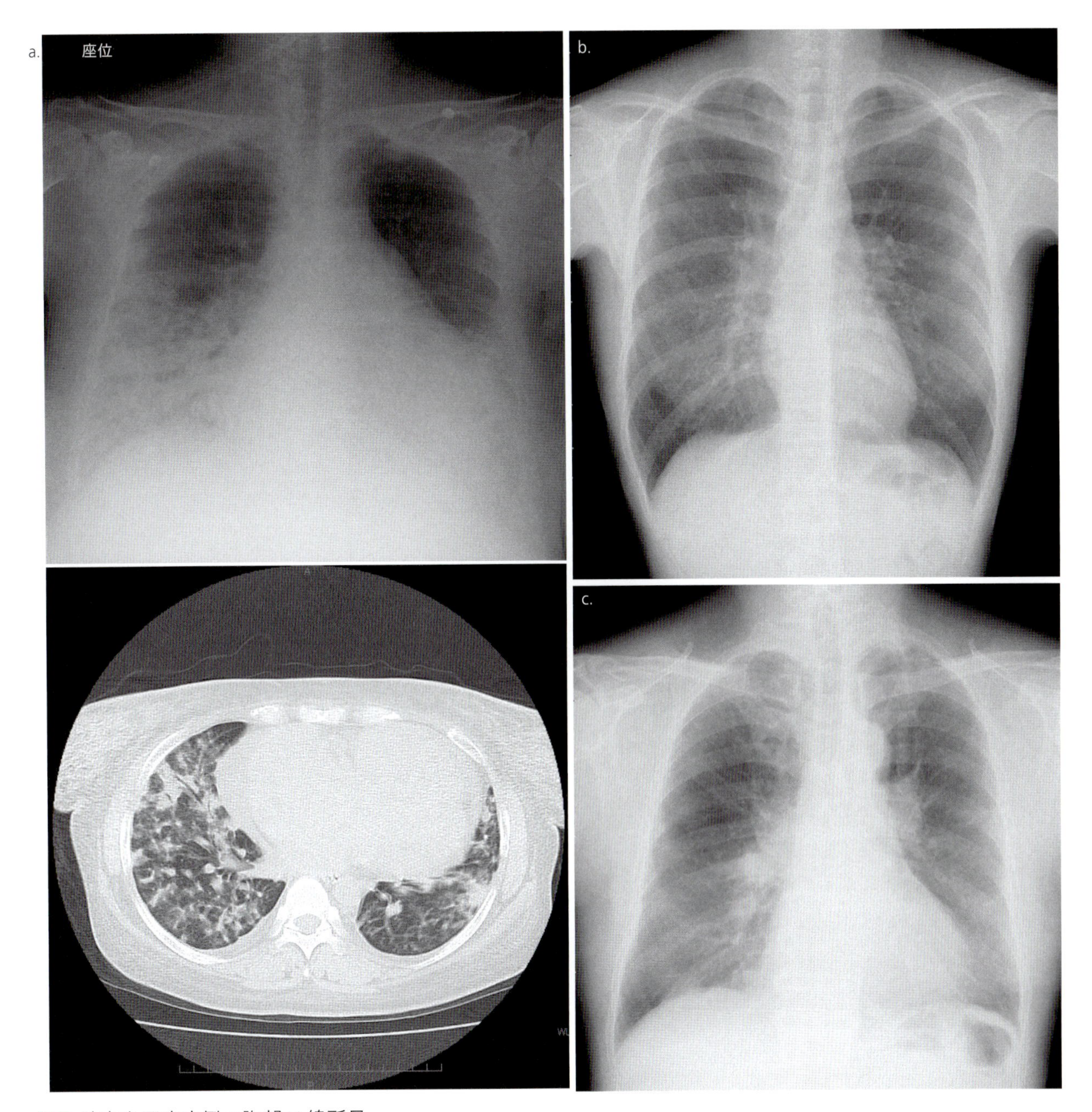

図 3 肺高血圧症症例の胸部 X 線所見

a. 30 代，女性．肺動脈性肺高血圧症．初診時胸部 X 線写真（上）で，心拡大と左第 2 弓の突出が認められ，胸水貯留と肺野の浸潤影がみられる．胸部 CT（下）で，広汎に肺胞出血が認められた．
b. 40 代，男性．肺静脈閉塞性疾患．安静時低酸素血症と労作時酸素飽和度低下を認めたが，胸部 X 線では心不全は認められない．左第 2 弓の突出は軽度だが，肺門部の肺動脈の拡張を認める．両側肺野に網状影が認められる．
c. 60 代，女性．慢性血栓塞栓性肺高血圧症．肺門部の肺動脈の拡張と末梢肺動脈の pruning を認める．また，両側上肺野の透過性亢進が目立つ．同部位の肺動脈の器質化血栓による狭窄・閉塞が疑われる．

う所見がみられる．

PH 症例の多くで，リズムは洞調律である．重症例では上室性不整脈，特に心房頻拍あるいは心房細動が起こることがあるがその頻度は低く，心室性不整脈は稀である[4]．

2 ▪ 胸部 X 線

胸部単純 X 線写真では，肺動脈主幹部の拡大により，左第 2 弓の突出を認める（図 1，3）．拡大した肺動脈により，両側肺門部の拡大として認められる場合もある．一方，末梢肺動脈圧が上昇するために末梢の肺動脈血流が減少し，末梢肺野の透過性が亢進して見える．これは血管の"pruning"と呼ばれ，肺動脈主幹部と肺門部の肺動脈が目立つのと対照的である[2]．病状が進行すると，右房の拡大が右第 2 弓の突出，右室の拡大が左第 4 弓の突出，また右室流出路の拡大が左第 3 弓の突出としてそれぞれ認められる（図 3）．右心不全の著明な例では胸水貯留を，また，肺胞出血を起こすと肺野に浸潤影が斑状に出現する（図 3a）．ただし，胸部 X 線所見の異常の程度と PH の重症度との間には必ずしも相関が認められないことに留意する必要がある．

特発性 PAH では肺野には異常所見は認めないが，PH の鑑別診断に役立つ所見や，PH の基礎疾患に伴う所見が認められることが多いため，ほかの検査と組み合わせて鑑別診断を行う．低酸素血症や労作時呼吸困難を説明しうるほかの疾患，すなわち慢性閉塞性肺疾患や間質性肺疾患の存在の有無を確認し，呼吸器疾患に伴う PH との鑑別を行うことも重要である．左心系心疾患に伴う PH の場合には，肺うっ血の所見を認めることが多く，また，先天性シャント性心疾患に伴う PH，特に心房中隔欠損症では，肺動脈の著明な拡張や瘤化を認めることがある．PVOD/PCH では，疾患特徴的な所見が認められるため，胸部 X 線は PAH との鑑別に有用である[9, 10]．肺野の間質影が目立ち，すりガラス様陰影や粒状影などを認める（図 3b）．特に下肺野を拡大して注意深く観察すると，Kerley B line を認めることがある．ただし，特に病初期においては特徴的な所見が目立たない症例もあるため注意が必要である．肺動脈中心部の拡張が特に非対象である場合（図 3c）や，右肺動脈径が 20 mm を超えて胸膜の変化を伴う場合は，CTEPH の可能性がある[1]．

3 ▪ 血液検査

現時点では PH の診断に有用な特異的な血液検査項目は存在しないため，血液検査は，肺高血圧症診療ガイドラインでは PH の存在診断のための検査としては重要視されていない[11]．しかしながら，原疾患の診断にはそれぞれの疾患に特異的な血液検査を行うことが必要であり，また，臓器障害の程度を見極めるためにも，通常の生化学，血液所見，甲状腺機能検査はルーチンに行う必要がある[4]．また，病状の変化を反映するバイオマーカーの測定も，定期的に行う．

初診時に，PH を来すことが知られている疾患のスクリーニング検査を行う．特に膠原病に関連して発症する症例は多いため，抗核抗体の測定が必須である．また，PH が膠原病の初発症状となる症例も経験するため，皮膚所見などの臨床所見とあわせて，これまでに膠原病の指摘されていない症例でも積極的に検査を行う．ただし，特発性 PAH でも 40% の症例で抗核抗体が低力価陽性となる[1]ため，陽性の場合には身体所見とあわせて，各疾患に特異的な抗体などを測定し，膠原病の診断を行う．特に強皮症は比較的高率に PAH を合併するので，抗セントロメア抗体，抗 dsDNA 抗体，抗 U1-RNP 抗体などの特異的な抗体の測定も行う．

肝機能検査は，肝疾患や肝うっ血により異常値となる症例がある．臨床的に異常がある場合には肝炎の血清学的検査を行う．また，ウイルス性肝炎や肝硬変のない症例でも，これまでに診断のついていない門脈体循環シャントがある場合も経験するため，胆汁酸やアンモニア値の測定を必ず行っている．また，日本では症例数が少ないが，欧米のガイドラインでは HIV テストが必須とされている[4]．

甲状腺疾患は PAH ではよく合併し，経過中に発症することもある．また，PH の急激な増悪を認めた場合には甲状腺疾患の合併あるいは増悪の可能性を考慮する必要がある．

CTEPH の症例では，抗リン脂質抗体，抗カルジオリピン抗体，ループスアンチコアグラントなどの血栓性素因のスクリーニング検査を必ず行う．抗リン脂質抗体は特発性 PAH の 10%，CTEPH の 20% で陽性になると報告されている[12]．また，CTEPH との関連性は証明されていないが，血栓塞栓症の誘因となるプロテイン C，プロテイン S，アンチトロンビンⅢ欠損症の可能性も検討する．日本の CTEPH 症例では欧米より頻度が低く，血栓性素因の保有率は 20% 未満と報告されている[13, 14]が，一度は必ず検査をしておく．

動脈血ガス分析では，心拍出量の低下により動脈血酸素分圧は軽度低下するが，呼吸性に代償されるため軽度にとどまり，二酸化炭素分圧は低下する．特発性PAHで病初期から著明な低酸素血症を呈することはない．したがって，高度の低酸素血症を認める症例では，画像検査や呼吸機能検査結果とあわせて，シャントの存在，PVOD/PCHや肺疾患，CTEPHなどほかのPHを来す疾患の可能性について検討する．

PHや肺血管リモデリングに特異的なバイオマーカーは，現在のところ存在しないが，B-type natriuretic peptide（BNP）が，臨床的に広く使用されている．BNPは心筋細胞から分泌され，その血漿中濃度は心筋の伸展と相関するが，右心不全を来していなければ，BNP値も正常範囲内である．BNPは右心負荷の増減に伴って変動し，PHの予後とも相関するとされ[15]，診断時あるいはフォロー中の病状把握に有用である[4]．N-terminal pro-brain natriuretic peptide（NT-proBNP）はより長い半減期をもつ．ただし，これらの値は，ほぼすべての心疾患で上昇するため，臨床的な背景のなかでその意味を考えることが重要である[4]．

おわりに

PHは比較的稀な疾患であり，自覚症状や理学所見は，いずれも非特異的であるため，診断までに時間を要する場合が多い．「労作時息切れ」を訴える症例では必ず鑑別診断に挙げ，注意深く問診を行い，理学所見をとり，心電図や胸部X線で異常所見がないかどうか確認するよう心掛ける必要がある．本稿で述べた臨床症状や各種検査所見からPHの存在を疑うことは可能であり，強く疑われた場合には心エコー図検査を施行し，PHの有無，重症度の推測を行い，最終的にカテーテル検査を行い，早期に確定診断につなげていく．

文献

1）Frantz RP, McGoon MD : An integrated approach to the diagnosis of pulmonary hypertension. In : A.J. Peacock, R. Naeije and L.J. Rubin, eds. Pulmonary circulation. 3rd edition, Hodder & Stoughton Ltd., UK, pp 170-194, 2011
2）Peacock AJ, Church C : Clinical features. In : A.J. Peacock, R. Naeije and L.J. Rubin, eds. Pulmonary circulation. 3rd edition, Hodder & Stoughton Ltd., UK, pp 81-99, 2011
3）Rich S, Dantzker DR, Ayres SM, et al : Primary pulmonary hypertension. A national prospective study. Ann Intern Med 107 : 216-223, 1987
4）Galiè N, Humbert M, Vachiery JL, et al : 2015 ESC/ERS Guidelines for the diagnosis and treatment of pulmonary hypertension : The Joint Task Force for the Diagnosis and Treatment of Pulmonary Hypertension of the European Society of Cardiology（ESC）and the European Respiratory Society（ERS）: Endorsed by : Association for European Paediatric and Congenital Cardiology（AEPC）, International Society for Heart and Lung Transplantation（ISHLT）. Eur Heart J 37 : 67-119, 2016
5）Bonderman D, Wexberg P, Martischnig AM, et al : A noninvasive algorithm to exclude pre-capillary pulmonary hypertension. Eur Respir J 37 : 1096-1103, 2011
6）Sun PY, Jiang X, Gomberg-Maitland M, et al : Prolonged QRS duration : a new predictor of adverse outcome in idiopathic pulmonary arterial hypertension. Chest 141 : 374-380, 2012
7）Bossone E, Paciocco G, Iarussi D, et al : The prognostic role of the ECG in primary pulmonary hypertension. Chest 121 : 513-518, 2002
8）佐藤慎二，小川愛子，更科俊洋，他：肺高血圧症の心電図変化. Therapeutic Research 32 : 1250-1252, 2011
9）Resten A, Maitre S, Humbert M, et al : Pulmonary hypertension : CT of the chest in pulmonary venoocclusive disease. AJR Am J Roentgenol 183 : 65-70, 2004
10）Frazier AA, Franks TJ, Mohammed TL, et al : From the Archives of the AFIP : pulmonary veno-occlusive disease and pulmonary capillary hemangiomatosis. Radiographics : a review publication of the Radiological Society of North America, Inc. 27 : 867-882, 2007
11）Hoeper MM, Bogaard HJ, Condliffe R, et al : Definitions and diagnosis of pulmonary hypertension. J Am Coll Cardiol 62 : D42-50, 2013
12）Wolf M, Boyer-Neumann C, Parent F, et al : Thrombotic risk factors in pulmonary hypertension. Eur Respir J 15 : 395-399, 2000
13）Nakamura M, Okada O, Sakuma M, et al : Incidence and clinical characteristics of chronic pulmonary thromboembolism in Japan compared with acute pulmonary thromboembolism : results of a multicenter registry of the Japanese Society of Pulmonary Embolism Research. Circ J 66 : 257-260, 2002
14）Ogawa A, Satoh T, Fukuda T, et al : Balloon Pulmonary Angioplasty is a Safe and Effective Treatment for chronic Thrombombolic Pulmonary Hypertension : Results of a Multicenter Registry. Circ Cardiovasc Qual Outcomes 10 : e004029, 2017
15）Nagaya N, Nishikimi T, Uematsu M, et al : Plasma brain natriuretic peptide as a prognostic indicator in patients with primary pulmonary hypertension. Circulation 102 : 865-870, 2000

肺高血圧症における心エコー

佐藤 遥／杉村宏一郎／下川宏明

Point

- 心エコーは非侵襲的で簡便であり肺高血圧症の診断・鑑別・治療評価に有用である．
- 従来の右室の形態・定量評価に加え，ストレイン法による組織評価も可能となっている．

肺高血圧症における心エコー

肺高血圧症が疑われる症例では，心エコーは重要な検査である．肺高血圧症の確定診断には右心カテーテルが必須であるが，症状や血液検査，心電図変化から肺高血圧症が疑われ侵襲性の高いカテーテル検査へ進む前のスクリーニングとして，非侵襲的な心エコーによる肺動脈圧の推定，右心機能や形態評価は重要である（表5参照）．表1・2にも示したが，ESC/ERS ガイドラインでは，三尖弁逆流速度をもとに，肺高血圧症の可能性を評価し，肺高血圧症の可能性が高い症例ではカテーテル検査を推奨している[1]．特に膠原病を有する場合は DETECT algorithm に基づき，右房容積や三尖弁逆流の評価が重

表1 肺高血圧症における心エコーの役割

役割	評価項目	参考文献
診断	ESC/ERS ガイドライン[1]（表2参照）	
	・三尖弁逆流速度（TRV） ・右室径/D-shape の有無 ・肺動脈加速時間/肺動脈逆流 ・下大静脈径/右房面積	Greiner S, et al[24]
	膠原病を伴う場合（DETECT algorithm）	Coghlan JG, et al[2]
	・右房容積 ・三尖弁逆流速度（TRV）	
鑑別	・構造異常の有無→先天性心疾患に伴う PH ・左心機能の評価→左心系心疾患に伴う PH	
予後評価	予後不良因子 ・TAPSE＜18.0 mm ・心嚢液の存在	Forfia PR, et al[16] Raymond RJ, et al[8]
経過観察 ・治療介入後　3カ月～半年ごと ・未治療　　　半年～1年ごと	・右房容積 ・心嚢液の存在（他検査との包括的に評価）	ESC/ERS ガイドライン[1]
	右房容積＞26 cm^2，心嚢液あり→1年死亡率 10% 以上	

TRV : tricuspid regurgitation velocity, PH : pulmonary hypertension, TAPSE : tricuspid annular plane systolic excursion

さとう はるか・すぎむら こういちろう・しもかわ ひろあき　東北大学循環器内科（〒980-8574 宮城県仙台市青葉区星陵町 1-1）

2432-3284／18／紙：¥800／電子：¥1200／論文／JCOPY

表 2 肺高血圧症の可能性と TRV（a），および TRV 以外の指標（b）（文献[1]より引用，一部改変）

a.

三尖弁逆流速度（TRV）	肺高血圧症が疑われる所見（b 参照）	肺高血圧症の可能性
2.8 m/sec 以下および測定不可	なし	低い
	あり	中等度
2.9〜3.4 m/sec	なし	
	あり	高い
3.4 m/sec 以上	問わない	

b.

下記 A/B/C のうち少なくとも 2 つ以上を満たす場合，肺高血圧症が疑わしい

A. 右室	①右室径/左室径＞1.0 ②右室による左室中隔圧排
B. 肺動脈	①右室流出路加速時間＜105 msec もしくは，収縮期の notching ②肺動脈逆流速度＞2.2 m/sec
C. 下大静脈および右房	①下大静脈径＞21 mm かつ呼吸性変動の低下 ②右房容積（収縮末期）＞18 cm^2

表 3 肺動脈性肺高血圧症の疾患重症度/予後評価（文献[2]より引用，一部改変）

予後良好	予後決定因子	予後不良
なし	**右心不全の既往**	あり
遅い	**症状の進行度**	速い
なし	**失神歴**	あり
Ⅰ，Ⅱ	**WHO 機能分類**	Ⅳ
500 m 以上	**6 分間歩行距離**	300 m 以下
15 ml/min/kg 以上	**心肺運動負荷試験（最大酸素消費量）**	12 ml/min/kg 以下
正常	**血漿 BNP/NT-proBNP 濃度**	非常に高値 上昇傾向
心嚢液貯留なし TAPSE＞2.0 cm	**心エコー所見**	心嚢液貯留あり TAPSE＜1.5 cm
右房圧＜8 mmHg CI＞2.0 L/min/m^2	**血行動態**	右房圧≧8 mmHg CI≦2.0 L/min/m^2

BNP : brain natriuretic peptide，TAPSE : tricuspid annular plane systolic excursion（三尖弁輪面収縮期振幅），CI : cardiac index

要となる[2]．

また，心エコーは肺高血圧症の原因検索にも有用であり，第 1 群先天性心疾患に伴う肺高血圧症や，第 2 群左心疾患による肺高血圧症の鑑別に用いられる（**表 1**）．

2012 年日本循環器学会ガイドラインでは，ESC/ERS ガイドラインを参考に治療方針を決定するうえでの重症度/予後評価（**表 3**）を提示しているが[3]，ここでも侵襲の低い心エコーのもつ役割は大きい．また，肺高血圧症は難治性の疾患であるため診療においては治療効果判定も重要となるが，心エコーは診断時だけではなく，治療効果評価にも有用である（**表 1**）．

右室の観察

右室は胸骨の裏に位置する．**表 4** に示すように，右室の容積は左室よりも大きく，心筋重量は左室の 6 分の 1 とされ壁厚 3〜5 mm 程度と薄いが，左室よりコンプライアンスが高いため容量負荷の結果，拡大を生じやすい[4]．一方で左室に比べ圧負荷に弱いのが特徴である．

表4 右室と左室の比較（文献[12]より引用，一部改変）

	右室	左室
位置	前方，胸骨の後	背側
構造	流入部，肉柱心尖部，漏斗部（流出路）	漏斗型ではなく，僧房弁・大動脈弁とつながる
形	正面から側面に続き，心尖部を頂点とする三角形	楕円形
収縮末期容積	49〜101 ml/m^2	44〜89 ml/m^2
心筋重量	35 g/m^2 以下，左室の 1/6	男性 130 g/m^2 以下 女性 100 g/m^2 以下
駆出率	40〜68%	57〜74%
Ventricular elastance	130±0.84 mmHg/ml	5.58±1.23 mmHg/ml
Ventricular compliance	左室よりも高い	5.0±0.52×10^{-2}

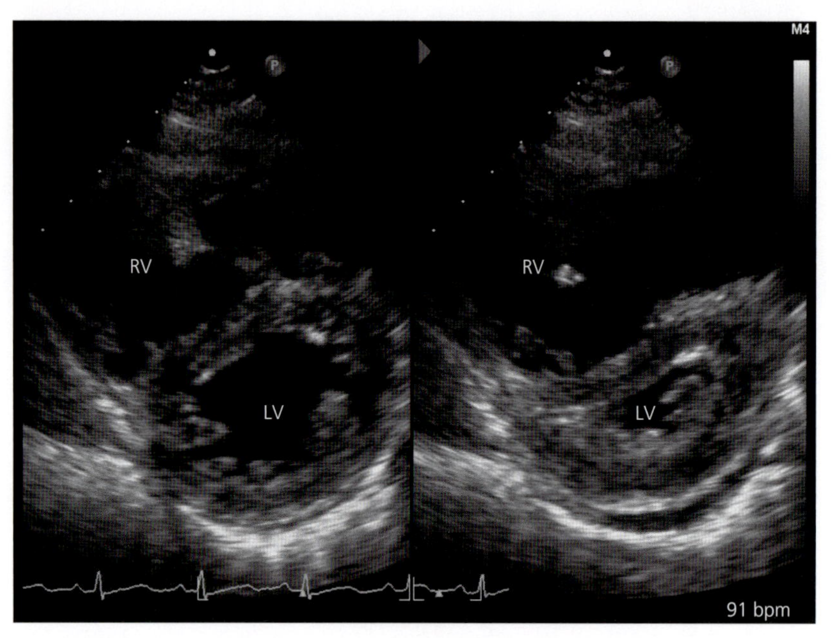

図1 右室による左室圧排（D-shape）；収縮末期（左），拡張末期（右）

肺高血圧の結果，肺動脈につながる右室は圧負荷・容量負荷を受け，右心不全へ進行する．右心不全を来した肺高血圧症は予後不良となるため，肺高血圧症では右室の評価が重要である．

呼吸器疾患を伴う場合や，肥満が強い場合は右室を観察することができないことも多い．また，右室圧負荷による形態変化が著明であっても，右心不全へ発展していない症例も存在し，臨床的経過・血行動態評価を踏まえて検討していく必要がある．

右室形態の変化

断層法・M モード法による観察で，右室拡大や右室肥大を認めた場合は肺高血圧症の可能性が高くなる．右室肥大は慢性的な右室圧負荷の結果であり，右室拡大は慢性的な右室容量負荷または急性の右室圧負荷（肺塞栓症など）の結果である．右室内の圧負荷が大きくなると心室中隔も圧排され，肺動脈圧負荷が最大となる収縮末期から拡張早期に心室中隔は直線となり，左室は D-shape を呈する（図1）．右室壁が 5 mm 以上の場合は右室肥大を示唆するとされるが，具体的な予後評価としての数値を決めるためにはまだ検討が必要である[5]．

また，心尖部からの四腔像は右室拡大の評価に有用であり，通常であれば左室が右室より大きく心尖部も左室が占めるが，肺高血圧症では右室が左室と

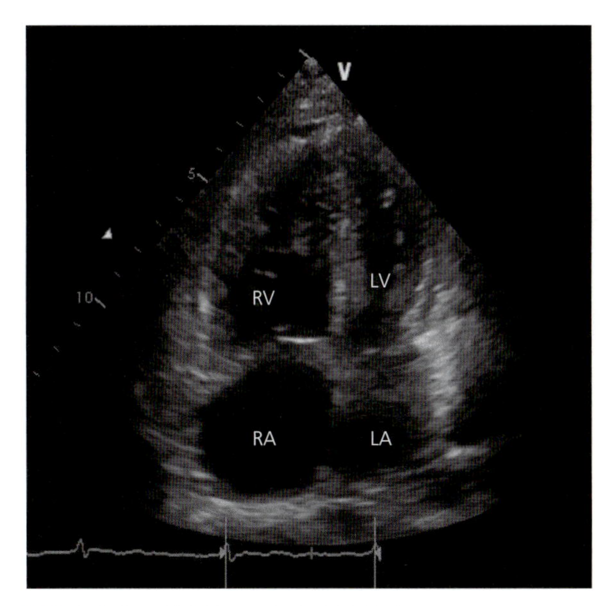

図 2 四腔像で観察される右室の拡大

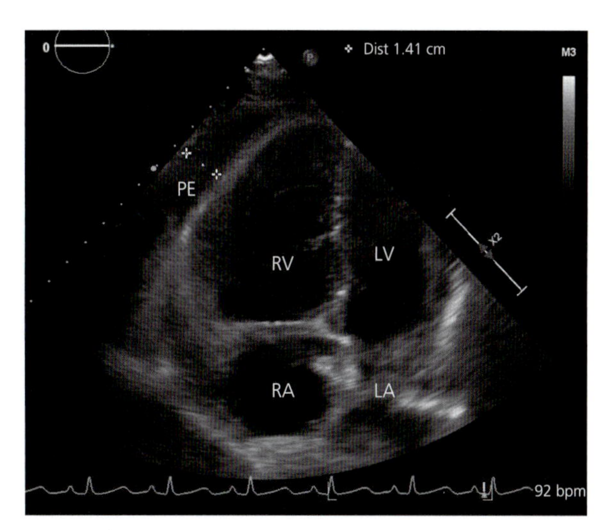

図 3 心嚢液（pericardial effusion ; PE）：平均肺動脈圧 56 mmHg の症例

同等もしくは左室以上に大きくなり心尖部も右室が占めるようになる（図 2）．四腔像で右室径/左室径が 1.0 以上の際，異常所見と判断される[6]．

心嚢液の存在

心エコーは心嚢液の観察に有用である．右房圧や右室圧の上昇している症例では，リンパ管や静脈を介した心嚢液循環が低下し，心嚢液貯留を来すことがある（図 3）．実際に心嚢液貯留と右房圧上昇の相関が報告されており[7]，さらに心嚢液の存在は肺高血圧症患者の最も強い予後予測因子であることもわかっている[8]．

右心機能の評価

1 ▪ 三尖弁輪移動距離（TAPSE）

心尖部四腔断面から M モードの関心領域を右室側壁におき，右室弁輪の移動距離を測定する収縮期三尖弁輪移動距離（tricuspid annular plane systolic excursion ; TAPSE）も右心機能の指標の一つとして用いられる（図 4）．弁輪の動きのみを対象としているため，右室全体の機能は反映しないものの熱希釈法や核医学検査から求められた右室駆出率と相関することが知られており[9, 10]，測定が容易であるため広く用いられる．TAPSE＜16 mm が異常所見である．

2 ▪ 右室面積変化率（RVFAC）

右室は複雑な三次元構造をしているため，二次元的な一断面から駆出率（ejection fraction ; EF）を測定するのは困難である．そこで右室においては，四腔像から得られた右室収縮末期面積と右室拡張末期面積を使って右室面積変化率（right ventricular fractional area change ; RVFAC）を求め収縮能として代用される（図 5）．RVFAC は下記式から測定され，MRI 検査から求められた右室駆出率とも相関することがわかっている[11]．正常値は 40% 以上である．

$$\frac{\text{右室拡張末期面積} - \text{右室収縮末期面積}}{\text{右室拡張末期面積}} \times 100\%$$

＝右室面積変化率（RVFAC）

近年，3D 超音波検査の出現により，超音波検査でも右室駆出率を計測することが可能となり，RVFAC 同様 MRI 検査から求められた右室駆出率とも相関することがわかっている[12]．

肺動脈圧の推定

1 ▪ 三尖弁逆流速度（TRV）

心エコーでは収縮期肺動脈圧を推定することが可

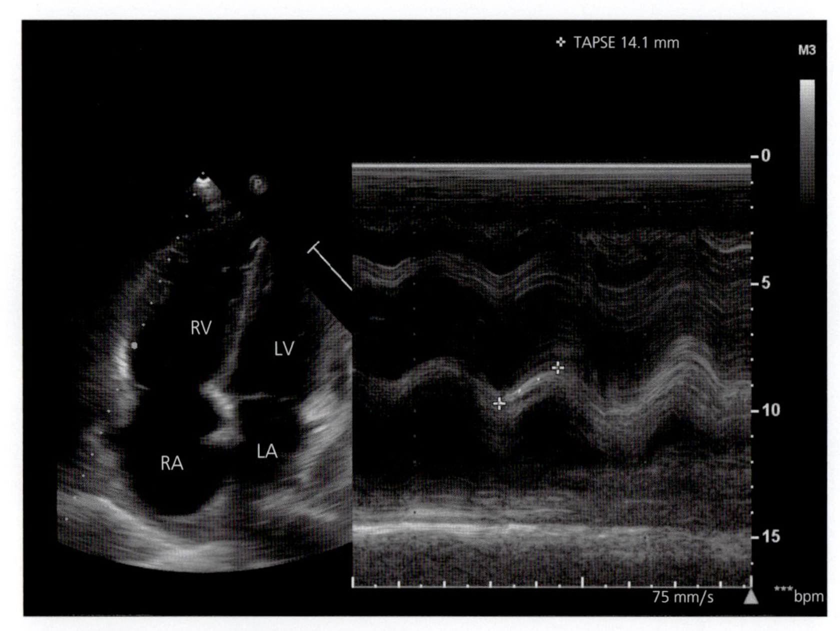

図 4 収縮期三尖弁輪移動距離（TAPSE）

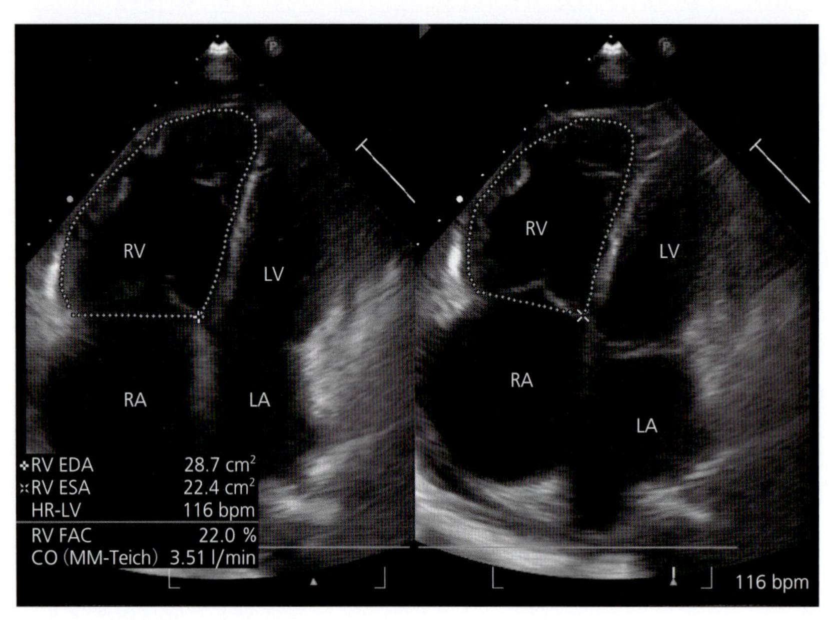

図 5 右室面積変化率（RVFAC）：拡張期（左），収縮期（右）

能である．肺動脈弁狭窄のない限り収縮期肺動脈圧と収縮期右室圧は同等であり，右室圧は三尖弁逆流速度（tricuspid regurgitation velocity ; TRV）から推定される．連続ドプラ法で計測した最大三尖弁逆流速度（図 6）から，簡易ベルヌーイ式

$$4 \times 最大三尖弁逆流速度（TRVmax）^2$$

を用いて右室－右房圧較差を算出し，右室－右房圧較差に右房圧を加えることで右室圧が推定される．

収縮期肺動脈圧

$$= 4 \times 最大三尖弁逆流速度（TRVmax）^2 + 推定右房圧$$

推定右房圧としては 5 mmHg および 10 mmHg の固定値が用いられることが多い．三尖弁逆流速度は肺高血圧症の可能性の指標であり，三尖弁逆流速度から，侵襲的な検査であるカテーテル検査の必要性を判断する（表 2）．

三尖弁逆流速度から肺動脈圧を推定する際，

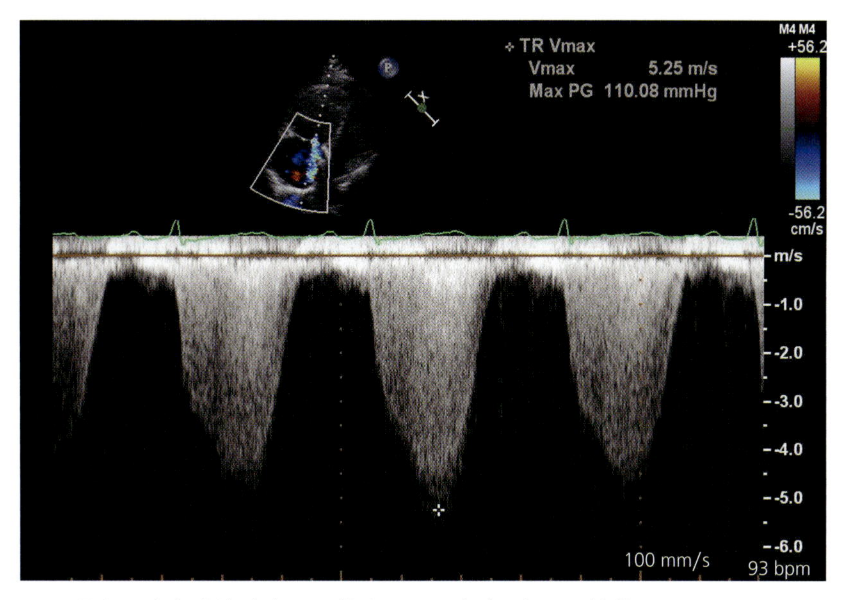

図 6 最大三尖弁逆流速度から推定される右室–右房圧較差

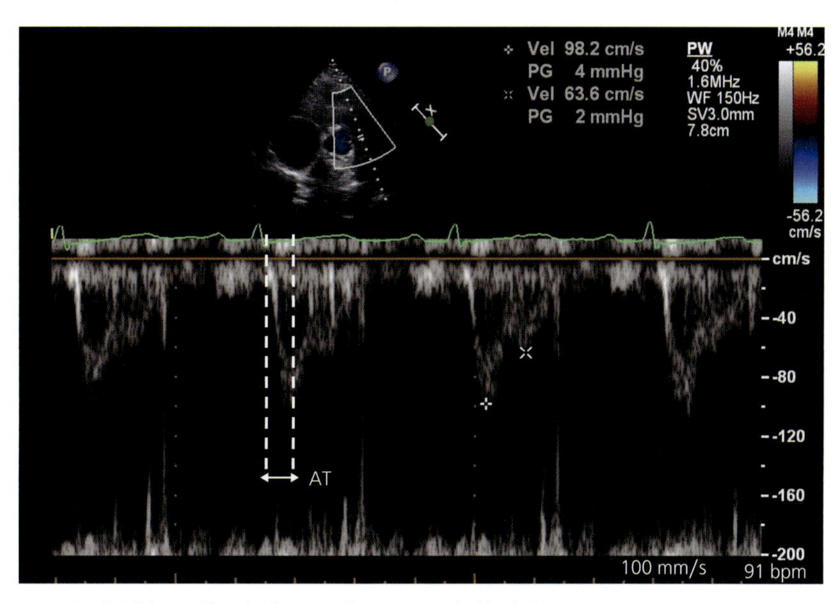

図 7 肺動脈弁ドプラ血流から求められる加速時間（AT）

10～40% の患者では肥満や呼吸器疾患のため，正確な三尖弁逆流速度を計測できていないことも念頭に置くべきである[13]．

2 ▪ 肺動脈血流加速時間（AT）

また，肺動脈圧の上昇は肺血管内の血流時間短縮へもつながる．肺動脈弁ドプラ血流のうち，血流の始まりから最高速度までの時間を加速時間（acceleration time ; AT）として計測し（**図 7**），下記の式から肺動脈圧が推定されることもある[14]．

平均肺動脈圧＝79－0.6×加速時間（AT）

予後予測および経過観察

これまで，心エコーを用いた右心機能評価として 20 以上の評価項目が検討されてきたが，予後と最も関係していたのは心嚢液の存在であった[15]．最近では TAPSE 18 mm 未満の症例では予後が悪く，TAPSE 18 mm 以上の症例の 2 年生存率が 88% であったのに対し，18 mm 未満の症例では 50% と

表 5 超音波検査における右室評価項目の計測値（文献[12]より引用，一部改変）

評価項目		
右室の大きさ	平均値	正常範囲
右室径（基部） （中部） （長軸）	33±4 mm 27±4 mm 71±6 mm	24～41 mm 19～35 mm 59～83 mm
右室壁厚	3±1 mm	1～5 mm
右室拡張末期面積（男性） （女性）	8.8±1.9 cm^2/m^2 8.0±1.75 cm^2/m^2	5～12.6 cm^2/m^2 4.5～11.5 cm^2/m^2
右室収縮末期面積（男性） （女性）	4.7±1.35 cm^2/m^2 4.0±1.2 cm^2/m^2	2.0～7.4 cm^2/m^2 1.6～6.4 cm^2/m^2
右室機能	平均値	異常値
TAPSE	24±3.5 mm	<17 mm
RVFAC	49±7%	<35%
RV free wall 2D strain	−29±4.5%*	>−20%
RV 3D EF	58±6.5%	<45%

*使用するソフトウェアにより異なり得る
TAPSE : tricuspid annular plane systolic excursion（三尖弁輪面収縮期振幅），RVFAC : right ventricular fractional area change，RV : right ventricular，EF : ejection fraction

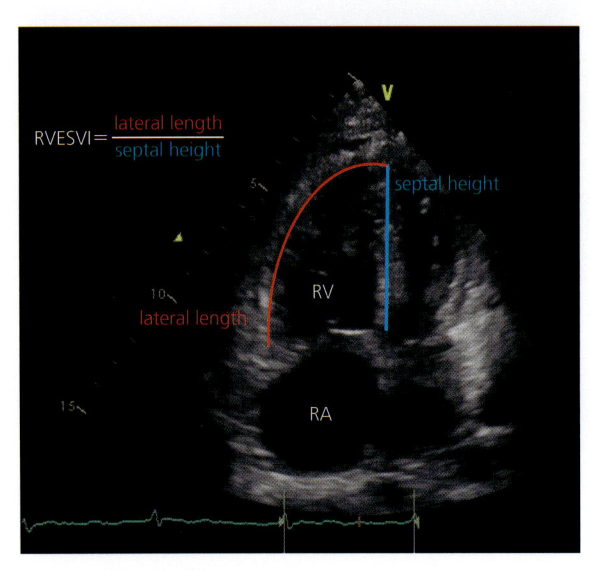

図 8 右室拡張末期から求められる RVESRI

低下していることもわかっており[16]，ガイドラインでも心囊液の存在，TAPSE の評価を推奨している（**表 1**）[1,2]．

また近年，四腔像拡張末期における右室側壁長（lateral length）と右室中隔長（septal height）の比を，right ventricular end systolic remodeling index（RVESRI）すなわち右室リモデリングの指標とし（**図 8**），RVESRI が大きいほど予後が悪く，また加療開始 1 年時で RVESRI が悪化していると予後が悪いことも示されている[17]．

ストレイン評価

近年，心臓の局所および全体の機能を客観的・定量的に評価する方法としてストレイン・ストレインレートが用いられている．ストレインは，組織ドプラ法または二次元スペックルトラッキング法によって得ることができる．ストレインとは，心筋組織の変形・歪みを意味し，ストレインレートはストレインを時間微分しており，変形・歪みの速度を意味する．ストレインが陰性であることは，単位心筋がより短くなること，また，陽性であることは，単位心筋がより長くなることを意味する．このため，心臓の短軸方向では収縮期に厚みが増すため正の値，拡張期に負の値を示すが，長軸方向では収縮期に負，拡張期に正の値を示す．

このストレイン技術は右心機能評価にも用いられており（**図 9**），右室ストレインの低下が肺高血圧症の重症度と相関することも知られ[18,19]，また肺高血圧症患者で血管拡張薬を導入すると，6 分間歩行距離とともにストレインが改善することも報告されている[20]．また，肺高血圧症患者では WHO 機能

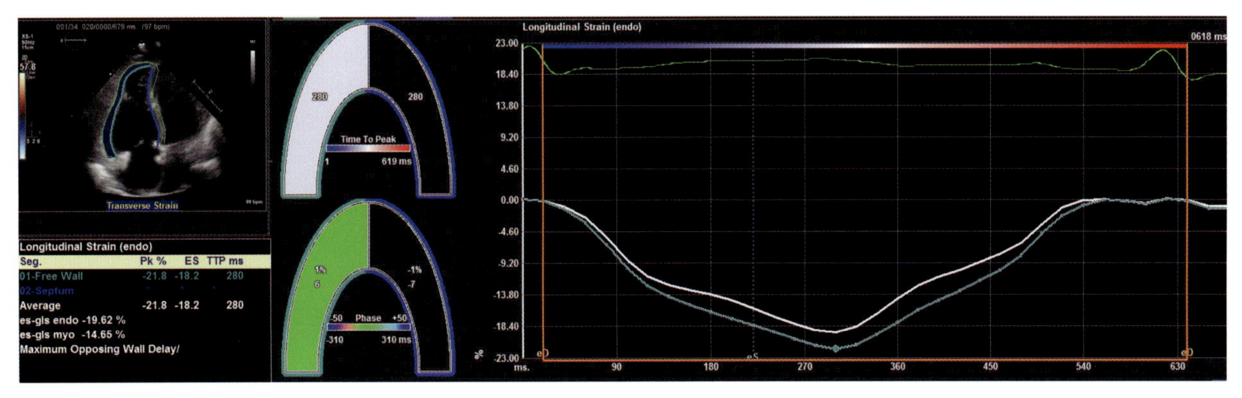

図 9 右室自由壁の長軸ストレインレート

分類が重症化するほど，右房のストレインが低下することも示されている[21]．

ストレイン解析に関しては，解析ソフトウェア間で標準化されておらず，また肺高血圧症患者では右室が拡大するため右室壁の評価が困難であり，まだ検討が必要である．しかしながら，超音波検査から得られるストレイン情報は，簡易的で非侵襲的でありながら右心不全の評価に重要であると考えられるため，実臨床応用への期待は大きい．

そのほか，心臓だけではなく肺超音波検査でみるB-line や pleural line の存在は，肺高血圧症の鑑別（肺動脈性肺高血圧症，左心疾患に伴う肺高血圧症，呼吸器疾患に伴う肺高血圧症）に有用であるとも報告されている[22]．

超音波検査の限界

心エコーでは，解剖学的理由から右室全体を観察することが難しく，さらに再現性をもって評価することも難しい．強皮症など一部の自己免疫疾患では，平均肺動脈圧が 35 mmHg 以上であるにもかかわらず TR を認めない症例が存在し，逆に，TRV の上昇を認めても肺高血圧を認めない症例も存在する．超音波検査から求められる収縮期肺動脈圧の感度は 88% と高値だが，特異度は 56% であったとの報告もある[23]．

超音波検査は，検者により計測結果が異なる可能性もあるため，死角がなく測定値の再現性が高い点では心臓 MRI に劣るのも事実である．

最後に

心エコーは非侵襲的に肺高血圧症の鑑別・治療効果を判定することが可能である．一方で，ガイドラインでも心エコーを用いた治療効果判定には，具体的な数値は記載されていない．しかしながら，簡易で広く汎用されているのは事実であり，心臓 MRI との使い分けが重要である．またストレイン法による組織評価も可能となり，今後も肺高血圧症の診療における役割は大きいと考えられる．

文献

1）Galiè N, Humbert M, Vachiery JL, et al : 2015 ESC/ERS Guidelines for the diagnosis and treatment of pulmonary hypertension : The Joint Task Force for the Diagnosis and Treatment of Pulmonary Hypertension of the European Society of Cardiology（ESC）and the European Respiratory Society（ERS）: Endorsed by : Association for European Paediatric and Congenital Cardiology（AEPC）, International Society for Heart and Lung Transplantation（ISHLT）. Eur Heart J 37 : 67-119, 2016

2）Coghlan JG, Denton CP, Seibold JR, et al : Evidence-based detection of pulmonary arterial hypertension in systemic sclerosis : the DETECT study. Ann Rheum Dis 73 : 1340-1349, 2014

3）日本循環器学会．循環器病の診断と治療に関するガイドライン：肺高血圧症治療ガイドライン（2012 年改訂版）．http://www.j-circ.or.jp/guideline/pdf/JCS2012_nakanishi_h.pdf

4）Warnes CA : Adult congenital heart disease importance of the right ventricle. J Am Coll Cardiol 54 : 1903-1910, 2009

5）Karas MG, Kizer JR : Echocardiographic assessment of the right ventricle and associated hemodynamics. Prog Cardiovasc Dis 55 : 144-160, 2012

6）Venkatachalam S, Wu G, Ahmad M : FRCPCEchocardiographic assessment of the right ventricle in the current era : Application in clinical practice. Echocardiography 34 : 1930-1947, 2017

7）Daniel GB, Howard C : Dittrich Pericardial adaptation in severe chronic pulmonary hypertension. An intraoperative transesophageal echocardiographic study. Circulation 85 : 1414-1422, 1992

8）Raymond RJ, Hinderliter AL, Willis PW, et al : Echocardiographic

predictors of adverse outcomes in primary pulmonary hypertension. J Am Coll Cardiol 39 : 1214-1219, 2002
9) Aepfelbacher FC, Yeon SB, Ho KKL, et al : ECG-gated ^{99m}Tc single-photon emission CT for assessment of right ventricular structure and function. Is the information provided similar to echocardiography? Chest 124 : 227-232, 2003
10) Gopal AS, Chukwu EO, Iwuchukwu CJ, et al : Normal values of right ventricular size and function by real-time 3-dimensional echocardiography : Comparison with cardiac magnetic resonance imaging. J Am Soc Echocardiogr 20 : 445-455, 2007
11) Kind T, Mauritz GJ, Marcus JT, et al : Right ventricular ejection fraction is better reflected by transverse ratherthan longitudinal wall motion in pulmonary hypertension. J Cardiovasc Mag Reson 12 : 35-46, 2010
12) Lang RM, Badano LP, Voigt JU, et al : Recommendations for Cardiac Chamber Quantification by Echocardiography in Adults : An Update from the American Society of Echocardiography and the European Association of Cardiovascular Imaging. Eur Heart J Cardiovasc Imaging 16 : 233-271, 2015
13) Laaban JP, Diebold B, Rochemaure J, et al : Noninvasive estimation of systolic pulmonary artery pressure using Doppler echocardiography in patients with chronic obstructive pulmonary disease. Chest 96 : 1258-1262, 1989
14) Kitabatake A, Inoue M, Asao M, et al : Noninvasive evaluation of pulmonary hypertension by a pulsed Doppler technique. Circulation 68 : 302-309, 1983
15) Michele D'A, Emanuele R, Robert N, et al : Pulmonary Arterial Hypertension : The Key Role of Echocardiography. Echocardiography 32 : S23-S37, 2015
16) Forfia PR, Fisher MR, Mathai SC, et al : Tricuspid annular displacement predicts survival in pulmonary hypertension. Am J Respir Crit Care Med 174 : 1034-1041, 2006
17) Amsallem M, Sweatt AJ, Haddad F, et al : Right Heart End-Systolic Remodeling Index Strongly Predicts Outcomes in Pulmonary Arterial Hypertension Comparison With Validated Models. Circ Cardiovasc Imaging 10 : e005771, 2017
18) Puwanant S, Park M, Popović ZB, et al : Ventricular geometry, strain, and rotational mechanics in pulmonary hypertension. Circulation 121 : 259-266, 2010
19) Pirat B, McCulloch ML, Zoghbi WA : Evaluation of global and regional right ventricular systolic function in patients with pulmonary hypertension using a novel speckle tracking method. Am J Cardiol 98 : 699-704, 2006
20) Fukuda Y, Tanaka H, Sugiyama D, et al : Utility of right ventricular free wall speckle-tracking strain for evaluation of right ventricular performance in patients with pulmonary hypertension. J Am Soc Echocardiogr 24 : 1101-1108, 2011
21) Meng X, Li Y, Li H, et al : Right atrial function in patients with pulmonary hypertension : A study with two-dimensional speckle-tracking echocardiography. Int J Cardiol 255 : 200-205, 2018
22) Ferrara F, Gargani L, Bossone E, et al : Imaging the right heart pulmonary circulation unit : Insights from advanced ultrasound techniques. Echocardiography 34 : 1216-1231, 2017
23) Taleb M, Khuder S, Tinkel J, Khouri SJ : The Diagnostic Accuracy of DopplerEchocardiography in Assessment of Pulmonary ArterySystolic Pressure : A Meta-Analysis. Echocardiography 30 : 258-265, 2013
24) Greiner S, Jud A, Mereles D, et al : Reliability of noninvasive assessment of systolic pulmonary artery pressure by Doppler echocardiography compared to right heart catheterization : analysis in a large patient population. J Am Heart Assoc 3 : e001103, 2014

CT と MRI

中村一文／松三博明／赤木 達

Point

- CT で肺高血圧症を疑う所見（中枢側肺動脈の拡張・右心室拡大・心嚢液貯留）を得る．
- 鑑別診断・臨床分類に用いる所見，慢性血栓塞栓性肺高血圧症（CTEPH）にみられる所見を得る．
- MRI にて心室の機能と拡大評価が可能である．

はじめに

CT で肺高血圧症を疑う所見，鑑別診断・臨床分類に用いる所見，慢性血栓塞栓性肺高血圧症（CTEPH）にみられる所見を得る．MRI にて心機能を評価する．

CT

呼吸器疾患に対して肺野，縦隔いずれの条件においてもマルチスライス CT を用いた診断が通常行われているが，その際肺高血圧症を疑う所見を見逃さないようにする．

1 ▪ 肺高血圧症を疑う所見

1) 中枢側肺動脈の拡張（図 1a）

肺高血圧症においては種々のレベルにおける血管床の閉塞などにより肺血管抵抗の増大を来すため，中枢側肺動脈の拡張が認められる．50 歳未満の患者で肺動脈と大動脈の直径の比が 1：1 を上回る場合は肺高血圧症を疑う所見である[1]．

2) 右心室の拡大（図 1b）

肺高血圧症の影響として右室拡大が認められる．右室と左室の直径比が 1：1 以上で中隔の圧排所見があれば右室拡大があると考えられる．

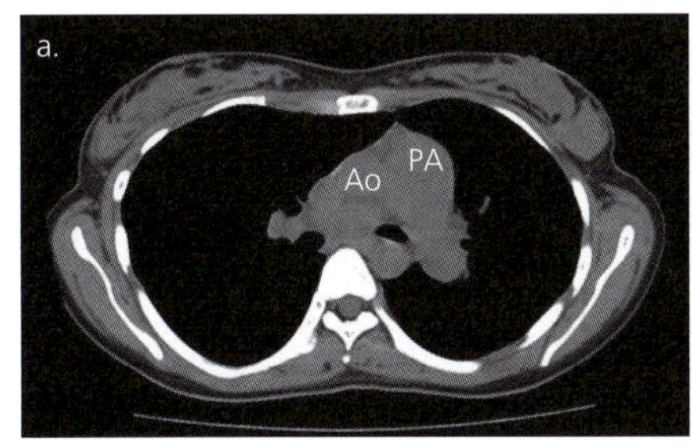

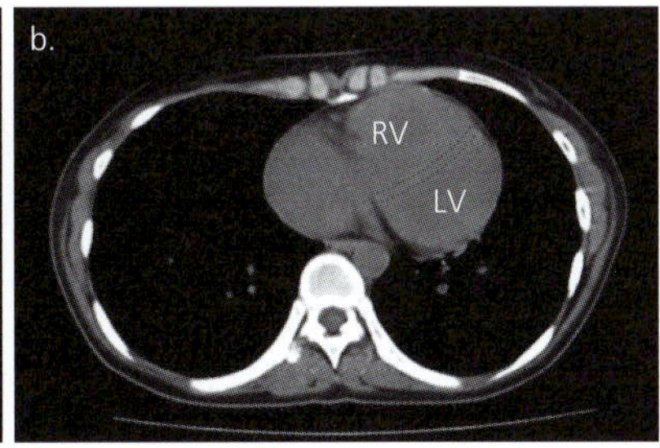

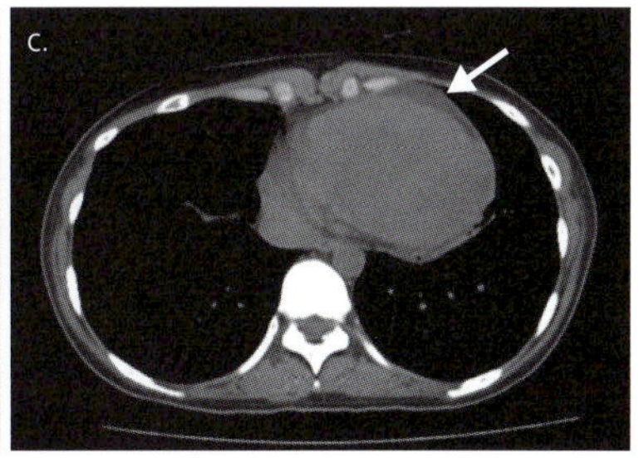

図 1 肺高血圧症を疑う所見

a：中枢側肺動脈の拡張：肺動脈（PA）と大動脈（Ao）の直径の比が 1：1 を上回っている．b：右心室の拡大：右室（RV）と左室（LV）の直径比が 1：1 以上で中隔の圧排所見がある．c：心嚢液貯留（矢印）．

なかむら かずふみ・まつみ ひろあき・あかぎ さとし　岡山大学大学院医歯薬学総合研究科循環器内科学（〒700-8558 岡山県岡山市北区鹿田町 2-5-1）

2432-3284／18／紙：¥800／電子：¥1200／論文／JCOPY

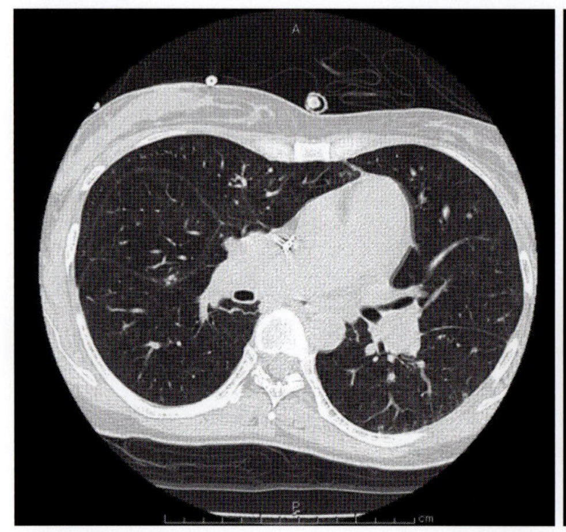

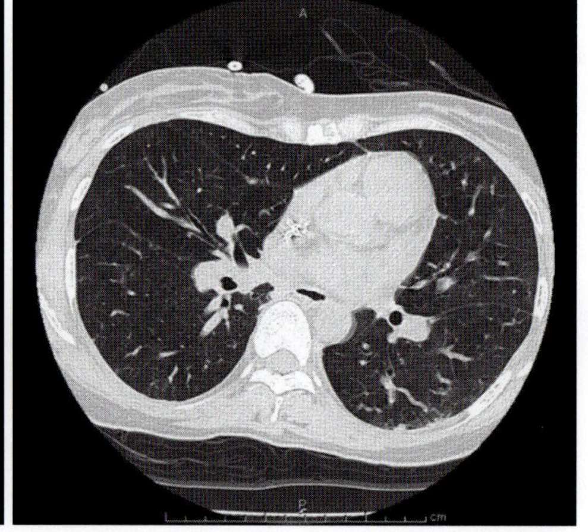

図 2 肺高血圧症におけるスリガラス状陰影
辺縁不明瞭な淡い影が散在している

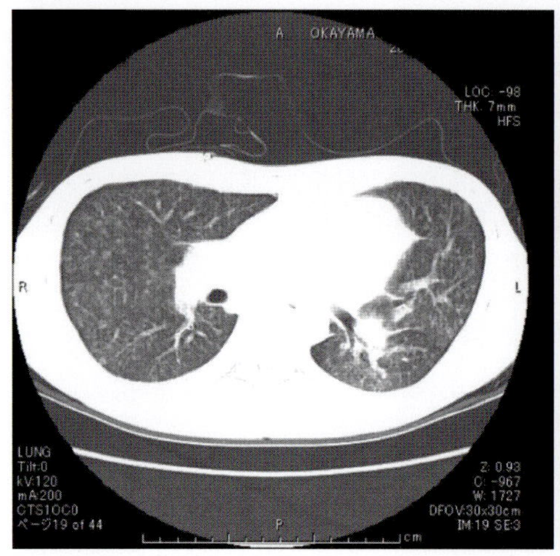

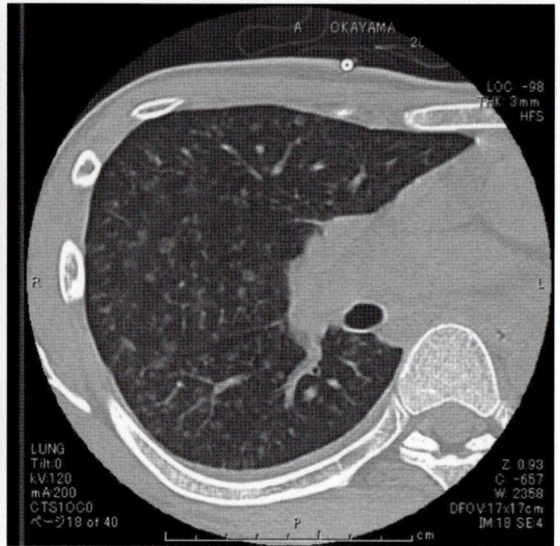

図 3 PVOD における小葉中心性スリガラス状陰影（GGO）

3) 心嚢液貯留（図 1c）

重度の肺高血圧症患者においては心嚢液貯留がみられることがある．

2 ▪ 鑑別診断・臨床分類に用いる所見

1) 肺疾患の所見（肺野の所見）

慢性閉塞性肺疾患や間質性肺炎など肺高血圧症の原因となる肺疾患の有無や程度を評価する．肺高血圧症にみられる肺野の所見に網状結節影，肥厚した隔壁，スリガラス状陰影が挙げられる（図 2）．

2) 小葉中心性スリガラス状陰影（ground-glass opacity ; GGO）

呼吸機能検査における DLco 低値と高分解能 CT（high-resolution CT ; HRCT）における小葉中心性 GGO と小葉間隔壁の肥厚は肺静脈閉塞性疾患（pulmonary veno-occlusive disease ; PVOD）と肺毛細血管腫症（pulmonary capillary hemangiomatosis ; PCH）に認められる（図 3）．小葉中心性 GGO は肺毛細血管量の増加，間質の肥厚，部分的な気腔の貯留物，肺胞の部分的な虚脱などを反映している．われわれの肺血管鋳型を用いた検討では，PVOD や PCH における小葉中心性 GGO は，PVOD ではうっ血した毛細血管を，PCH では増加した毛細血管量を反映していた[2]．

3 ▪ 慢性血栓塞栓性肺高血圧症（CTEPH）にみられる所見

急性期・慢性期ともに，ヨード造影剤が使える状

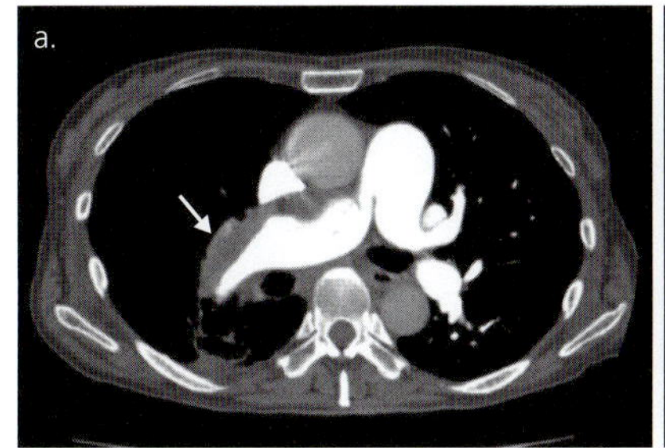

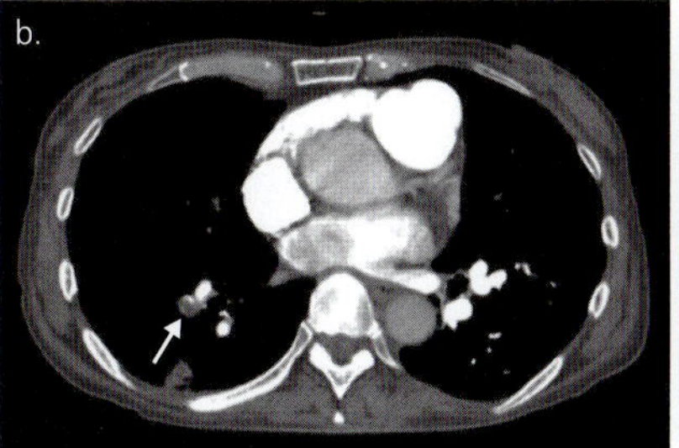

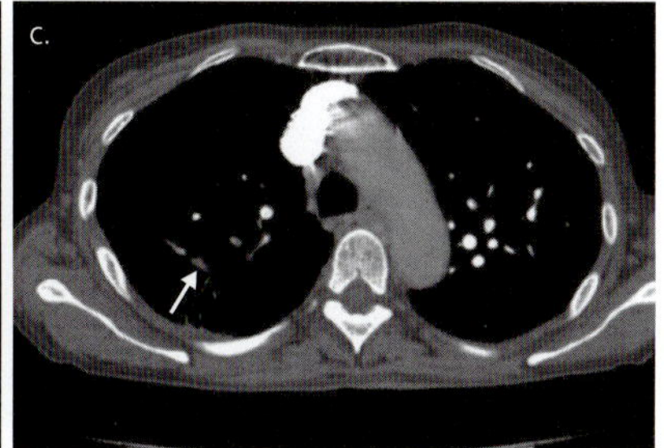

図 4 CTEPH の肺動脈 CT 像
肺動脈中枢（a）から末梢（b，c）まで血栓（矢印）がみられる．

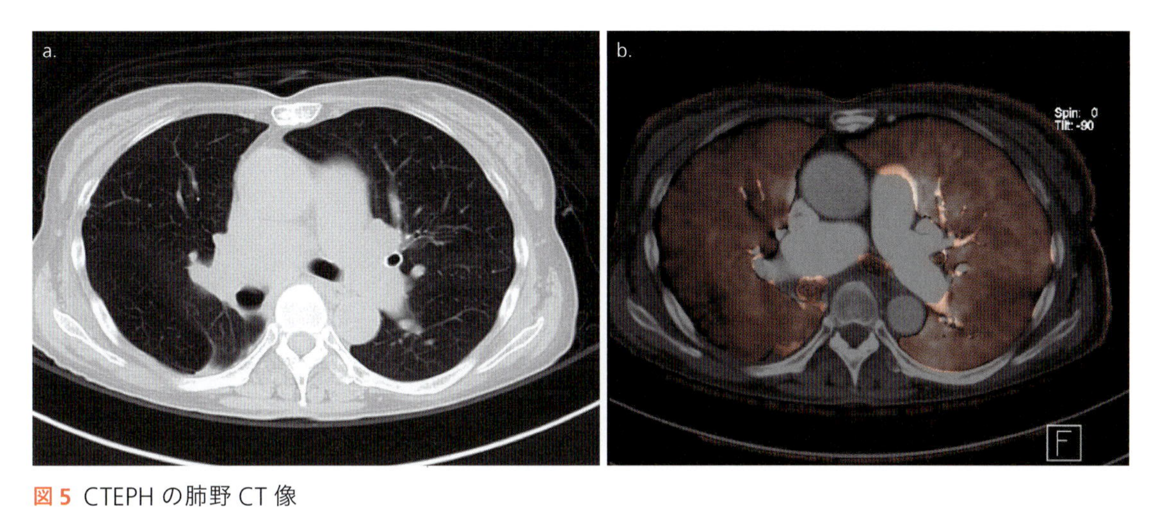

図 5 CTEPH の肺野 CT 像
a：肺野にはスリガラス状の濃淡を認め，mosaic perfusion の所見を示す．b：perfusion CT でも末梢優位に血流の不均一が目立つ．

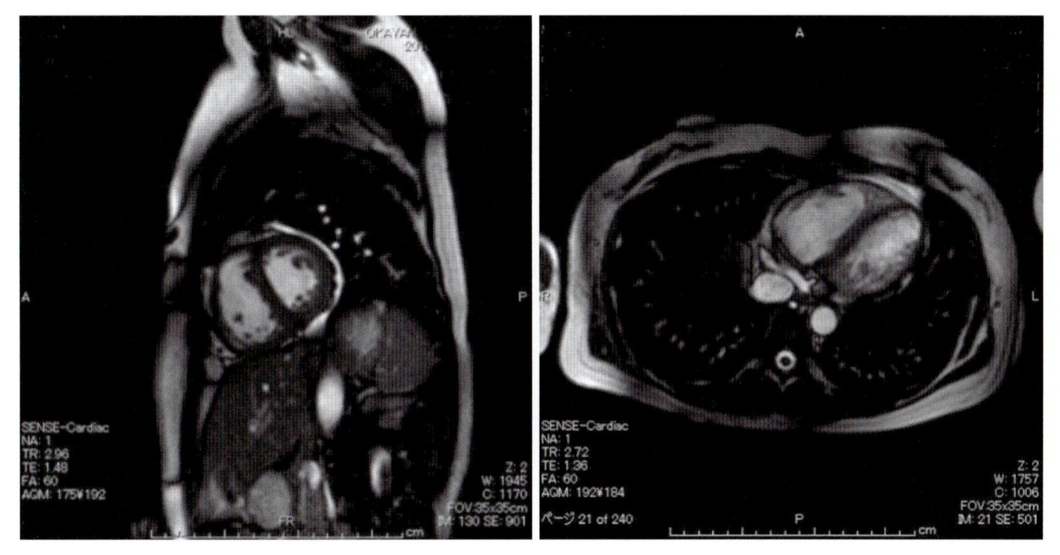

図 6 肺高血圧症の心臓 MRI
右室の拡大と心室中隔の扁平化を認める．

況では，肺血栓塞栓症の検出には造影ダイナミック CT が有用である（図 4）．後期相では深部静脈血栓の有無も判定できる．

1) CTEPH の肺動脈所見

完全閉塞・部分閉塞・偏心性血栓，石灰化血栓，線状構造物（band：両側が血管壁に固定されてい

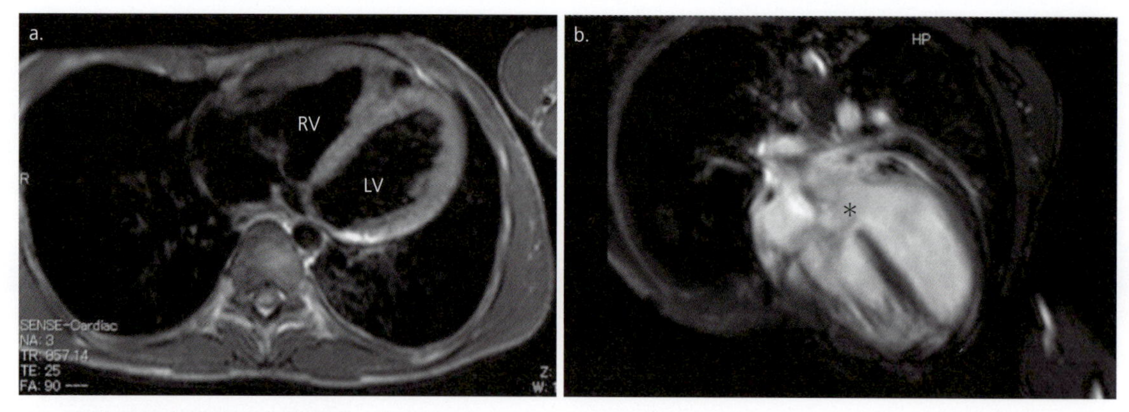

図 7 心室中隔欠損症の心臓 MRI

a：右室（RV）の拡大と壁肥厚を認める．b：心室中隔欠損（*）を認める．シネ MRI から求めた右室機能は拡張末期容積：131.00 ml，収縮末期容積：70.86 ml，駆出率 45.9% であった．

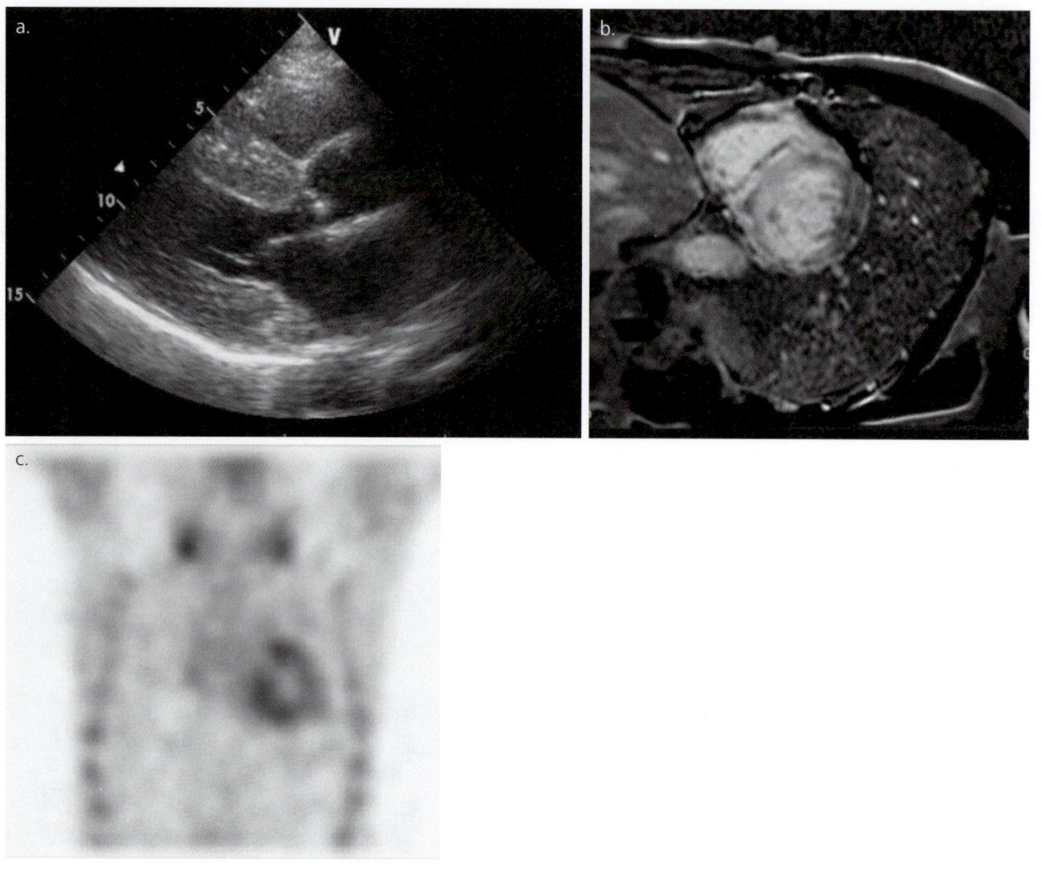

図 8 アミロイドーシスの画像診断

a：心エコーでは左室肥大を認める．b：心 MRI にて心室中隔に全層性の遅延造影効果を認める．c：Tc-99m-PYP シンチでは心室への集積を認め，ATTR アミロイドーシスが示唆される．後日心筋生検にてアミロイドーシスが確認された．

る線上構造物・web：多数の band からなる篩い状の構造物），狭窄後拡張が認められる．

2) 側副血行路の発達所見

気管支動脈の拡張，横隔膜近傍の動脈の拡張が認められることがある．

3) CTEPH の肺野の所見

過去の肺梗塞に伴う収縮性陰影（楔状の浸潤影，結節影，線上影），肺野の不均一な灌流を示す辺縁明瞭な肺野のモザイク状陰影がみられる（**図 5**）．

MRI

1) 肺高血圧症における心機能の計測

MRI により心機能と心拡大の評価が可能である（図 6）．具体的には両心室の拡張末期容積，収縮末期容積，心筋量が計測され，これらのデータから 1 回拍出量，心拍出量，駆出率が計算で求められる．

2) 先天性心疾患における形態と心機能の計測

形態と心機能の両方をみることができる（図 7）．

3) 左心性疾患に伴う肺高血圧症の左室壁性状の評価

サルコイドーシスやアミロイドーシスでは左室壁に遅延造影効果を認め，診断の補助となる（図 8）．ただしガドリニウムによる造影は，腎機能低下症例では腎性全身性線維症の発症に留意して適応の有無を判断する．

文献

1）Ng CS, Wells AU, Padley SP : A CT sign of chronic pulmonary arterial hypertension : the ratio of main pulmonary artery to aortic diameter. J Thorac Imaging 14 : 270-278, 1999

2）Miura A, Akagi S, Nakamura K, et al : Different sizes of centrilobular ground-glass opacities in chest high-resolution computed tomography of patients with pulmonary veno-occlusive disease and patients with pulmonary capillary hemangiomatosis. Cardiovasc Pathol 22 : 287-293, 2013

特集 肺高血圧症 Cutting Edge
肺高血圧症診断：診断のきっかけ，どんなサインが重要か？

呼吸機能検査と肺換気・血流シンチグラフィ

西村倫太郎／田邉信宏

Point

- 肺高血圧症の診断において，呼吸機能検査は肺疾患による肺高血圧症の鑑別に必要である．
- 慢性呼吸器疾患患者の呼吸機能検査において，換気障害に比べ重度の肺拡散能（DLco）低下を認める場合は肺高血圧症の合併を疑う．
- 肺動脈性肺高血圧症（PAH）や慢性血栓塞栓性肺高血圧症（CTEPH）でも軽度の換気障害を認め，DLco は予後規定因子である．
- 肺高血圧症における肺換気・血流シンチグラフィは主に CTEPH の診断に用い，PAH や肺疾患に伴う肺高血圧症などの鑑別にも有用である．

はじめに

肺高血圧症は，右心カテーテル検査での安静時平均肺動脈圧が 25 mmHg 以上で規定され，5 群に大別される．最新の臨床分類は，2013 年にフランス・ニースにて開かれた第 5 回 World Symposium にて従来の分類が一部改変されたものである．そのうち，3 群の肺疾患および/または低酸素血症に伴う肺高血圧症は，慢性閉塞性肺疾患（COPD）や間質性肺炎といった原疾患の特性より呼吸機能検査にて閉塞性障害，拘束性障害などを示すが，1 群の肺動脈性肺高血圧症（PAH）や 4 群の慢性血栓塞栓性肺高血圧症（CTEPH）でも軽度の呼吸機能異常を来しうる．さらに，肺拡散能（DLco）の評価は肺高血圧症の診断に有用であり，予後の推定にも役立つ．

肺血流シンチグラフィは，肺高血圧症の原因検索として主に CTEPH の鑑別に用いる．換気シンチグラフィを同時に施行することにより，肺実質病変の評価も可能である．本稿では，肺高血圧症の診断における呼吸機能検査と肺換気・血流シンチグラフィの役割について概説する．

呼吸機能検査

1 ▪ 肺疾患に伴う肺高血圧症

肺高血圧症の臨床分類の鑑別に当たり，画像検査に加え，DLco を含む精密肺機能検査により慢性呼吸器疾患の有無を検討する．

肺高血圧症を来しうる慢性呼吸器疾患は COPD や特発性肺線維症（IPF）をはじめとした間質性肺疾患のほか，気腫合併肺線維症（CPFE）や睡眠時無呼吸症候群，原発性肺胞低換気症候群，肺結核後遺症など多岐にわたる[1]．

にしむら りんたろう・たなべ のぶひろ　千葉大学大学院医学研究院呼吸器内科学（〒260-8677 千葉県千葉市中央区亥鼻 1-8-1）
たなべ のぶひろ　千葉大学大学院医学研究院先端肺高血圧症医療学

2432-3284／18／紙：¥800／電子：¥1200／論文／JCOPY

表 1 精密呼吸機能検査（症例 1：COPD）

肺気量分画		測定値	予測値	% 予測値
肺活量（VC）	(L)	3.86	3.6	108.1
努力性肺活量		**測定値**	**予測値**	**% 予測値**
努力性肺活量（FVC）	(L)	3.82	3.5	109.1
1 秒量（FEV_1）	(L)	2.74	2.84	96.4
1 秒率（FEV_1/FVC）	(%)	71.6	80.8	88.6
機能的残気量		**測定値**	**予測値**	**% 予測値**
機能的残気量（FRC）	(L)	3.75	3.34	112.4
残気量（RV）	(L)	2.11	2.06	102.4
全肺気量（TLC）	(L)	6	5.63	106.5
肺拡散能力		**測定値**	**予測値**	**% 予測値**
DLco	(ml/min/mmHg)	5.08	16.35	30.9
DLco'	(ml/min/mmHg)	4.79	16.35	29.3
DLco/VA	(ml/min/mmHg/L)	1.1	4.42	24.8
DLco'/VA'	(ml/min/mmHg/L)	1.1	4.42	24.8

FEV_1/FVC の低下に比べ，DLco の著明な低下を認める．

COPD や IPF，CPFE からみた肺高血圧症の合併は，有意に生命予後を悪化させることが報告されており，非侵襲的な検査による肺高血圧症の存在・今後の進行を示す指標が望まれる．

呼吸器疾患により肺活量（VC）や予測値に対する割合である %VC，一秒量（FEV_1），一秒率（FEV_1/FVC）の低下などを来すが，原疾患の重症度に比べ DLco の低下が著しい場合は肺高血圧症の合併を疑うことが重要である．

1) COPD

FEV_1/FVC 低下を認める COPD に肺高血圧症を合併する割合は報告により異なるが，肺移植評価目的に右心カテーテル検査を施行された重症 COPD 患者 409 例の内，36% に肺高血圧症を認め，さらに 3.9% は平均肺動脈圧 35 mmHg 以上であったと報告されている[2]．

閉塞性換気障害の重症度と低酸素血症が肺高血圧症合併に関連し，さらに肺高血圧症合併例では FEV_1 低下の程度に比べ DLco が低値であるとされている[3]．また，肺気量が大きいため，%DLco/V_A が %DLco より低値である（後述）．閉塞性障害による肺高血圧症の機序としては，air trapping により肺血管のコンプライアンス低下を来すことで肺血管抵抗が上昇することが考えられるが，重症肺高血圧症例では，軽度の肺気腫・閉塞性障害でも，喫煙による内皮障害により肺血管リモデリングを来すことが推察されている[4]．

症例 1

69 歳，男性．他院にて COPD と診断され，約 2 年前に在宅酸素療法（HOT）を導入された．胸痛・呼吸困難にて前医を受診し，呼吸不全に加え，心エコー検査にて三尖弁収縮期圧較差（TRPG）高値を指摘された．

SpO_2 93%（O_2 10 L/min リザーバーマスク）．

喫煙歴：40 本/日×45 年間．

内服薬：チオトロピウム（スピリーバ®）吸入，カルボシステイン（ムコダイン®）．

胸部 CT：両側上葉優位の気腫性変化．肺動脈の拡張，右室径の拡張．

右心カテーテル検査：平均肺動脈圧（mean PAP）49 mmHg，心拍出量（CO）4.18 L/min，肺動脈楔入圧（PCWP）11 mmHg，肺血管抵抗（PVR）8.26 W.U.

精密呼吸機能検査（HOT 導入時）：表 1

2) IPF

IPF における肺高血圧症の合併率については，IPF 70 例の 8.1% に肺高血圧症を合併したと報告されており[5]，移植適応が検討された重症 IPF 79 例では

表 2 精密呼吸機能検査（症例 2：IPF）

肺気量分画		測定値	予測値	% 予測値
VC	(L)	1.34	3.45	38.8
努力性肺活量		**測定値**	**予測値**	**% 予測値**
FVC	(L)	1.57	3.37	46.6
FEV_1	(L)	1.44	2.74	52.6
FEV_1/FVC	(%)	91.7	81.1	113.1
機能的残気量		**測定値**	**予測値**	**% 予測値**
FRC	(L)	1.17	3.23	36.2
RV	(L)	0.59	1.96	30.1
TLC	(L)	1.93	5.47	35.3
肺拡散能力		**測定値**	**予測値**	**% 予測値**
DLco	(ml/min/mmHg)	3.71	15.75	23.6
DLco'	(ml/min/mmHg)	3.74	16.1	23.2
DLco/VA	(ml/min/mmHg/L)	2.51	4.49	55.9
DLco'/VA'	(ml/min/mmHg/L)	2.51	4.49	55.9

顕著な VC，%VC の低下，DLco の低下を認める．

31.6% に肺高血圧症を認めた[6]．

IPF では拘束性障害を認めるが，努力肺活量（FVC）と肺高血圧症の直接的な関連は認めず，DLco の低下が肺高血圧症合併例で顕著であった[7]．また，%DLco/V_A が %DLco より高値である（後述）．

症例 2

67 歳，男性．58 歳時に胸腔鏡下肺生検により IPF と診断された．ステロイドや免疫抑制薬の効果は乏しく，3 年前にピルフェニドンを導入されたが食思不振により中止となり，N アセチルシステイン吸入療法を開始された．スクリーニング目的の心エコーにて TRPG 65.6 mmHg と高値であり肺高血圧症が疑われた．

SpO_2 97%（O_2 6 L/min マスク）．

喫煙歴：60 本/日×10 年間．

内服薬：N アセチルシステイン（ムコフィリン®）吸入．

胸部 CT：両側下葉胸膜直下優位の間質影，肺底部の蜂巣肺，牽引性気管支拡張．肺動脈本幹の拡張（肺動脈径＞上行大動脈径）．

右心カテーテル検査：mean PAP 27 mmHg，CO 4.60 L/min，PCWP 6 mmHg，PVR 4.53 W.U.

精密呼吸機能検査：表 2

3) CPFE

CPFE では上葉優位の気腫性病変と下葉優位の線維化病変を有し，肺高血圧症の合併は CPFE 診断時の 47%，診断後の経過では 55% に認めたとされている[8]．

呼吸機能検査では，気腫性病変と間質性病変が混在することで数値の低下が相殺され，%VC や FEV_1/FVC の低下が軽度であるのに比べ，DLco の低下が著しいことが特徴である．肺線維症の変化が強くなると，コンプライアンスの低下により FEV_1/FVC がむしろ増加する．

症例 3

62 歳，男性．前医にて CPFE と診断され，加療中であった．約 1 年前より労作時呼吸困難が増強したが，画像所見上は病変の進行は認めず，HOT を導入し経過観察されていた．自覚症状は悪化傾向であり，心エコーにて肺高血圧症が疑われた．

SpO_2 93%（O_2 8 L/min 40% ベンチュリーマスク）．

喫煙歴：100 本/日×33 年間．

内服薬：チオトロピウム（スピリーバ®）吸入，サルメテロール/フルチカゾン（アドエア®）吸入．

胸部 CT：両側上葉胸膜直下優位の気腫性変化，両側下葉胸膜直下優位の間質影．肺動脈の拡張．

右心カテーテル検査：mean PAP 34 mmHg，CO 4.18 L/min，PCWP 13 mmHg，PVR 4.78 W.U.

表3 精密呼吸機能検査（症例3：CPFE）

肺気量分画		測定値	予測値	%予測値
VC	(L)	4.55	4.26	106.8
努力性肺活量		**測定値**	**予測値**	**%予測値**
FVC	(L)	4.56	4.14	110.1
FEV_1	(L)	3.26	3.44	94.8
FEV_1/FVC	(%)	71.5	82.5	86.7
機能的残気量		**測定値**	**予測値**	**%予測値**
FRC	(L)	2.23	3.49	63.9
RV	(L)	1.06	2.07	51.2
TLC	(L)	5.61	6	93.5
肺拡散能力		**測定値**	**予測値**	**%予測値**
DL_{CO}	(ml/min/mmHg)	3.77	26.14	14.4
DL_{CO}'	(ml/min/mmHg)	3.72	31.92	11.7
DL_{CO}/VA	(ml/min/mmHg/L)	0.87	4.64	18.8
DL_{CO}'/VA'	(ml/min/mmHg/L)	0.87	4.64	18.8

FEV_1/FVCの軽度低下を認める一方で，DL_{CO}の低下は著明である．

精密呼吸機能検査：表3

2 ▪ 肺動脈性肺高血圧症（PAH），慢性血栓塞栓性肺高血圧症（CTEPH）

明らかな呼吸器疾患を伴わない特発性肺動脈性肺高血圧症（IPAH）においても，軽度から中等度の換気障害を伴うことが複数報告されており，IPAH 171例の検討ではFEV_1/VCと%FEV_1の平均値が76%と83%であったとされている[9]．

これらの変化の原因として，末梢肺動脈のリモデリングに伴い近接する末梢気道に炎症を生じることや，内皮機能低下による一酸化窒素の産生低下・エンドセリン産生亢進が末梢気道の平滑筋に作用することなどが考えられるが，明確な機序は不明である．

さらに，自験例ではCTEPHでも換気障害を認めており，IPAH同様に末梢肺血管のリモデリングを呈するためと思われる．

一方で，肺高血圧症において呼吸機能異常を認めた際に，呼吸器疾患に伴う肺高血圧症と肺疾患を合併したPAHとで鑑別に苦慮する症例がある．前述の通り，PAHに伴う呼吸機能異常は軽度であることが多く，%FEV_1>60%，FVC>70%であることや画像検査にて肺疾患に伴う陰影を認めないことなどはPAHを示唆する所見である[7]．

PAHにおいてもDL_{CO}の低下が認められ，IPAHの75%でDL_{CO}が低下していたとの報告もある[10]．DL_{CO}の異常は中等度であることが多く，より重度の障害は結合組織病や間質性肺疾患の関与，さらには肺静脈閉塞性疾患（PVOD）などの肺静脈病変の影響を示唆する．

PAHでの検討にて，DL_{CO}の予測値に対する割合（%DL_{CO}）が<43%と43～64%，>64%で生命予後を比較すると%DL_{CO}<43%は独立した予後悪化因子であることが示されている[11]．89例の内科治療CTEPHの検討にて，%DL_{CO}/V_A<80%と≧80%で前者の生命予後は有意に不良であったと報告されており[12]，PAH同様に肺拡散能が予後不良症例の推定に有用であると考えられる．

3 ▪ DL_{CO}の意義

DL_{CO}は，一酸化炭素（CO）ガスの肺胞から毛細血管血液への拡散に加え，血管内でヘモグロビン（Hb）と結合する過程を反映し，下記のように構成される（図1）[13]．

$$1/DL_{CO}=1/D_M+1/D_B=1/D_M+1/\theta \cdot Vc$$

D_M：肺胞膜・血漿における拡散制限（DL_{CO}の膜成分）

D_B：赤血球における拡散と化学反応制限（DL_{CO}の赤血球成分）

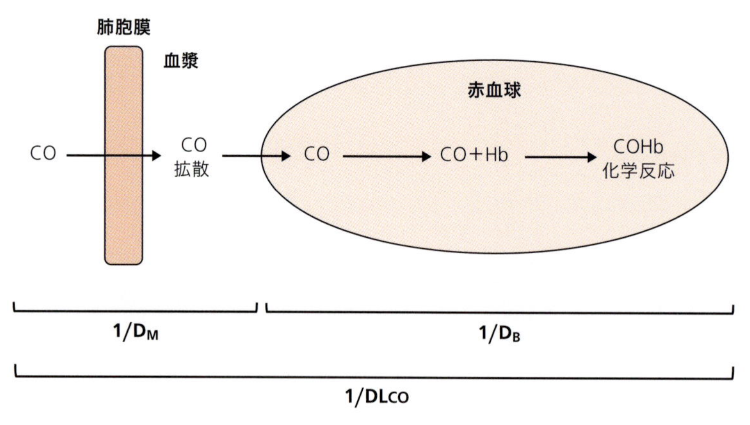

図 1 肺拡散能（DLco）の規定因子（文献[13]より引用改変）

θ：CO と Hb の化学反応速度

Vc：肺毛細管血液量

D_M の低下を来す要因として，拡散面積の減少と拡散距離の延長が挙げられる．前者は気腫性病変による肺胞構造の破壊や間質性病変による肺胞虚脱，両病変や肺高血圧症による血管床の減少が原因となる．後者には間質性病変による間質の肥厚がある．

D_B の低下は，肺塞栓や肺動脈の狭窄による Vc の減少，貧血による Hb 濃度低下，CO 中毒による CO と Hb の親和性低下などにより生じうる．

貧血を伴う場合，Hb 値による補正が必要であり，その補正式は下記の通りである[14]．

男性：DLco×(10.22＋Hb)/(1.7×Hb)

女性：DLco×(9.38＋Hb)/(1.7×Hb)

また，D_M は肺気量（V_A）に依存し，V_A 増加は拡散面積を増大させるため DLco を上昇させる．そのため，DLco/V_A として V_A により補正を行うことで単位ガス交換面積当たりの拡散能を評価する．COPD では，肺気量が大きくなるため，%DLco/V_A が %DLco より低値となり，IPF では，肺気量が小さくなるため逆に高値となる．

肺高血圧症における DLco 低下の原因としては，①末梢肺動脈における筋性動脈の中膜・内膜肥厚，非筋性動脈の筋性化などによる肺動脈リモデリングや間質浮腫に伴う拡散距離延長，②リモデリングに伴う肺毛細血管床の減少による拡散面積減少が考えられる[10]．

肺換気・血流シンチグラフィ

肺血流シンチグラフィで用いる ^{99m}Tc-MAA は粒子径 10〜60 μm であり，肺毛細血管の内径より大きいため正常では一過性に肺のみに集積する．血流障害の有無，その局在診断に有用であり，急性肺血栓塞栓症や CTEPH の診断において血流欠損を検出するのに用いる．一方で肺気腫や無気肺などの肺実質病変においても血流欠損として描出されるため，^{81m}Kr を用いた肺換気シンチグラフィを同時に施行することで鑑別を行う（正常例を**図 2** に示す）．

肺高血圧症においては主に CTEPH の鑑別に使用し，胸部造影 CT によるスクリーニングと比較し感度が高いとされ[15]，放射線被曝が CT に比べ少ない点や造影剤を使用しない点も優れているが，施行可能な施設が限られている．

実際には胸部単純 X 線写真が正常，または X 線所見や呼吸機能検査所見に比較し肺高血圧が高度である場合に胸部造影 CT や肺換気・血流シンチグラフィを施行する．

さらに，肺血流シンチグラフィでは肺動静脈瘻や先天性心疾患，肝肺症候群などの右左シャントが存在すると ^{99m}Tc-MAA が体循環系に循環し，脳や甲状腺などに集積する．

全身の撮影により両肺と全身の関心領域（ROI）を設定し，各々の放射線濃度を測定することで下記の式からシャント率を算出できる．

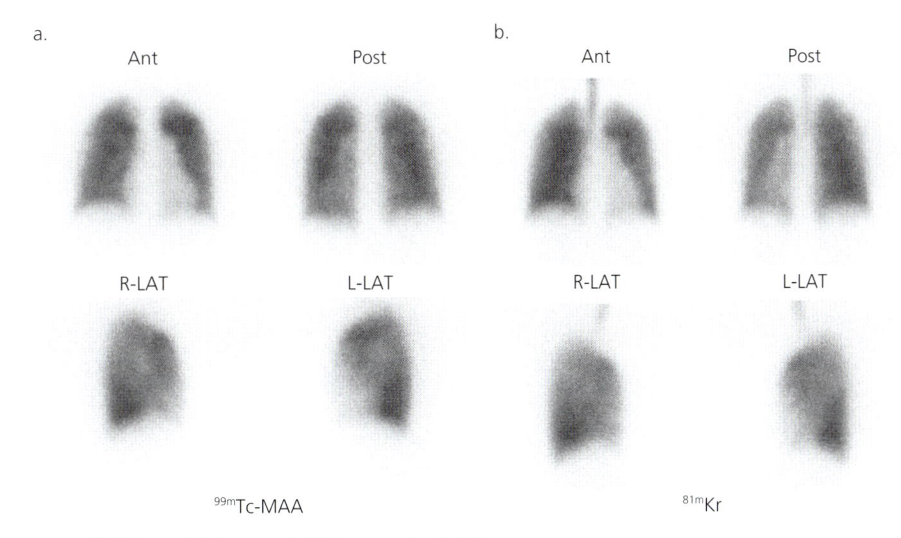

図 2 肺換気・血流シンチグラフィ（正常例）
a．血流シンチグラフィ，b．換気シンチグラフィ．

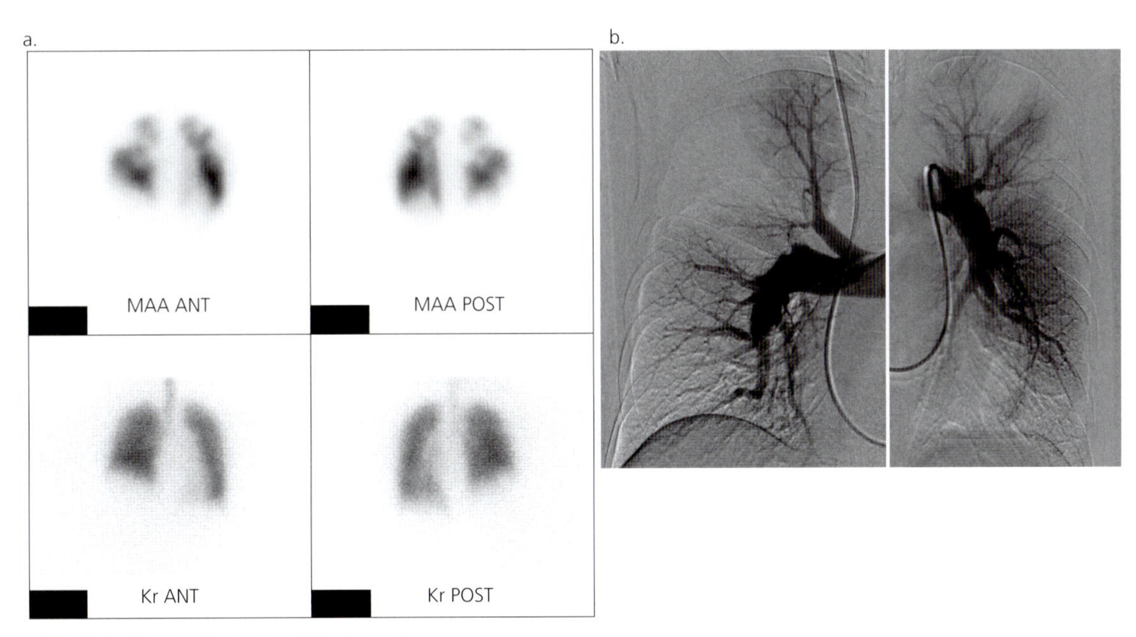

図 3 肺換気・血流シンチグラフィ（CTEPH）
a．血流シンチグラフィ（上段）では楔状の欠損像を認めるが，換気シンチグラフィ（下段）では欠損像を認めない．（換気–血流ミスマッチ）
b．同症例の肺血管造影．血流シンチグラフィと同部位の血流欠損を認める．

なお，健常人でも 3〜8% 程度の生理的シャントを認める．

シャント率（%）＝(全身 ROI の放射線濃度－両肺 ROI の放射線濃度)/全身 ROI の放射線濃度×100

1 ▪ CTEPH

肺換気シンチグラフィが正常であり，肺血流シンチグラフィにて楔状の血流欠損を認めるのが肺血栓塞栓症，CTEPH の典型例である．

症例 4

45 歳，女性．41 歳時からの労作時呼吸困難，意識消失発作にて前医を受診し肺血栓塞栓症と診断された．心エコー検査にて肺高血圧症が疑われた．

右心カテーテル検査：mean PAP 45 mmHg，CO 4.01 L/min，PCWP 9 mmHg，PVR 8.97 W.U.

肺換気・血流シンチグラフィ：図 3

2 ▪ PAH

正常な肺換気・血流シンチグラフィを示すことも多いが，換気-血流ミスマッチを伴う小さな血流欠損や，非区域性の小斑状欠損（mottled pattern）を認めることがある[15]．

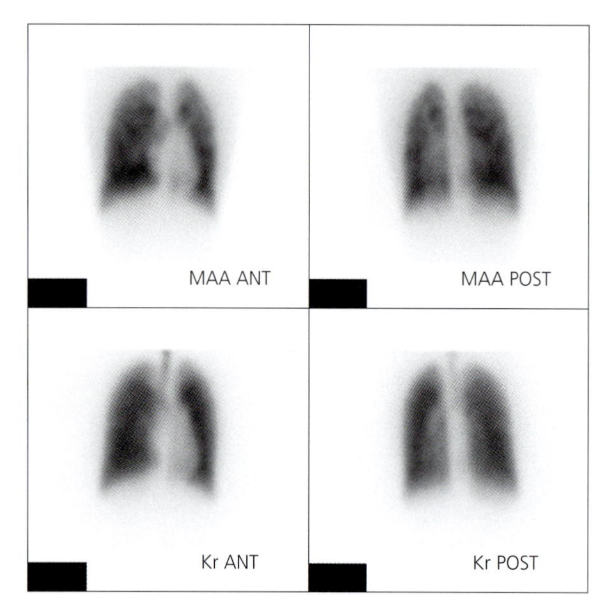

図 4 肺換気・血流シンチグラフィ（IPAH）

換気シンチグラフィ（下段）では異常を認めないが，血流シンチグラフィ（上段）にて非区域性の小斑状欠損（mottled pattern）を認める．

症例 5

23 歳，男性．13 歳時に心電図異常を指摘されていた．18 歳時の健診にて胸部異常影を指摘され，右心カテーテル検査を含めた精査にて IPAH と診断された．

右心カテーテル検査：mean PAP 40 mmHg，CO 5.85 L/min，PCWP 11 mmHg，PVR 5.64 W.U.

肺換気・血流シンチグラフィ：**図 4**

3 ▪ 肺疾患に伴う肺高血圧症

肺血流シンチグラフィでは，肺気腫や肺炎，無気肺，器質化などの肺実質病変でも肺血栓塞栓症などの血管障害同様に欠損像を認めるが，これらは肺換気シンチグラフィでも欠損像を認める．

症例 6

47 歳，男性．32 歳時に肺結核にて入院加療．肺結核後遺症により両上葉が荒廃し，嚢胞を形成していた．肺アスペルギルス症も合併し，喀血を繰り返したため，気管支動脈・肋間動脈塞栓術を施行．その後，心不全にて前医へ入院し肺高血圧症の合併が疑われた．

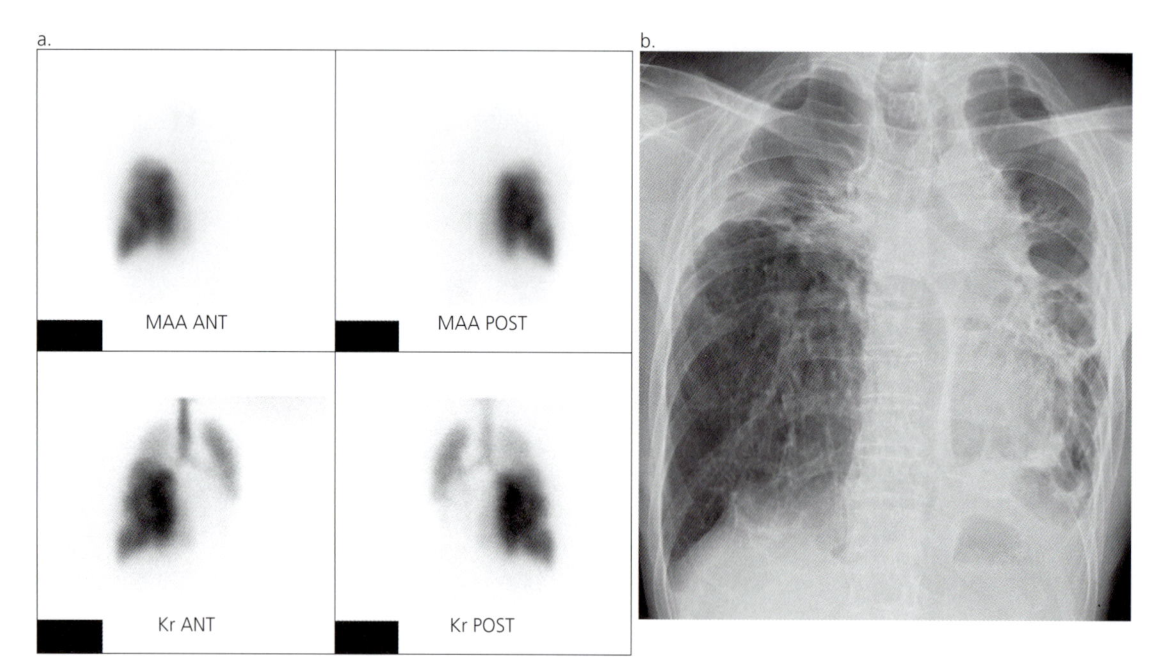

図 5 肺換気・血流シンチグラフィ（肺結核後遺症）

a. 換気シンチグラフィ（下段）にて両上肺野の集積低下と左下肺野の欠損像を認め，血流シンチグラフィ（上段）でも同部位の欠損像を認める．

b. 胸部単純 X 線写真．

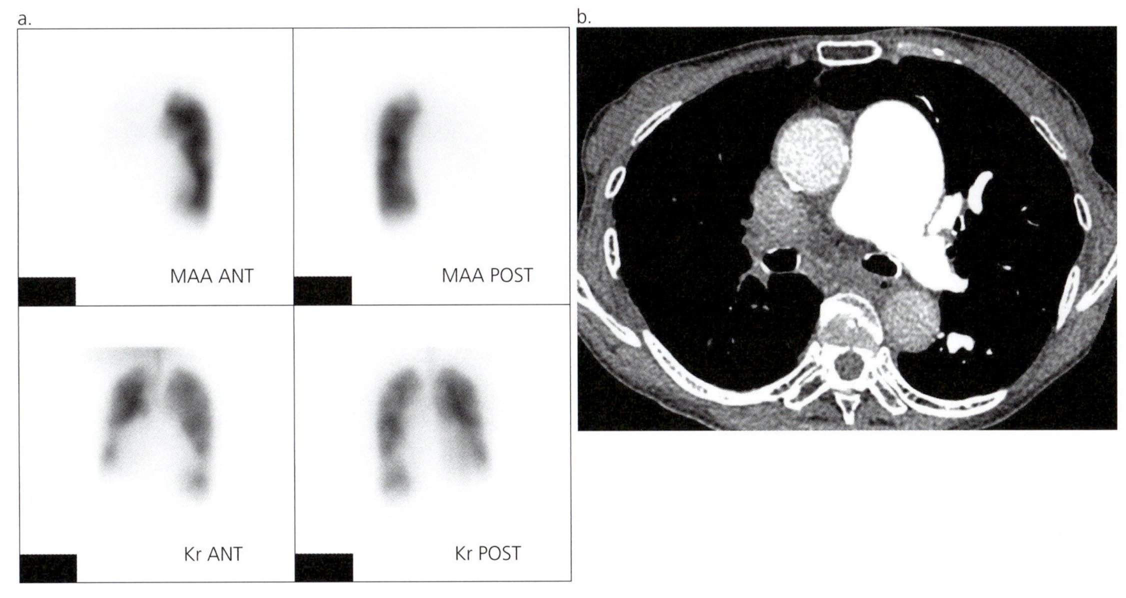

図 6 肺換気・血流シンチグラフィ（線維性縦隔炎または血管炎）

a. 換気シンチグラフィ（下段）では欠損像を認めないが，血流シンチグラフィ（上段）では右肺は完全に集積を認めない.
b. 胸部造影 CT. 肺動脈本幹の拡張と右肺動脈の主幹部での途絶.

右心カテーテル検査：mean PAP 27 mmHg，CO 4.47 L/min，PCWP 3 mmHg，PVR 5.37 W.U.
肺換気・血流シンチグラフィ：図 5

4 ▪ 腫瘍性病変，血管炎，線維性縦隔炎

CTEPH との鑑別を要するが，一側肺全体の血流欠損ではこれらの疾患の可能性が高くなる[16]．診断には造影 CT や MRI，PET-CT の追加が有用である．

症例 7

67 歳，女性．50 歳代に労作時の息切れを自覚し，胸部 CT にて右肺動脈の途絶を指摘された．画像所見上，線維性縦隔炎や血管炎が疑われた．
右心カテーテル検査：mean PAP 31 mmHg，CO 2.63 L/min，PCWP 13 mmHg，PVR 5.04 W.U.
肺換気・血流シンチグラフィ：図 6

まとめ

呼吸機能検査は，肺高血圧症の診断において肺疾患に伴う肺高血圧症の鑑別や PAH の予後規定因子として重要であるとともに，慢性呼吸器疾患からみた肺高血圧症合併の診断，予後予測による治療介入にも有用である．

肺換気・血流シンチグラフィは，主に肺血栓塞栓症や CTEPH の鑑別に用いるが，PAH や肺疾患に伴う肺高血圧症，血管炎・腫瘍性病変などの診断にも有用である．

これらの非侵襲的な検査の積極的な施行，結果の正確な解釈による早期診断が期待される．

文献

1) Simonneau G, Gatzoulis MA, Adatia I, et al : Updated clinical classification of pulmonary hypertension. J Am Coll Cardiol 62 : D34-41, 2013
2) Andersen KH, Iversen M, Kjaergaard J, et al : Prevalence, predictors, and survival in pulmonary hypertension related to end-stage chronic obstructive pulmonary disease. J Heart Lung Transplant 31 : 373-380, 2012
3) Minai OA, Fessler H, Stoller JK, et al : Clinical characteristics and prediction of pulmonary hypertension in severe emphysema. Respir Med 108 : 482-490, 2014
4) Seimetz M, Parajuli N, Pichl A, et al : Inducible NOS inhibition reverses tobacco-smoke-induced emphysema and pulmonary hypertension in mice. Cell 147 : 293-305, 2011
5) Hamada K, Nagai S, Tanaka S, et al : Significance of pulmonary arterial pressure and diffusion capacity of the lung as prognosticator in patients with idiopathic pulmonary fibrosis. Chest 131 : 650-656, 2007
6) Lettieri CJ, Nathan SD, Barnett SD, et al : Prevalence and outcomes of pulmonary arterial hypertension in advanced idiopathic pulmonary fibrosis. Chest 129 : 746-752, 2006
7) Seeger W, Adir Y, Barbera JA, et al : Pulmonary hypertension in chronic lung diseases. J Am Coll Cardiol 62 : D109-116, 2013
8) Cottin V, Nunes H, Brillet PY, et al : Combined pulmonary fibrosis

and emphysema : a distinct underrecognised entity. Eur Respir J 26 : 586-593, 2005
9) Meyer FJ, Ewert R, Hoeper MM, et al : Peripheral airway obstruction in primary pulmonary hypertension. Thorax 57 : 473-476, 2002
10) Sun XG, Hansen JE, Oudiz RJ, Wasserman K : Pulmonary function in primary pulmonary hypertension. J Am Coll Cardiol 41 : 1028-1035, 2003
11) Chandra S, Shah SJ, Thenappan T, et al : Carbon monoxide diffusing capacity and mortality in pulmonary arterial hypertension. J Heart Lung Transplant 29 : 181-187, 2010
12) Suda R, Tanabe N, Ishida K, et al : Prognostic and pathophysiological marker for patients with chronic thromboembolic pulmonary hypertension : Usefulness of diffusing capacity for carbon monoxide at diagnosis. Respirology（Carlton, Vic）22 : 179-186, 2017
13) 日本呼吸器学会肺生理専門委員会：呼吸機能検査ガイドライン―スパイロメトリー，フローボリューム曲線，肺拡散能力―．メディカルレビュー社，東京，2004
14) Cotes JE, Dabbs JM, Elwood PC, et al : Iron-deficiency anaemia : its effect on transfer factor for the lung（diffusiong capacity）and ventilation and cardiac frequency during sub-maximal exercise. Clin Sci 42 : 325-335, 1972
15) Galie N, Humbert M, Vachiery JL, et al : 2015 ESC/ERS Guidelines for the diagnosis and treatment of pulmonary hypertension : The Joint Task Force for the Diagnosis and Treatment of Pulmonary Hypertension of the European Society of Cardiology（ESC）and the European Respiratory Society（ERS）: Endorsed by : Association for European Paediatric and Congenital Cardiology（AEPC）, International Society for Heart and Lung Transplantation（ISHLT）. Eur Heart J 37 : 67-119, 2016
16) Jenkins D, Mayer E, Screaton N, Madani M : State-of-the-art chronic thromboembolic pulmonary hypertension diagnosis and management. Eur Respir Rev 21 : 32-39, 2012

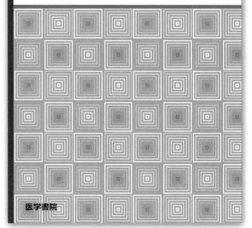

特集 肺高血圧症 Cutting Edge

肺高血圧症診断：診断のきっかけ，どんなサインが重要か？

カテーテルを用いた検査

佐藤亮太／前川裕一郎

Point

- 肺高血圧症の確定診断に必須である侵襲的検査である右心カテーテル検査（right heart catheterization；RHC）について概説した．
- 肺動脈造影検査の適応とその実際，肺高血圧症に合併しうる左冠動脈主幹部の狭窄について詳述した．

はじめに

肺高血圧症は，一般的に不可逆的で進行性の疾患であるが，近年，複数の肺高血圧症治療薬を組み合わせて用いることにより治療成績は飛躍的に向上している．最近の欧米での大規模症例登録研究の解析結果では，肺動脈性肺高血圧症（pulmonary arterial hypertension；PAH）の予後は以前に比べ改善していることが示されている．そのため，肺高血圧症が疑われる症例については速やかに確定診断をし，治療を開始することが重要である．非侵襲的検査である心エコー図検査は，肺高血圧症の存在の推定には有用であるが，確定診断には，侵襲的検査である右心カテーテル検査（right heart catheterization；RHC）が，必須とされている．本稿では，RHC および慢性血栓塞栓性肺高血圧症（chronic thromboembolic pulmonary hypertension；CTEPH）の診断や治療の際に有用な肺動脈造影検査や肺高血圧症例における冠動脈造影の有用性について具体例を交えながら詳述する．

肺高血圧症の診断

労作時呼吸困難，浮腫，失神などの自覚症状で肺高血圧症が疑われた場合は，血液検査，12 誘導心電図や胸部 X 線などの一般的な検査を行うとともに経胸壁心エコー図検査の施行を積極的に考慮する．経胸壁心エコー図検査は，非侵襲的な検査でありながら，多くの情報をもたらす．具体的には肺動脈圧の推定や右房の拡大，右室の肥大・拡大，心室中隔の扁平化，弁膜症の有無などが評価できる．しかし，経胸壁心エコー図検査による診断精度が飛躍的に向上している現在においても，RHC は直接的に肺血行動態諸量の測定が可能なことから，肺高血圧症の確定診断や正確な病態評価に必須の検査である．なお，肺高血圧症とは，安静時の平均肺動脈圧（mean pulmonary artery pressure；mPAP）が 25 mmHg を上回った場合と定義されている（正常の肺動脈収縮期圧は 15～25 mmHg，拡張期圧は 4～12 mmHg）．

さとう りょうた・まえかわ ゆういちろう　浜松医科大学医学部内科学第三講座（〒431-3192 静岡県浜松市東区半田山 1-20-1）

2432-3284／18／紙：¥800／電子：¥1200／論文／JCOPY

1・右心カテーテル検査

1) カテーテルの実際

●Swan-Ganz カテーテル

心内圧の測定に用いられるカテーテルが Swan-Ganz カテーテルである．3 つの内腔を有しており，近位腔（注入ルーメン），遠位腔（先端ルーメン），カテーテルの先端のバルーンを膨らませるためのバルーンルーメンより構成され，先端に温度センサーを有している．カテーテル先端で開口している先端ルーメンからは，圧測定や血液採取が可能である．カテーテル先端から 30 cm のところにある注入ルーメンは，先端を主肺動脈に置くと，右房内に位置することとなる．先端のバルーンは浮遊性を得るためのもので，付属のシリンジで拡張・収縮が可能である．温度センサーは接続プラグを介して測定用コンピューターに接続することで血液温度を測定できる．

●合併症

Hoeper らの報告では，肺高血圧症で RHC を行った 7,218 例のうち，重篤な有害事象は 76 例（1.1%）に発症し，最も多かったものが，血腫や気胸などのアクセスサイト関連であった．また，手技関連の死亡率は 0.055% と報告された[1]．また，操作性に優れる内頸静脈アプローチではあるが，内頸静脈穿刺時に，合併症の発症が 1.7%（動脈穿刺，洞性徐脈，完全房室ブロックなど）と報告されている[2]．動脈穿刺や気胸などの穿刺部関連の合併症を避けるため，現在では，血管エコーガイド下での静脈穿刺が推奨されている．

●禁忌

絶対的な禁忌として，三尖弁または肺動脈弁の機械弁置換術後，右心系腫瘍または血栓および右心系の感染性心内膜炎とされる．相対的な禁忌は，凝固異常，ペースメーカー，三尖弁または肺動脈弁の生体弁置換術後および皮膚感染とされる[3]．

2) 肺血行動態諸量の測定

●圧トランスデューサとゼロ点合わせ

現在使用されているトランスデューサはゼロ点合わせが必要である．ゼロ点が不適切であった場合，真のゼロ点より高く設定されると測定された圧は低くなり，低く設定されると測定された圧は高くなるため，ゼロ点合わせは，非常に重要である[4]．ESC/ERS のガイドライン[5]では，圧トランスデューサのゼロ点を胸郭前後の中間点と第 4 肋間との交差点とするように推奨している．この部位が仰臥位での左房の推定位置とされている．

●測定可能な血行動態指標

肺動脈楔入圧（pulmonary artery wedge pressure ; PAWP），肺動脈圧（pulmonary artery pressure ; PAP），右室圧（right ventricular pressure ; RVP）や右房圧（right atrial pressure ; RAP）といった圧測定に加え，混合静脈血酸素飽和度の測定，心拍出量（cardiac output ; CO）や肺血管抵抗（pulmonary vascular resistance ; PVR）の算出が可能である．各正常値を**表 1** に示す[3]．これまで用いられてきた肺毛細血管楔入圧（pulmonary capillary wedge pressure ; PCWP）に替わって，2013 年のニース会議にて前述の PAWP に用語が統一された．

●RAP

肺高血圧症の患者は三尖弁逆流症を合併することも多いことから，x 谷の減衰，v 波の増高がみられる．

右室肥大などにより右室のコンプライアンスが低下している場合には，高い右室拡張期圧に対抗して右房が収縮するために高い a 波を呈することがある（**図 1**）．波形は心電図上の P 波より約 80 msec 遅れることに注意する[6]．

●RVP，PAP と PAWP

PAH の診断に関わるため，波形を慎重に評価する必要がある．PAWP を含め右心系の圧波形評価は呼吸性変動を受けやすいため，胸腔内圧が最も 0 mmHg に近づく呼気終末で測定することでその影響を受けにくくする必要がある．また，閉塞性肺疾患や病的肥満のある場合には胸腔内圧の変動が大きく，呼吸相によって顕著な差異を生じることがあり，注意が必要である．呼吸性変動が大きい場合には，いくつかの呼吸サイクルの平均をとることが推奨されている[3]．重症な肺高血圧症では肺動脈が拡張し，先細りしておらず，カテーテルの先端バルーンを完全に楔入することが難しいことがある．十分

表 1 右心カテーテル検査で得られる主な指標（正常値と肺動脈性肺高血圧症）（文献[3]より引用）

	正常値	肺動脈性肺高血圧症
心拍出量（L/min/m²）	4〜6	正常または低下
心係数（L/min/m²）	2.4〜4	正常または低下
肺動脈楔入圧（mmHg）	4〜12	≦15
肺動脈圧（mmHg）	収縮期：15〜25 拡張期：4〜12 平均：14±3	平均：≧25
右室圧（mmHg）	収縮期：15〜25 拡張期：1〜8	収縮期：>30 拡張期：正常または上昇
右房圧（mmHg）	平均：1〜6	正常または上昇
肺血管抵抗（Wood unit） 〔平均肺動脈圧−平均肺動脈楔入圧〕/心拍出量	3 以下	>3
混合静脈血酸素飽和度（%）	70〜75	

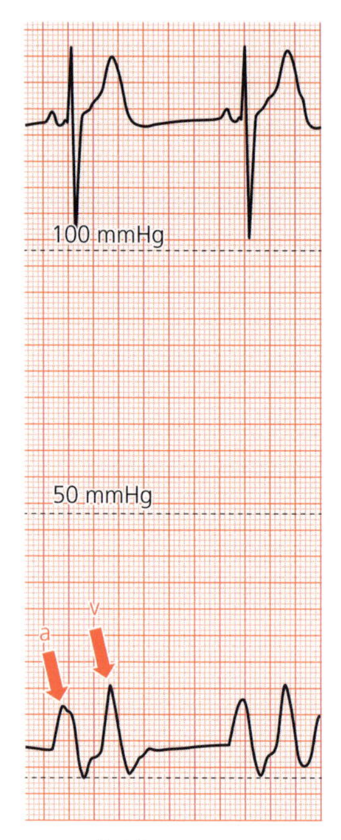

図 1 当院での CTEPH 症例の右房圧
高い a 波と v 波を認める．

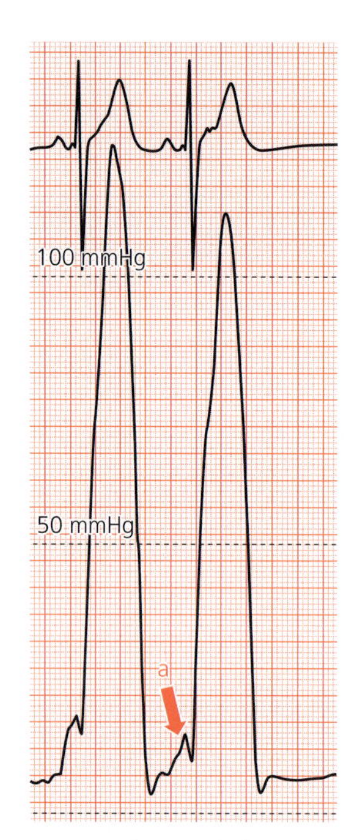

図 2 同症例の右室圧
高い a 波を認める．

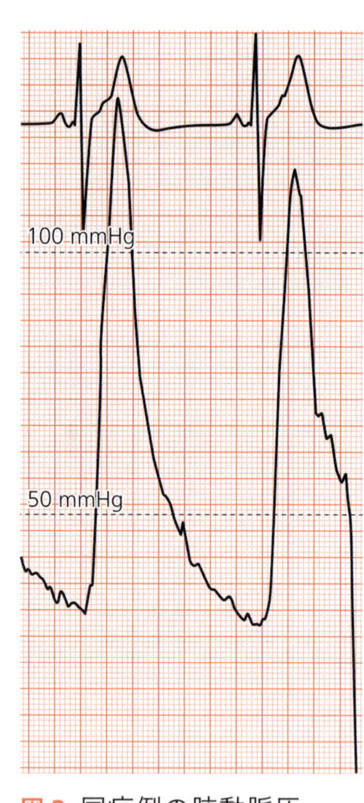

図 3 同症例の肺動脈圧
著明な肺高血圧を認める．

な楔入が得られない状態で測定を行うと，PAWP と PAP 波形の中間のような不十分な PAWP 波形となりうる[7]．PAWP かどうかは a 波，v 波を確認することが必要である．また，楔入できずに肺動脈末梢にカテーテルを進める際は，カテーテルの先端のバルーンのインフレーションボリュームを 1.5 ml から 0.75 ml に減量することにより，安全な圧測定が可能となり，得られる測定圧も正確であるといわれている[3]．RVP は右室のコンプライアンスの低下を反映し，高い a 波を呈することがある（図 2，図 3）．

2 ▪ 肺動脈造影検査

肺動脈造影検査に用いられるカテーテルとして，主にピッグテールカテーテルと Berman カテーテルがある．Berman カテーテルは，Swan-Ganz カテーテルと同様に先端に浮遊性のバルーンがあるが，先端付近に多数の側孔があり，血管造影が可能である．「難治性呼吸器疾患・肺高血圧症に関する

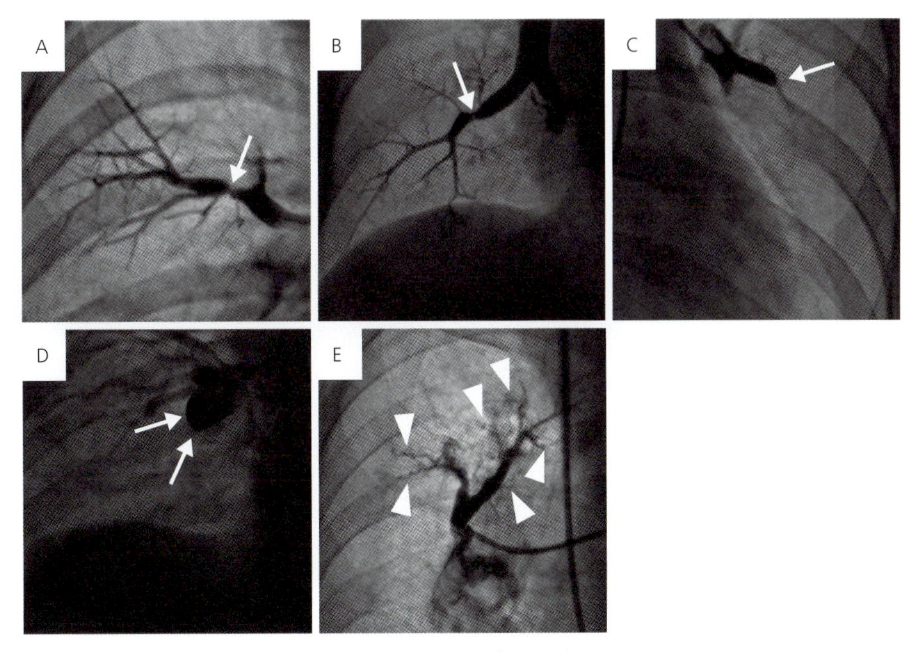

図 4 CTEPH 症例の肺動脈造影検査における病変の分類（文献[9]より引用）

A：Ring-like stenosis 病変，B：Web 病変，C：Subtotal occlusion 病変，D：完全閉塞病変，E：Tortuous 病変．

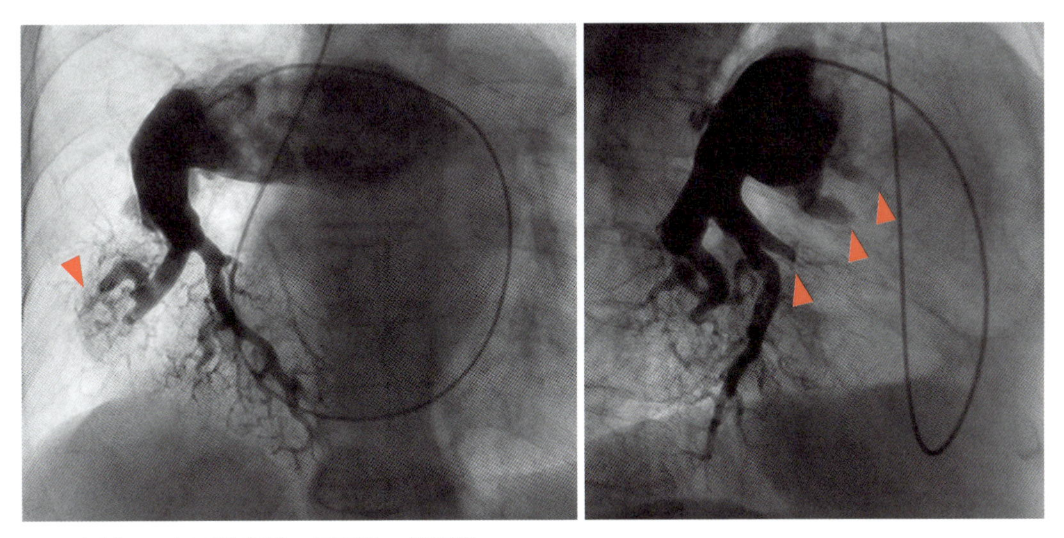

図 5 症例 A：右下肺動脈　正面像・側面像

完全閉塞病変（タイプ D）．

調査研究班」による報告によれば，CTEPH の患者数は 2,140 例に上る（2013 年度）[8]．肺動脈造影検査は CTEPH の診断に重要な検査である．肺高血圧症患者における肺換気/血流シンチグラフィにおいて，いわゆる換気-血流ミスマッチは肺塞栓を示唆する所見として重要であり，さらなる精査のための肺動脈造影は ESC/ERS ガイドライン[5]では class Ⅱa とされ，施行を検討する．PAH には適応はないことに注意が必要である．正面，側面で撮影し，肺動脈の狭窄/閉塞の有無を確認し，症例によっては側副血行路を確認することもできる．肺動脈造影所見を踏まえて，バルーン肺動脈形成術（balloon pulmonary angioplasty；BPA）や肺動脈内膜摘除術の適応を判断する．最近では，病変分類によって BPA の成績や合併症を予測できる可能性が報告されている（図 4）[9]．

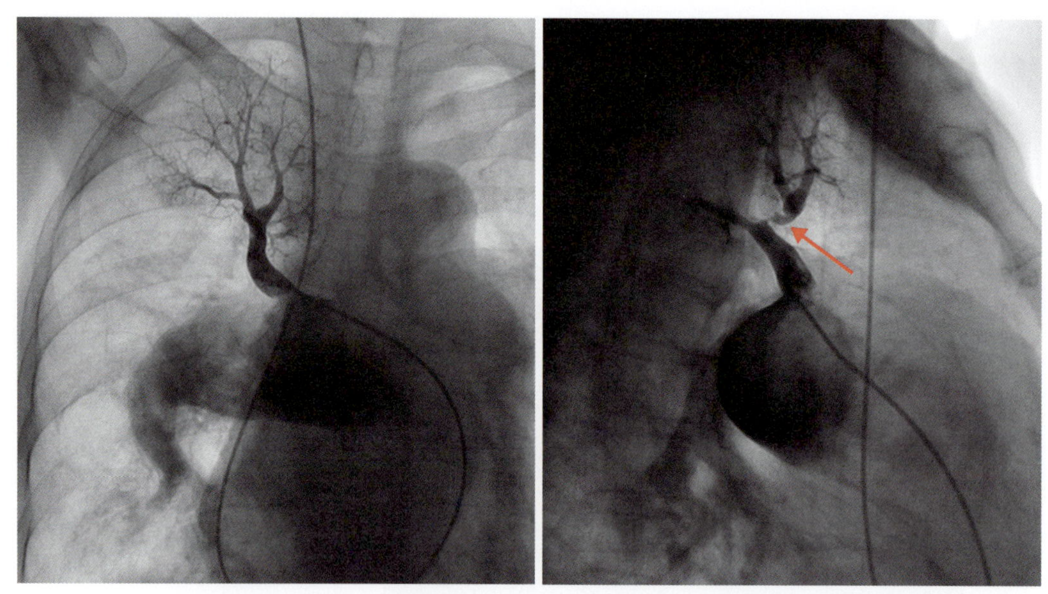

図 6 症例 A：右上肺動脈　正面像・側面像

正面像でははっきりしないが，側面像では A3 の狭窄（Web 病変　タイプ B）を認める．

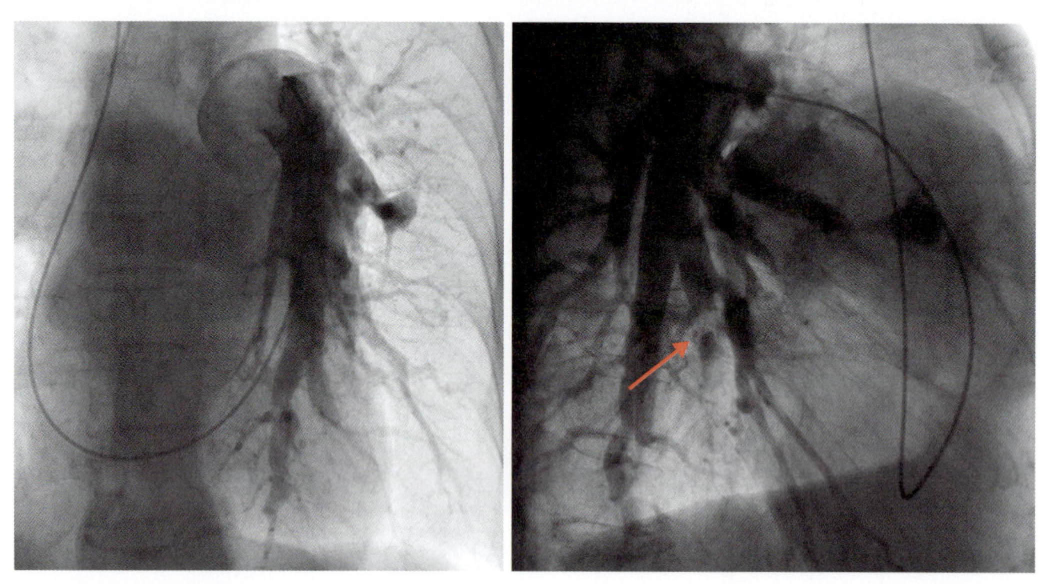

図 7 症例 A：左下肺動脈　正面像・側面像

A9 の遅延造影（Subtotal occlusion 病変　タイプ C）を認める．

当院での CTEPH 症例 2 例（症例 A および B）の肺動脈造影を**図 5〜図 9** に示す．当院では，右内頸静脈から 5Fr のピッグテールカテーテルを 0.035 インチのラジフォーカスガイドワイヤーを用いて肺動脈に挿入している．なお，挿入の際にはガイドワイヤーの先端が肺動脈末梢や冠静脈洞へ迷入しないように注意を払う必要がある．digital angiography（DA）は，造影剤量が digital subtraction angiography（DSA）と比較して 20〜30% 多くなるといわれているが，空間分解能・時間分解能に優れ，肺動脈病変の評価や造影遅延などがわかるため，BPA の際の参照画像として使用できる（症例 A，**図 5〜8**）．

一方，DSA は少量の造影剤で高い分解能をもち，有用であるが，重症な肺高血圧症例では息止めができない症例も多く，その場合は評価が困難となる（症例 B，**図 9**）．

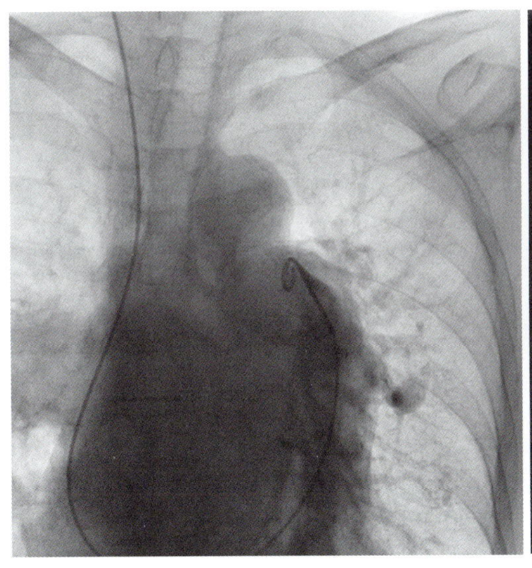
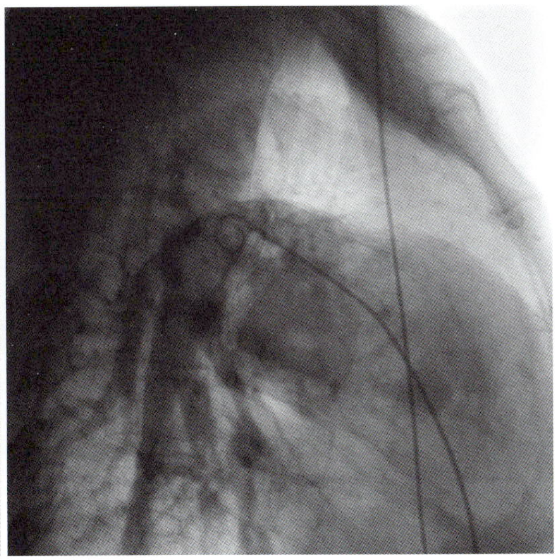

図 8 症例 A：左上肺動脈　正面像・側面像
左上肺動脈の描出は困難なことが多い．

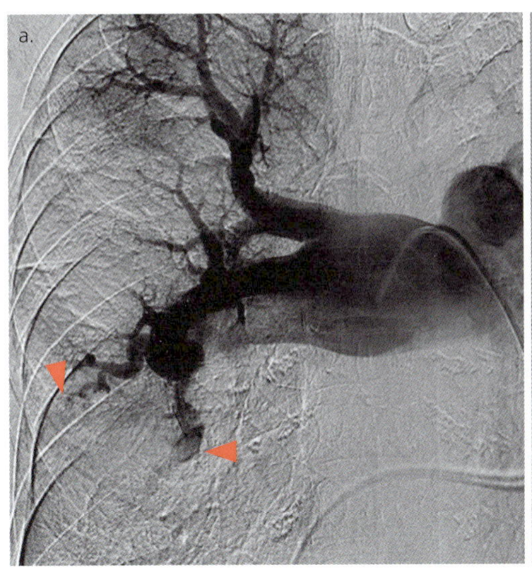

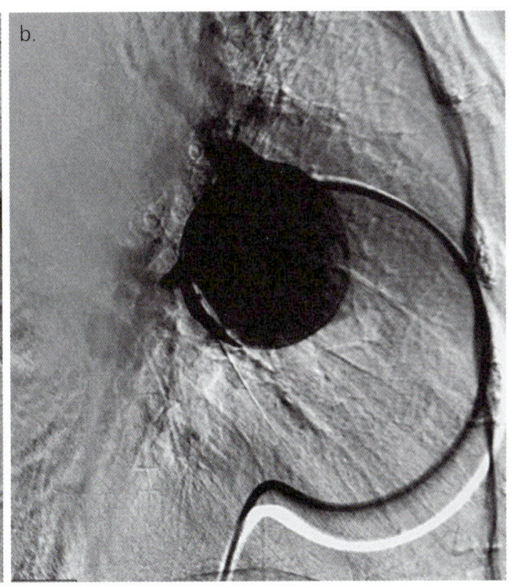

図 9 症例 B：CTEPH 症例の右肺動脈　正面像・側面像（DSA）
a：正面像では右下肺動脈の閉塞を認める（矢印）．
b：息止めができず，側面像の評価が困難である．

3 ▪ 冠動脈造影検査

左心疾患による肺高血圧（pulmonary hypertension due to left heart disease；PH-LHD）の症例数は，肺高血圧症のなかで最も頻度が高いという報告がある[10]．左心疾患の原因精査のため冠動脈造影検査を行う．なお，PH-LHD は低心拍出，胸腔内圧の変動が大きい場合や重症肺高血圧などによりPAWP の計測が不正確になる可能性があるため，複数箇所の PAWP 値や左室内の拡張末期圧の測定が必要となることがある[7]．

肺高血圧患者 765 人のうち，狭心痛様の症状を来した 121 人（15.8%）に対して，冠動脈 CT および冠動脈造影を施行された 35 人（28.9%）で冠動脈左主幹部（left main trunk；LMT）に 50% 以上の狭窄を認めたという報告がある[11]．拡張した肺動脈による圧排によって，LMT の狭窄を来すことが原因と考えられている．診断には，心臓 CT が

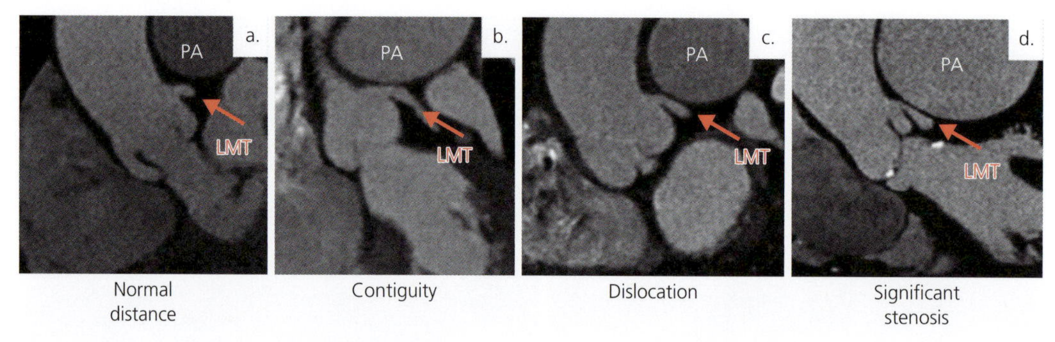

図 10 拡張した肺動脈と左主幹部との解剖学的な分類（文献[11]より引用）
PA : pulmonary artery, LMT : left main trunk.

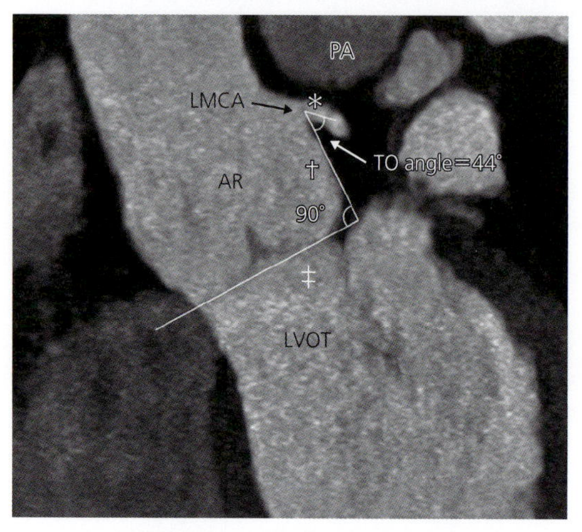

図 11（文献[11]より引用）
大動脈弁輪から冠動脈左主幹部の起始部に直行する線を引き，その線と左主幹部が成す角度が 60 度以下の場合，タイプ C，Dislocation（図 10c）と定義．
PA : pulmonary artery, LMCA : left main coronary artery, AR : aortic root, LVOT : left ventricular outflow tract, TO angle : take-off angle.

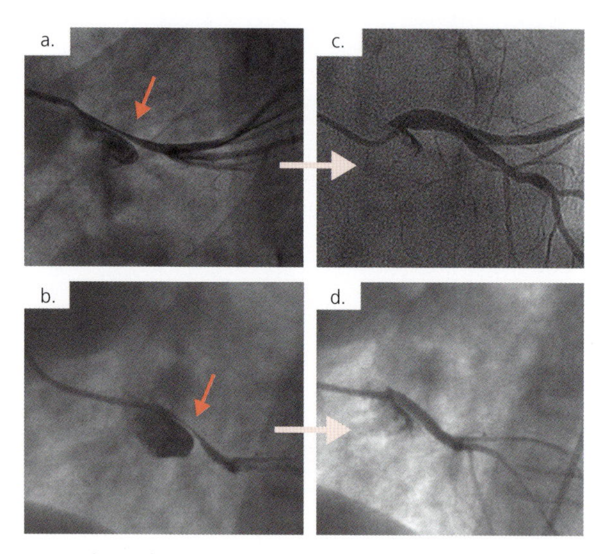

図 12（文献[11]より引用）
a，b：拡張した肺動脈に圧排され，狭窄を来した LMT.
c，d：PCI を施行し，LMT にステント留置された．

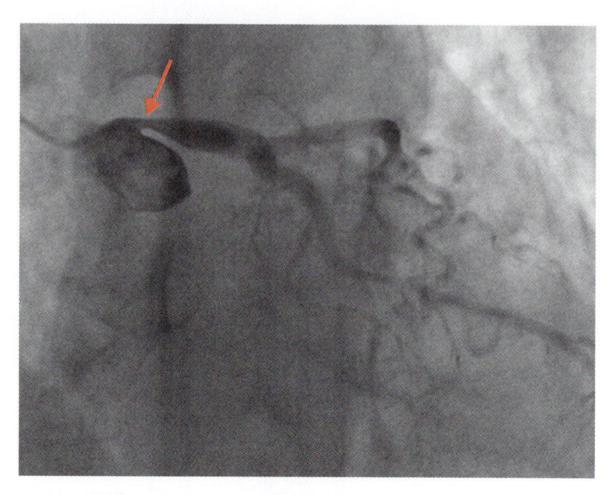

図 13 当院での CTEPH 症例（症例 B）
冠動脈造影の正面像にて左主幹部の近位部に 75% 狭窄を認める．

有用であるが（**図 10**），冠動脈と拡張した肺動脈の距離が 1 mm 以下（**図 10b**），大動脈弁輪から LMT 起始部に直行する線から LMT 分枝する角度が 60 度以下（**図 10c**，**図 11**），拡張した肺動脈による LMT への圧排による狭窄（**図 10d**）などを認めた場合には，必要に応じて冠動脈造影検査を行うとしている．本報告では，症状改善のために左主幹部に対する percutaneous coronary intervention（PCI）が効果的であったとされている（**図 12**）[11]．症例 B の冠動脈造影検査を示す（**図 13**）．冠動脈造影を施行したところ，正面像にて左主幹部の近位部に 75% 狭窄を認めた．重症肺高血圧症例においては，LMT に有意狭窄を認めることがあり，冠動脈造影検査を行う際には細心の注意が必要である．

まとめ

RHCは，侵襲的検査であるが，施行によりPAP，PAWPやCOなどを知ることができ，肺高血圧症の確定診断および重症度判定には必須の検査である．また，経時的に施行することにより，得られた血行動態指標は，肺高血圧症の治療効果判定にも用いられる．肺動脈造影検査は比較的侵襲の高い検査ではあるが，CTEPHの鑑別や治療の適応判断において非常に重要な検査である．施行に当たっては，検査の適応や手技の詳細に対する理解が必要である．

文献

1) Hoeper MM, Lee SH, Voswinckel R, et al : Complications of right heart catherization procedures in patients with pulmonary hypertension in experienced centers. J Am Coll Cardiol 48 : 2546-2552, 2006
2) Ranu H, Smith K, Nimako K, et al : A Retrospective review to evaluate the safety of right heart catheterization via internal jugular vein in the assessment of pulmonary hyperetension. Clin Cardiol 33 : 303-306, 2010
3) Rosenkranz S, Preston IR : Right heart catheterisation : best practice and pitfalls in pulmonary hypertension. Eur Respir Rev 24 : 642-652, 2015
4) Hoeper MM, Bogaard HJ, Condliffe R, et al : Definitions and diagnosis of pulmonary hypertension. J Am Coll Cardiol 62 : 42-50, 2013
5) Galiè N, Humbert M, Vachiery JL, et al ; ESC Scientific Document Group : 2015 ESC/ERS Guidelines for the diagnosis and treatment of pulmonary hypertension : The Joint Task Force for the Diagnosis and Treatment of Pulmonary Hypertension of the European Society of Cardiology (ESC) and the European Respiratory Society (ERS) : Endorsed by : Association for European Paediatric and Congenital Cardiology (AEPC), International Society for Heart and Lung Transplantation (ISHLT). Eur Heart J 37 : 67-119, 2016
6) Michael R：臨床血行動態学，メディカル・サイエンス・インターナショナル，東京，pp 103-104, 2011
7) Scott H, Vallerie V：グロスマン・ベイム心臓カテーテル検査・造影・治療．肺高血圧症および肺塞栓症のプロフィール，南江堂，東京，pp 1164, 2017
8) 難治性呼吸器疾患・肺高血圧症に関する調査研究班，2013
9) Kawakami T, Ogawa A, Matsubara H, et al : Novel Angiographic Classification of Each Vascular Lesion in Chronic Thromboembolic Pulmonary Hypertension Based Selective Angiogram and Results of Balloon Pulmonary Angioplasty Circ Cardiovasc Interv 9 : 2016
10) Vasiliki V, Andreas P, Barry A, et al : Left Ventricular Dysfunction With pulmonary Hypertension Part1 : Epidemilogy, athophysiology, and Definitions. Circ Heart Fail 6 : 344-354, 2013
11) Nazzareno G, Francesco S, Massimiliano p, et al : Left Main Coronary Artery Compression in Patients With Pulmonary Arterial Hypertension and Angina. J Am Coll Cardiol 69 : 2808-2817, 2017

特集 肺高血圧症 Cutting Edge
肺高血圧症治療：内科的治療と外科的治療，そして将来の治療

プロスタサイクリン製剤

経口薬，吸入薬，皮下注薬，静注薬，何を選択し，どのように治療するのか？

大郷 剛

Point

- プロスタサイクリン製剤は肺動脈性肺高血圧症治療薬の重要な薬剤の系統である．
- 内服，吸入，皮下注，静注と様々な剤型があり，また効果も異なるため患者のコンプライアンスや病態に合った治療を行う必要がある．

はじめに

肺動脈性肺高血圧症（pulmonary arterial hypertension；PAH）は肺血管の狭窄，閉塞により肺動脈圧の上昇を引き起こし，ひいては治療しなければ右心不全から死亡に至る疾患であり，特発性・遺伝性以外にも薬剤性，膠原病などの疾患関連によっても肺高血圧症を発症する．PAH の治療であるが，肺血管を拡張することを目標として治療が行われてきたものの多くの薬は不成功に終わった．血行動態の改善を目指すことはもともと原発性肺高血圧症といわれていた時代から多くの試みがなされ，血管拡張反応試験で肺動脈圧の著明な改善を示した症例は大量カルシウム拮抗薬治療で著明な有効例があり[1]，予後が極めて良いことはよく知られている．しかし長期有効例は特発性 PAH の患者でも 10％以下と少なく，多くの PAH 患者において効果が期待できる治療ではないことは明らかである．

長年の地道な基礎研究から PAH においてプロスタサイクリンなどの血管拡張物質の低下やエンドセリンなどの血管収縮物質の上昇が指摘され，現在までにプロスタサイクリン経路，NO-cGMP 経路，エンドセリン経路の 3 経路に対する介入の治験，臨床研究が行われ有効性が示されてきている．現在使用されている薬剤（プロスタサイクリン製剤，エンドセリン受容体拮抗薬，PDE5 阻害薬）は基礎的にも臨床的にも効果が示されてきた．PAH の治療方針は ESC/ERS 肺高血圧症診断治療のガイドライン，ACC/AHA の専門家によるコンセンサス，5 年に 1 度の国際肺高血圧シンポジウム（直近は 2018 年 3 月フランス，ニース）が行われ定期的にアップデートされている．2018 年には日本循環器学会の肺高血圧症治療ガイドラインが改訂されている．ガイドラインでは投薬の推奨はエビデンスレベルを中心に決定され，PAH 特異的治療薬の使用は個々の患者における自覚症状の WHO-functional class（WHO-FC）によって検討されている．これらの治療によりこれまで生命予後 3 年といわれていた PAH の予後が飛躍的に改善されてきた[2]．

おおごう たけし 国立循環器病研究センター肺循環科（〒565-8565 大阪府吹田市藤白台 5-7-1）

2432-3284／18／紙：¥800／電子：¥1200／論文／JCOPY

プロスタサイクリン製剤

現在，肺血管に比較的選択的であるPAH特異的治療薬として使用可能な治療薬はプロスタサイクリン経路，一酸化窒素（nitric oxide；NO）経路，エンドセリン（endothelin）経路の3つの経路をターゲットとしている．そのうち1976年に血管内皮から産生される血管弛緩物質として発見されたのがプロスタサイクリン（PGI_2）[3]であり，強力な肺血管拡張作用，血小板凝集作用，また平滑筋細胞増殖抑制作用があると報告されている．特発性PAHで血中プロスタサイクリン減少[4]，プロスタサイクリン合成酵素の発現低下[5]が報告されており，減少した肺血管拡張物質であるPGI_2を補充するプロスタサイクリン治療はPAHの治療に合理的と考えられる．歴史的に1990年代のプロスタサイクリン静脈注射薬から現在では5種類のPGI_2製剤が使用可能となっており，それぞれ投与方法や効果が異なる．国内では現在，①持続静注：エポプロステノール，②皮下投与（静脈注射）：トレプロスチニル（トレプロスト®），③吸入薬：イロプロスト，④経口投与：ベラプロスト，⑤経口投与：IPレセプター刺激薬（セレキシパグ）が使用可能であり，以下にそれぞれの薬剤の特徴と使用方法に関して述べる．

1 ▪ ベラプロスト（beraprost）

本邦で開発された経口プロスタサイクリン製剤である．日本では後ろ向き試験にて血行動態と予後の改善が報告され[6]，1998年原発性肺高血圧症に保険適用となった．海外でのRCTでは長期効果は認めなかった[7,8]．しかしその後，長時間の血中濃度の維持を目的としたベラプロスト徐放製剤が開発され，PAH患者に対する臨床第Ⅱ相試験では運動耐容能と血行動態の改善が報告されている[9]．肺高血圧症治療薬のなかでは薬価も安く使用しやすい薬であり，現在でも比較的軽症から中等症の患者さんには多く処方されている．

2 ▪ エポプロステノール静脈注射（intravenous epoprostenol）

極めて予後の悪い疾患であった特発性PAHに対しPGI_2製剤であるエポプロステノールが1980年代から臨床的に用いられ，1980年代から1990年代にかけ臨床試験が行われてその有効性が示され，長期効果での有用性が得られている．静脈投与であるエポプロステノールは強力な血管拡張作用を持ち，用量依存性に肺血管抵抗を低下させる．エポプロステノールは本来常温環境下において8時間程度で失活するためアイスパックなどによる薬剤の常時冷却が必要であった．しかし常温でも安定なエポプロステノール製剤が開発され，2013年より使用されている．エポプロステノール持続注射は1996年に特発性/遺伝性PAHに対する多施設共同ランダム化比較対照試験にて生命予後も含めた有効性が示された[10]．本邦では1999年に保険承認され使用可能となり，最も歴史のある治療薬ではあるが，多様な治療薬が存在する現時点でもエポプロステノールは内科治療において最も強力な治療薬でもある．特発性PAHでの報告では3年生存率は62.8%と報告されている[11]．エポプロステノールは最も強力な治療であることより開始後効果が少ない場合は直ちに肺移植登録を検討するべきである[12]．至適用量に関してはRCTでの確立された方法がなく様々な意見がある．当院では増量中の患者も多いが30〜60 ng/kg/min程度の投与量が多く，重症例や通常量のエポプロステノールで十分な効果が得られない場合は100 ng/kg/minを超えて増量している症例も存在するがこのような不応例で必ずしも高用量で効果が得られているわけではない．むしろ近年エポプロステノール投与を伴うupfront combination therapy（エポプロステノール静注＋PDE5阻害薬，エンドセリン拮抗薬）においてエポプロステノール静注は20〜40 ng/kg/min程度の量でも過去には考えられないほどの血行動態の改善がみられており，必ずしも高用量使用することが重要とは考えにくい．治療薬のチョイスが限られていた時代においてはエポプロステノール静注薬単独での使用や内服薬1剤のみの併用で，十分な効果を得るために高用量使用が必要で，その場合に著効例が存在しているのは事実である．したがって至適投与量においては投与方法も大きく関係し，そのほかに血行動態や病態などを確認し，個々の患者における至適用量を決定すべきである．また近年，内服薬での改善に乏しいためエポプロステノール投与目的での紹介症例も増加している．しかし内服で治療が後手に回り，静脈注射薬の投与が遅れることで重症化している症例も散見する．エポプロステノール投与の判断に関しては留置カテーテルによる感染症などの合併症にも注意が必要であり，患者教育が極めて重要である．エポプロステノール使用に習熟した専門施設での判断が必要と考えられる．

3 ▪ トレプロスト® 注射液

トレプロスト® 注射液はプロスタサイクリン誘導体の注射薬であり，プロスタサイクリンの化学構造を改変することにより，半減期と室温下での溶液安定性を改善した製剤で，静脈内投与と皮下投与が可能で有効性が報告され[13)]，エポプロステノールと同様の効果が報告されている[14)]．米国ではNYHA心機能分類Ⅱ～Ⅳ度のPAH治療薬として2002年に皮下投与，2004年に静脈内投与が承認されている．本邦でも臨床第Ⅱ相，第Ⅲ相試験での有効性，安全性が示され，2014年承認された．トレプロスト® は現在使用できるプロスタサイクリン製剤のなかで唯一皮下注投与が可能である．効果はエポプロステノールに劣ると考えられ，重症でエポプロステノールが使用できない場合や，エポプロステノールを使用する程度の重症度ではない場合の選択肢となることが多い．問題は皮下注による局所の痛みを伴い，鎮痛薬によるコントロールが必要になることが多いことである．

4 ▪ イロプロスト吸入薬

本剤は，現在使用できるプロスタサイクリン製剤および肺高血圧治療薬のなかで唯一の吸入プロスタサイクリン誘導体製剤であり，携帯型ネブライザを用いて患者自身が吸入する製剤であり，肺から直接，肺動脈血管に作用する．血管平滑筋および血小板の PGI_2 受容体を介して，ほかのプロスタサイクリン製剤と同様にアデニル酸シクラーゼを活性化し，cAMP産生を促進し，血管拡張作用および血小板凝集抑制作用を示す．イロプロストは専用のネブライザを用いて患者自身が吸入するため侵襲性が低い．また，CYPなどの代謝酵素の影響を受けないことから相互作用が少ない．作用時間が短く間隔を2時間以上空けて1日6～9回吸入する．吸入薬のため効果に限界があるが，静注薬・皮下注薬とは異なり，簡便に投与できる点がメリットである．ただし頻回の吸入が現行の機材では簡便とはいえず，実際の使用においては薬剤のアドヒアランスには問題がある．

5 ▪ セレキシパグ内服薬

プロスタサイクリン製剤は総じて半減期が短いため投与方法が持続静脈投与などに限定され内服には大きな問題があった．今までプロスタサイクリン製剤は PGI_2 そのものかアナログであったが，セレキシパグは非プロスタノイド構造で PGI_2 受容体を刺激する作用をもつ国産の非プロスタノイドのプロスタサイクリン受容体（IP受容体）作動薬である．セレキシパグは経口投与が可能で生体内でMRE-269に代謝される．このMRE-269は既存のプロスタノイド構造からなるIP受容体作動薬と遜色のない薬理活性を有し，半減期が長く，長時間の薬効持続が期待できる．GRIPHON試験では，1,156人の特発性PAH症例を対象に，前向き二重盲検試験が行われ，主要評価項目である病状悪化および死亡が40%抑制された[15)]．安全性評価では，既承認のIP受容体作動薬と同様に，重篤なものは比較的少ないが頭痛などの PGI_2 関連の有害事象が多くみられ，導入，増量には注意が必要である．

PAH治療薬を使用したPAH治療：プロスタサイクリン系治療薬の使用について

前述のごとく肺血管拡張薬にはプロスタサイクリン，NO，エンドセリンの3系統があり，それらで治療を開始するが，基本的には重症度，WHO機能分類に従って治療選択がされる．エポプロステノール静注薬は豊富なエビデンスとその強力な効果により重症例ではエポプロステノール静注薬の適応であり，WHO-FCⅣ度の重症例はエポプロステノールを第一選択とするべきである．WHO-FCⅢ度においては重症例ではやはりエポプロステノール静注薬の適応を考慮するべきである．WHO-FCⅢ度の軽症例ではトレプロスト®の皮下注射や静脈注射を選択してもよい．WHO-FCⅡ度では内服薬もしくは吸入薬を選択し，併存病態，重症度，改善度に応じて，単剤あるいは併用で投与する．近年治療薬に関しては初期併用療法のエビデンスが出てきており，プロスタグランジン系薬剤の使用の場合において治療初期より他のエンドセリン受容体拮抗薬やPDE5阻害薬などの併用が行われることが多い．基本的な初期併用療法の考え方として重症例では，エポプロステノール静注を含む初期併用療法を施行し[16]，何らかの理由で静注が困難な症例では皮下注を含む初期併用療法を行い，中等症では内服薬，吸入薬を併用した多剤初期併用療法を行う．トレプロスト®はエポプロステノールと比較し血管拡張効果が少ないが重症例で初期にエポプロステノールを使用し改善した場合に，血小板が減少しにくいなどの理由でトレプロスト®への切り替えを行う場合があり，トレプロスト®はエポプロステノールと同様の薬剤効力を発揮するにはエポプロステノールの1.3～2倍の投与濃度が必要とされる．しかし患者ごとに異なるため切り替えの場合は注意が必要である（専門施設での切り替えが望ましい）．現時点では内服薬のみの初期併用治療では国外ではPDE5阻害薬とエンドセリン受容体拮抗薬との初期併用のエビデンスがあり，行われているが，今後はセレキシパグ内服を含めた3剤併用のエビデンスが待たれる．

文献

1）Rich S, Kaufmann E, Levy PS : The effect of high doses of calcium-channel blockers on survival in primary pulmonary hypertension. N Engl J Med 327 : 76-81, 1992
2）Humbert M, Sitbon O, Chaouat A, et al : Survival in patients with idiopathic, familial, and anorexigen-associated pulmonary arterial hypertension in the modern management era. Circulation 122 : 156-163, 2010
3）Moncada S, Gryglewski R, Bunting S, Vane JR : An enzyme isolated from arteries transforms prostaglandin endoperoxides to an unstable substance that inhibits platelet aggregation. Nature 263 : 663-665, 1976
4）Christman BW, McPherson CD, Newman JH, et al : An imbalance between the excretion of thromboxane and prostacyclin metabolites in pulmonary hypertension. N Engl J Med 327 : 70-75, 1992
5）Tuder RM, Cool CD, Geraci MW, et al : Prostacyclin synthase expression is decreased in lungs from patients with severe pulmonary hypertension. Am J Respir Crit Care Med 159 : 1925-1932, 1999
6）Nagaya N, Uematsu M, Okano Y, et al : Effect of orally active prostacyclin analogue on survival of outpatients with primary pulmonary hypertension. J Am Coll Cardiol 34 : 1188-1192, 1999
7）Barst RJ, McGoon M, McLaughlin V, et al : Beraprost therapy for pulmonary arterial hypertension. J Am Coll Cardiol 41 : 2119-2125, 2003
8）Galie N, Humbert M, Vachiery JL, et al : Effects of beraprost sodium, an oral prostacyclin analogue, in patients with pulmonary arterial hypertension : a randomized, double-blind, placebo-controlled trial. J Am Coll Cardiol 39 : 1496-1502, 2002
9）Kunieda T, Nakanishi N, Matsubara H, et al : Effects of long-acting beraprost sodium（TRK-100STP）in Japanese patients with pulmonary arterial hypertension. Int Heart J 50 : 513-529, 2009
10）Barst RJ, Rubin LJ, Long WA, et al : A comparison of continuous intravenous epoprostenol（prostacyclin）with conventional therapy for primary pulmonary hypertension. N Engl J Med 334 : 296-301, 1996
11）McLaughlin VV, Shillington A and Rich S. Survival in primary pulmonary hypertension : the impact of epoprostenol therapy. Circulation 106 : 1477-1482, 2002
12）Sitbon O, Humbert M, Nunes H, et al : Long-term intravenous epoprostenol infusion in primary pulmonary hypertension : prognostic factors and survival. J Am Coll Cardiol 40 : 780-788, 2002
13）Simonneau G, Barst RJ, Galie N, et al : Continuous subcutaneous infusion of treprostinil, a prostacyclin analogue, in patients with pulmonary arterial hypertension : a double-blind, randomized, placebo-controlled trial. Am J Respir Crit Care Med 165 : 800-804, 2002
14）Benza RL, Tapson VF, Gomberg-Maitland M, et al : One-year experience with intravenous treprostinil for pulmonary arterial hypertension. J Heart Lung Transplant 32 : 889-896, 2013
15）Sitbon O, Channick R, Chin KM, et al : Selexipag for the Treatment of Pulmonary Arterial Hypertension. N Engl J Med 373 : 2522-2533, 2015
16）Sitbon O, Jais X, Savale L, et al : Upfront triple combination therapy in pulmonary arterial hypertension : a pilot study. Eur Respir J 43 : 1691-1697, 2014

エンドセリン受容体拮抗薬

受容体選択性は考慮すべきか？　何を根拠に選択するのか？

玉田直己／江本憲昭

Point

- エンドセリン系は肺動脈の収縮や血管平滑筋細胞の増殖など，肺動脈性肺高血圧症の病態形成に関わっている．
- エンドセリン受容体拮抗薬は肺動脈性肺高血圧症治療のキープレーヤーとなる薬剤である．
- エンドセリンが作用する細胞内情報伝達経路には未だ不明な点も多く残されており今後の研究課題である．

はじめに

エンドセリン受容体拮抗薬は本邦において2005年にボセンタンが承認されて以来，2010年にアンブリセンタン，2015年にマシテンタンと現在では3種類が肺動脈性肺高血圧症（pulmonary arterial hypertension；PAH）に臨床応用されており，近年のPAHに対するcombination therapyの観点からも欠かすことのできない薬剤となっている．本稿では，エンドセリン系の生理活性，エンドセリン受容体拮抗薬の受容体選択性について，エンドセリン受容体拮抗薬のPAHに対するエビデンス，基礎研究の最新知見を踏まえたエンドセリン受容体拮抗薬の現状と今後の可能性について述べる．

エンドセリン系

エンドセリン-1（ET-1）は21残基のアミノ酸により構成される強力な血管収縮性物質としてブタ大動脈の血管内皮培養上清より単離同定され，1988年に報告された[1]．212残基のアミノ酸から構成されるprepro-endothelinから38残基の活性のない中間体であるbig endothelinが産生され，その後エンドセリン変換酵素による修飾を経てエンドセリンが合成される．

エンドセリンには，ET-1，ET-2，ET-3の3つのアイソフォームが存在する．ET-1は内皮細胞をはじめとして，上皮細胞，マクロファージ，線維芽細胞，心筋細胞やニューロンから生成され，エンドセリンA受容体（ET_A）およびエンドセリンB受容体（ET_B）の2種類のGタンパク質結合受容体に結合し，細胞内シグナルの活性化を来すことによりその生理作用を発揮する[2]．

エンドセリン系の生理活性作用は全身臓器に及んでおり，血管系，心筋細胞，腎などにおいて現時点で多彩な生理的役割が解明されているが，本稿では肺高血圧症に最も関連する心血管系におけるエンドセリンの生理活性について主に述べる．

たまだ なおき・えもと のりあき　神戸大学大学院医学研究科内科学講座循環器内科学分野（〒650-0017 兵庫県神戸市中央区楠町7-5-1）
えもと のりあき　神戸薬科大学臨床薬学研究室

2432-3284／18／紙：¥800／電子：¥1200／論文／JCOPY

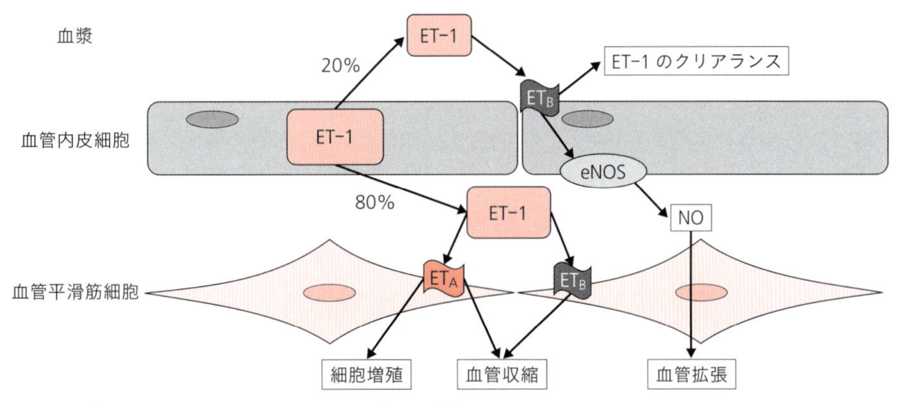

図 1　血管におけるエンドセリンの生理活性

ET-1 は血管内皮細胞で生成され，80% は内皮細胞基底側へ拡散し平滑筋細胞に発現している ET_A/ET_B に結合し，血管収縮や細胞増殖を来す．残り 20% は血漿に拡散し，内皮細胞に発現している ET_B に結合し内皮型一酸化窒素合成酵素（eNOS）から一酸化炭素（NO）放出を促進することで血管拡張を来したり，ET-1 のクリアランスに関与する．

血管系では，ET-1 は血管内皮細胞で生成され，その 80% が内皮細胞基底部側へ拡散し平滑筋細胞に発現している ET_A および ET_B に結合し，血管収縮を呈する（**図 1**）．残りの 20% は血漿に拡散し内皮細胞に発現している ET_B に結合し，内皮型一酸化窒素合成酵素（eNOS）から一酸化炭素（NO）放出を促進することで血管拡張を来す（**図 1**）．さらに血管の収縮・拡張以外に ET_A は平滑筋細胞における細胞増殖，ET_B は ET-1 のクリアランスに関わっている[3, 4]．

心筋細胞では主に ET_A が，心臓線維芽細胞には ET_A および ET_B の双方が発現している．マウスを用いた研究では ET-1 が ET_A もしくは ET_B に結合することで，それぞれ心筋収縮力の増加もしくは減少に関与するとされている．ほかにも心筋肥大や線維芽細胞の形成にも関わることが示唆されている[3]．

これらエンドセリン系の生理学的機序は，PAH の病態生理に重要な役割を果たしている．

エンドセリン受容体拮抗薬の受容体選択性

エンドセリン受容体拮抗薬はこれまで 100 種類以上の化合物が開発され，臨床応用が検討されてきた．本稿執筆時点において，本邦で承認されているエンドセリン受容体拮抗薬としてボセンタン，アンブリセンタン，マシテンタンが挙げられる．これらは主に，エンドセリン受容体拮抗薬が ET_B に比してどの程度 ET_A 選択的に結合阻害性をもつかにより，ET_A 選択的拮抗薬（アンブリセンタン）と，ET_A 非選択的拮抗薬（ボセンタン，マシテンタン）に販売元の製薬会社や研究グループにより分類されている．

エンドセリン受容体拮抗薬の ET_A 選択性は ^{125}I-ET-1 を用いた放射性リガンドアッセイを用いて *in vitro* で検討されることが多い．このアッセイに基づき受容体選択性（ET_A：ET_B）を検討したところ，ボセンタンは 20：1，アンブリセンタンは 616：1，マシテンタンは 782：1 という結果であった[5]．"ET_A 選択的"についての明確な定義は実は存在しないのであるが，Davenport らは 100：1 以上を ET_A 選択的と定義することを提唱している[5]．この観点から考えると，マシテンタンは ET_A 選択的であるといえるが，販売会社はマシテンタンを非選択的であると分類している．その根拠としては，マシテンタン投与後にヒト血漿中の ET-1 濃度が上昇することが挙げられている．この ET-1 濃度上昇は，マシテンタンによる ET_B 阻害による ET-1 のクリアランス阻害を示しており，マシテンタンは *in vitro* のアッセイでは選択性が高そうにみえるが，最終的に ET_A 非選択的拮抗薬に分類されている．

エンドセリン受容体拮抗薬の使い分けにおいて，受容体選択性について考慮することはエンドセリン系の生理学的機序から非常に重要なことであると考える．しかし，上記のようにエンドセリン受容体拮

表 1 PAH もしくは CTEPH に対するボセンタンの臨床試験

臨床試験	症例	用量（vs. プラセボ，mg/day）	期間	結果	副作用
Channick, et al [2001]	PAH 32 例（IPAH 27，CTD 5）WHO-FC Ⅲ	125（4 週）→250	12 週	6 分間歩行距離の平均変化量（vs. プラセボ）76 m と有意に改善 血行動態（CI/PVR/PAP/RAP）も有意に改善	著明な副作用なし 忍容性良好
BREATHE-1 Rubin, et al [2002]	PAH 213 例（IPAH 150，CTD 63）WHO-FC Ⅲ-Ⅳ	125（4 週）→250 or 500	16 週	6 分間歩行距離の平均変化量（vs. プラセボ）は 250 mg 35 m，500 mg 54 m と用量依存性に有意に改善	頭痛：23%（500 mg），19%（250 mg），19%（プラセボ） 肝酵素上昇：14%（500 mg），4%（250 mg），3%（プラセボ）
BREATHE-5 Galie, et al [2006]	Eisenmenger 症候群 54 例 WHO-FC Ⅲ	125（4 週）→250	16 週	酸素化の悪化を認めず 血行動態（PVRI/PAP）は有意に改善	下肢浮腫：19%（プラセボ 6%） 肝酵素上昇：3%（プラセボ 0%）
EARLY Galie, et al [2008]	PAH 185 例（IPAH 112，CHD 32，CTD 33，HIV 7，other 1）WHO-FC Ⅱ	125（4 週）→250	6 カ月	PVR の有意な改善（−22.6% vs. プラセボ）を認め，6 分間歩行距離の平均変化量（vs. プラセボ）は 19.1 m と改善する傾向	肝酵素上昇：13%（プラセボ 2%）
BENEFiT Jais, et al [2008]	CTEPH 157 例（手術不能例もしくは術後再発・PH 残存例）主に WHO Ⅱ-Ⅲ	125（4 週）→250	16 週	PVR の有意な改善（−24.1% vs. プラセボ）を認めるも 6 分間歩行距離は有意差なし	末梢浮腫：13%（プラセボ 7.5%） 肝酵素上昇：7.8%（プラセボ 1.3%） 頭痛：6.5%（プラセボ 1.3%）

すべて無作為化プラセボ法対照二重盲検多施設共同研究
CHD : Congenital heart disease, CI : Cardiac index, CTD : Connective tissue disease, CTEPH : Chronic thromboembolic pulmonary hypertension, HIV : Human immunodeficiency virus, IPAH : Idiopathic pulmonary arterial hypertension, PAH : Pulmonary arterial hypertension, PAP : Pulmonary arterial pressure, PH : Pulmonary hypertension, PVR : Pulmonary vascular resistance, PVRI : Pulmonary vascular resistance index, RAP : Right atrial pressure, WHO-FC : World Health Organization functional class

抗薬の選択性の定義は未だ定まっておらず，加えて *in vitro*/*in vivo* やアッセイ間においてもしばしば矛盾した結果となることから，これのみをエンドセリン受容体拮抗薬の使用根拠とするには現時点において困難であると考える．

エンドセリン受容体拮抗薬とその臨床試験

現在どのエンドセリン受容体拮抗薬を選択すべきかを考えるときに最も考慮すべきは，やはり臨床試験に基づいた科学的根拠であると考える．以下にボセンタン，アンブリセンタン，マシテンタンに加えて過去にヨーロッパで承認を受けていた sitaxsentan についての臨床試験をレビューする．

1・ボセンタン（表 1）

ボセンタンは経口投与可能な非ペプチド性エンドセリン受容体拮抗薬として初めて承認を受けた，ET_A と ET_B の双方を阻害する薬剤である．

表 1 にボセンタンに対する臨床試験を提示する．ボセンタンは Channick らが行った pilot study[6] により運動耐容能および血行動態改善効果が示された．その後，症例数を増やし検討された BREATHE-1 試験[7] により先行研究と同じく運動耐容能の改善が証明されたが，用量依存性に肝障害を来すことが判明した．この BREATHE-1 試験を以て 2001 年に米国で，2005 年に日本で WHO 機能分類Ⅲ度およびⅣ度の PAH に対する臨床応用が可能となった．BREATHE-5 試験[8] では Eisenmenger 症候群におけるボセンタンの安全性（酸素化を悪化させない）と血行動態の改善効果を認めた．また，EARLY 試験[9] で WHO 機能分類Ⅱ度に対する有効性も証明され，現在ボセンタンは WHO 機能分類Ⅱ度およびⅢ度の PAH に対しての第一選択薬となっている．

PAH のほかにも，慢性血栓塞栓性肺高血圧症（chronic thromboembolic pulmonary hypertension ; CTEPH）に対しても臨床試験が行われ，肺血管抵抗（pulmonary vascular resistance ; PVR）の改善を認めたものの，6分間歩行距離の改善は認めず適応の取得には至らなかった．

また，PAH以外でエンドセリン受容体拮抗薬が臨床使用されている疾患が全身性強皮症（SSc）における手指潰瘍である．手指潰瘍に対してボセンタンを使用し改善した報告が複数例存在することから多施設共同ランダム化比較試験であるRAPID-1試験[10]が施行された．この試験では122例のSSc患者に対してボセンタンもしくはプラセボを投与し，16週における手指潰瘍の発症抑制や既存潰瘍の治療効果について検討された．結果は，48%の発症抑制効果を認めたが，既存潰瘍の治療効果についてはプラセボと差がなかった．後述するマシテンタンについてもDUAL-1およびDUAL-2[11]試験でSScの手指潰瘍発症抑制効果について検討されたが，効果の証明には至らなかった．以上より，現時点ではボセンタンのみがSScにおける手指潰瘍発症抑制に対して適応を有している．

ボセンタンの最も注意すべき副作用として肝酵素上昇が挙げられる．ボセンタンの肝酵素上昇は**表1**のBREATHE-1にみられるように用量依存的に発現し，薬剤の減量もしくは中止により改善することが知られている．その機序はET_A/ET_B阻害作用によるものではなく，胆汁酸排泄ポンプの阻害による肝細胞障害であるとされている[5]．

2 ▪ sitaxsentan（表2）

sitaxsentanはET_A選択性が9,500：1ともいわれているET_A選択的拮抗薬である．しかも，導入後に血漿中のET-1が低下する（同じET_A選択的拮抗薬であるアンブリセンタンは上昇すると報告されている）といわれており，今まで世界において臨床使用されてきたエンドセリン受容体拮抗薬のなかでも最もET_A選択性が高いといえる．STRIDE-1試験で運動耐容能と血行動態の改善効果を示し[12]，ヨーロッパで承認された．しかし，2例の重篤な肝障害が報告され，2010年に市場から撤退した．

3 ▪ アンブリセンタン（表2）

アンブリセンタンもsitaxsentan同様ET_A選択的拮抗薬であり，ARIES-1および2試験[13]にて運動耐容能の改善が示され，適応承認に至った．アンブリセンタンの特徴は，肝障害の頻度が低いことや併用禁忌の薬剤の少ないことである．

また，PAH治療において，近年多系統の肺血管拡張薬を同時に投与する併用療法が注目されている．AMBITION試験[14]では治療開始初期から併用療法を行う初期併用療法の効果が検証されているが，アンブリセンタンとホスホジエステラーゼ5阻害薬であるタダラフィルの初期併用療法は，それぞれの単独療法に比して死亡率を含めた臨床的悪化を改善させることが示された．エンドセリン受容体拮抗薬単独のみならずホスホジエステラーゼ5阻害薬を早期に併用することがPAHの予後改善に重要であることがAMBITION試験により証明された．

ただし，アンブリセンタンは特発性肺線維症を対象としたARTEMIS-IPF試験の中間解析でアンブリセンタン投与群において肺線維症増悪リスク増加をもたらす可能性が示唆されたため，肺線維症を伴うPAHに対する使用には十分な注意が必要である．

4 ▪ マシテンタン（表2）

マシテンタンはET_AおよびET_Bをともに阻害する新規エンドセリン受容体拮抗薬である．SERAPHIN試験[15]では，主要評価項目に死因を問わない死亡，心房中隔裂開術，肺移植，プロスタノイド静注もしくは皮下注の開始，またはPAHの悪化で構成されたmorbidity/mortalityのイベントのいずれかが最初に発生するまでの時間が設定され，マシテンタン群がこの主要評価項目発生率を用量依存性に改善させることを示した．浮腫や肝障害の頻度もプラセボ群と変わりなく，効果のみならず安全性においてもおおいに有用であることが証明された．

5 ▪ エンドセリン受容体拮抗薬を何を根拠に選択するのか？

ボセンタンからマシテンタンに至るまで，これま

表 2 PAH に対する Sitaxsentan，アンブリセンタン，マシテンタンの臨床試験

薬剤	臨床試験	症例	用量（vs. プラセボ，mg/day）	期間	結果	副作用
Sitaxsentan	STRIDE-1 Barst, et al [2004]	PAH 178 例（IPAH 94，CTD 42，CHD 42）WHO-FC Ⅱ-Ⅳ	100，300	12 週	心肺運動負荷試験における peak VO_2 が 300 mg 群で有意に改善 6 分間歩行距離の平均変化量（vs. プラセボ）は 100 mg 35 m，300 mg 33 m と改善 100 mg，300 mg 群双方において血行動態（PVR/CI）も有意に改善	肝酵素上昇：10%（300 mg），0%（100 mg），3%（プラセボ） 頭痛：46%（300 mg），45%（100 mg），34%（プラセボ） 浮腫：25%（300 mg），16%（100 mg），17%（プラセボ）
アンブリセンタン	ARIES-1，-2 Galie, et al [2008]	PAH 393 例（IPAH 251，CTD 124，HIV 11，Drug-induced 6）主に WHO-FC Ⅱ-Ⅲ	2.5，5，10	12 週	6 分間歩行距離の平均変化量（vs. プラセボ）は 2.5 mg 32 m，5 mg 45 m，10 mg 51 m と有意に改善	浮腫，頭痛，鼻閉：実薬群で増加傾向 正常値上限の 3 倍を超える肝酵素上昇は認めず
アンブリセンタン	AMBITION Galie, et al [2015]	PAH 500 例（IPAH 265，CTD 187，HPAH 14，CHD 9，HIV 9，Drug or Toxin induced 16）WHO-FC Ⅱ-Ⅲ	アンブリセンタン 10＋タダラフィル 40 vs. アンブリセンタン 10＋プラセボ vs. タダラフィル 40＋プラセボ	65 週	複合エンドポイント（死亡・肺高血圧増悪入院・病状の悪化・治療効果不十分のいずれか）発生率は併用群 18%，単剤群 31%（ハザード比は併用群 vs. 単剤群で 0.50） 24 週時点での 6 分間歩行距離の変化中央値は併用群 vs. 単剤群で 49 m vs. 24 m	浮腫：45%（併用），33%（アンブリセンタン），28%（タダラフィル） 頭痛：42%（併用），33%（アンブリセンタン），35%（タダラフィル） めまい：20%（併用），19%（アンブリセンタン），12%（タダラフィル）
マシテンタン	SERAPHIN Pulido, et al [2013]	PAH 742 例（IPAH 404，CTD 224，CHD 62，Drug or Toxin induced 22，HPAH 13，HIV10）主に WHO-FC Ⅱ-Ⅲ	3，10	約 2 年	複合エンドポイント（死亡・心房中隔裂開術・肺移植・プロスタノイド静注/皮下注の開始・PAH の悪化）発生率は 3 mg 38.0%，10 mg 31.4%，プラセボ 46.4%（ハザード比は 3 mg vs. プラセボで 0.70，10 mg vs. プラセボで 0.55） 6 カ月時点での 6 分間歩行距離の平均変化量は 3 mg 7.4 m，10 mg 12.5 m，プラセボ−9.4 m	浮腫：18.2%（10 mg），16%（3 mg），18.1%（プラセボ） 頭痛：13.6%（10 mg），13.2%（3 mg），8.8%（プラセボ） 肝酵素上昇：3.4%（10 mg），3.6%（3 mg），4.5%（プラセボ）

すべて無作為化プラセボ法対照二重盲検多施設共同研究
CHD : Congenital heart disease, CI : Cardiac index, CTD : Connective tissue disease, HIV : Human immunodeficiency virus, HPAH : Hereditary pulmonary arterial hypertension, IPAH : Idiopathic pulmonary arterial hypertension, PAH : Pulmonary arterial hypertension, PVR : Pulmonary vascular resistance, WHO-FC : World Health Organization functional class

でのエンドセリン受容体拮抗薬の臨床試験結果をまとめた．表 1，表 2 にまとめた通り，これまでの大規模臨床試験において各種エンドセリン受容体拮抗薬を head-to-head で比較したものは未だ存在しない．したがって，現時点でどのエンドセリン受容体拮抗薬が最も優れているかという比較は困難である．

しかし，個々の臨床試験を比較した際に，いくつかの問題点が存在することがわかる．最も重大な問題点はボセンタンの臨床試験における症例数とエンドポイントの設定である．アンブリセンタンやマシテンタンの臨床試験ではボセンタンのいずれと比較してもかなり多くの症例数について検討している．また，エンドポイントについてもボセンタンは主に 6 分間歩行距離や血行動態の改善で比較されているが，アンブリセンタンやマシテンタンにおいては臨床的イベント発生率が比較されている．したがって

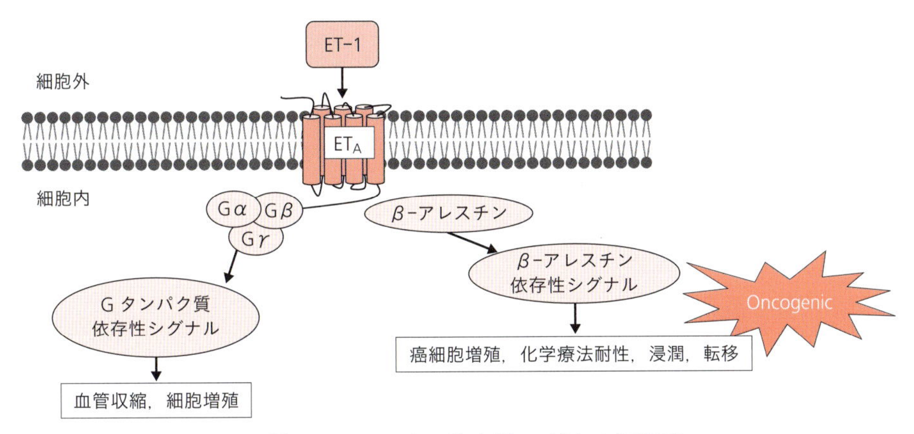

図2 ET$_A$ とGタンパク質/β-アレスチン依存性シグナル伝達系

エンドセリン受容体の下流において，Gタンパク質依存性 signal に加えて，β-アレスチン依存性シグナル伝達が存在し，これらの複雑な経路によって生体内の絶妙なシグナル伝達がコントロールされている．このβ-アレスチンを介したシグナル伝達は，癌細胞の増殖，化学療法耐性，浸潤，転移などといった悪性腫瘍増大の一端を担っている．

ボセンタンに比してアンブリセンタンやマシテンタンのほうがPAHに対する臨床的有効性を示すことができていると考える．ただし，SScにおける皮膚潰瘍に対して現時点ではボセンタンが臨床使用できる唯一のエンドセリン受容体拮抗薬であるということはボセンタンの優位点であると考える．そのほかにも初期併用療法からの観点からはアンブリセンタンが優位であるし，単剤治療としてはマシテンタンが優位であるといえる．

いずれの薬剤についても十分なエビデンスがあるわけではないため，これら個々のエビデンスを参考にし，臨床的状況に応じたベストな薬剤選択を行うことがよいと考える．

エンドセリン受容体拮抗薬の新たな展望

今までは，肺高血圧症とエンドセリン受容体拮抗薬についてこれまで明らかになったことを中心に述べてきたが，ここからは最新のエンドセリン研究に触れつつ今後のエンドセリン受容体拮抗薬の展望について述べる．

1 ■ エンドセリン受容体とβ-アレスチン

これまで，エンドセリン系はET-1がET$_A$またはET$_B$に結合することでGタンパク質依存性の細胞内シグナル伝達を引き起こし，様々な生理活性をもつと考えられてきた．しかし近年，エンドセリン受容体の下流シグナルにおいて，Gタンパク質に依存しない，β-アレスチン依存性のシグナル伝達が活性化することが明らかとなっている（図2）．これらの複雑な経路によって生体内の絶妙なシグナル伝達がコントロールされている．その一方で，このβ-アレスチンを介したシグナル伝達が，癌細胞の増殖，化学療法耐性，浸潤，転移などといった悪性腫瘍増大の一端を担っているということが示されている[16]．

そういった観点から，エンドセリン受容体は癌領域における新たな治療ターゲットとして脚光を浴びている．つまり，癌の増大・進展に関わると考えられるエンドセリン受容体—β-アレスチン経路を阻害することにより癌治療に対する新たなる治療戦略になるのではないかと考えられている．基礎研究の分野では，マシテンタン単独もしくはマシテンタンと化学療法との併用によって癌細胞の増殖や転移を抑制することができたという報告[16]もあり臨床応用が期待されている．

肺高血圧症領域におけるエンドセリン受容体—β-アレスチン経路の関わりについては，不明である．この経路は上述の通り悪性腫瘍の増大進展に関わっており，肺高血圧症における血管内皮細胞もしくは血管平滑筋細胞の腫瘍性増殖と関わっているかどうかについては大変興味深いところである．もしそうであれば，今後β-アレスチンを"選択的"に阻害する薬剤が出現することで，肺高血圧症治療戦略がさらに進化するのではないかと期待する．

2 ▪ エンドセリン受容体の結晶構造解析

これまで，多くの研究室による長年の挑戦にもかかわらずエンドセリン受容体の結晶構造は明らかではなかった．しかし，2016年に日本からの報告[17]で，ET-1と結合していないET_BおよびET-1と結合したET_B双方の結晶構造が明らかにされた．さらに，2017年にはボセンタンと結合したET_Bの構造が明らかにされた[18]．これらの研究が発展すれば，特定の情報伝達経路，例えばβ-アレスチン経路のみを抑制できる薬物を合成できる可能性がある．すなわち，肺高血圧症に対して，より治療効果の高いエンドセリン受容体拮抗薬の設計が行えるのではないかと期待されている．

おわりに

エンドセリン受容体拮抗薬は，ボセンタンに始まり，アンブリセンタン，マシテンタンと今やPAH治療において欠かすことのできない薬剤となっている．しかし，その一方でどのエンドセリン受容体拮抗薬を選択すべきであるかということについては限られた臨床研究を参照し，個々の症例の病態や臨床状況に応じて判断していくしかない状況である．それに加えて，エンドセリン受容体—β-アレスチン経路がPAHの病態を修飾している可能性もあり，エンドセリン系については未だに臨床的および基礎研究的課題が多く残されているといえる．そのなかで，エンドセリン受容体の構造解析およびその下流シグナルのさらなる研究進展により，既存のエンドセリン受容体拮抗薬を上回る薬剤の出現を期待したい．

文献

1) Yanagisawa M, Kurihara H, Kimura S, et al : A novel potent vasoconstrictor peptide produced by vascular endothelial cells. Nature 332 : 411-415, 1988
2) Miyagawa K, Emoto N : Current state of endothelin receptor antagonism in hypertension and pulmonary hypertension. Ther Adv Cardiovasc Dis 8 : 202-216, 2014
3) Vignon-Zellweger N, Heiden S, Miyauchi T, et al : Endothelin and endothelin receptors in the renal and cardiovascular systems. Life Sci 91 : 490-500, 2012
4) Opitz CF, Ewert R, Kirch W, et al : Inhibition of endothelin receptors in the treatment of pulmonary arterial hypertension : does selectivity matter? Eur Heart J 29 : 1936-1948, 2008
5) Davenport AP, Hyndman KA, Dhaun N, et al : Endothelin. Pharmacol Rev 68 : 357-418, 2016
6) Channick RN, Simonneau G, Sitbon O, et al : Effects of the dual endothelin-receptor antagonist bosentan in patients with pulmonary hypertension : a randomised placebo-controlled study. Lancet (London, England) 358 : 1119-1123, 2001
7) Rubin LJ, Badesch DB, Barst RJ, et al : Bosentan therapy for pulmonary arterial hypertension. N Engl J Med 346 : 896-903, 2002
8) Galie N, Beghetti M, Gatzoulis MA, et al : Bosentan therapy in patients with Eisenmenger syndrome : a multicenter, double-blind, randomized, placebo-controlled study. Circulation 114 : 48-54, 2006
9) Galie N, Rubin L, Hoeper M, et al : Treatment of patients with mildly symptomatic pulmonary arterial hypertension with bosentan (EARLY study) : a double-blind, randomised controlled trial. Lancet (London, England) 371 : 2093-2100, 2008
10) Korn JH, Mayes M, Matucci Cerinic M, et al : Digital ulcers in systemic sclerosis : prevention by treatment with bosentan, an oral endothelin receptor antagonist. Arthritis Rheum 50 : 3985-3993, 2004
11) Khanna D, Denton CP, Merkel PA, et al : Effect of Macitentan on the Development of New Ischemic Digital Ulcers in Patients With Systemic Sclerosis : DUAL-1 and DUAL-2 Randomized Clinical Trials. JAMA 315 : 1975-1988, 2016
12) Barst RJ, Langleben D, Frost A, et al : Sitaxsentan therapy for pulmonary arterial hypertension. Am J Respir Crit Care Med 169 : 441-447, 2004
13) Galie N, Olschewski H, Oudiz RJ, et al : Ambrisentan for the treatment of pulmonary arterial hypertension : results of the ambrisentan in pulmonary arterial hypertension, randomized, double-blind, placebo-controlled, multicenter, efficacy (ARIES) study 1 and 2. Circulation 117 : 3010-3019, 2008
14) Galie N, Barbera JA, Frost AE, et al : Initial Use of Ambrisentan plus Tadalafil in Pulmonary Arterial Hypertension. N Engl J Med 373 : 834-844, 2015
15) Pulido T, Adzerikho I, Channick RN, et al : Macitentan and morbidity and mortality in pulmonary arterial hypertension. N Engl J Med 369 : 809-818, 2013
16) Rosano L, Bagnato A : beta-arrestin1 at the cross-road of endothelin-1 signaling in cancer. J Exp Clin Cancer Res 35 : 121, 2016
17) Shihoya W, Nishizawa T, Okuta A, et al : Activation mechanism of endothelin ETB receptor by endothelin-1. Nature 537 : 363-368, 2016
18) Shihoya W, Nishizawa T, Yamashita K, et al : X-ray structures of endothelin ETB receptor bound to clinical antagonist bosentan and its analog. Nat Struct Mol Biol 24 : 758-764, 2017

特集 肺高血圧症 Cutting Edge
肺高血圧症治療：内科的治療と外科的治療，そして将来の治療

PDE5 阻害薬と sGC 刺激薬

特徴と使い分け，何を根拠に選択するのか？

渡邉裕司

Point

- cGMP のレベルは，産生系である上流の NO-sGC 活性と，分解系である下流の PDE5 活性のバランスにより決定される．
- PDE5 阻害薬は cGMP の分解を阻止して cGMP を蓄積し，sGC 刺激薬は sGC 活性を高めて cGMP 産生を増加させ肺動脈血管拡張をもたらす．
- PDE5 阻害薬によって cGMP の分解が阻止されたとしても，上流で NO が産生されなければ十分量の cGMP は蓄積しない．
- sGC 刺激薬により cGMP 産生が亢進したとしても，強力な PDE5 活性によって速やかに cGMP が分解されてしまえば十分な cGMP 量は維持できない．
- PDE5 阻害薬は肺血管選択性があること，sGC 刺激薬は非選択的で全身血管に作用することを特長とする．

はじめに

肺動脈性肺高血圧症（pulmonary arterial hypertension；PAH）の薬物治療は飛躍的に進歩した[1,2]．臨床試験によって示されてきたプロスタサイクリン製剤，エンドセリン受容体拮抗薬，ホスホジエステラーゼ 5 型（PDE5）阻害薬および可溶性グアニル酸シクラーゼ（sGC）刺激薬の有効性は，これら薬剤のターゲットとなるプロスタサイクリン経路，エンドセリン経路，一酸化窒素（NO）-cGMP 経路が，PAH の発症や進展に密接に関わるシグナル経路であることを間接的に，しかし，説得力をもち示すものだ[3,4]．PDE5 阻害薬および sGC 刺激薬は，ともに肺血管のトーヌス調節に極めて重要なシグナル経路である NO-cGMP 経路をターゲットとする肺高血圧症治療薬だが，その作用点は異なり，有効性や安全性の相違についても不明な点が多い[5,6]．本稿では，「PDE5 阻害薬と sGC 刺激薬の特徴と使い分け，何を根拠に選択するのか？」について考えてみたい．

PDE5 阻害薬と sGC 刺激薬の共通点

PAH の初期の病態生理学的変化として NO-cGMP 経路の異常が指摘されている．NO は主に血管内皮細胞で産生，放出され，血管平滑筋細胞に作用し，sGC を活性化して GTP から cGMP を生成する（図 1）．cGMP は細胞内 Ca^{2+} 濃度を低下させることにより平滑筋細胞を弛緩させ血管拡張をもたらす．一方，PDE5 は cGMP を 5'GMP へ分解し，不

わたなべ ひろし　浜松医科大学医学部・国立国際医療研究センター（〒431-3192 静岡県浜松市東区半田山 1-20-1／〒162-8655 東京都新宿区戸山 1-21-1）

2432-3284／18／紙：¥800／電子：¥1200／論文／JCOPY

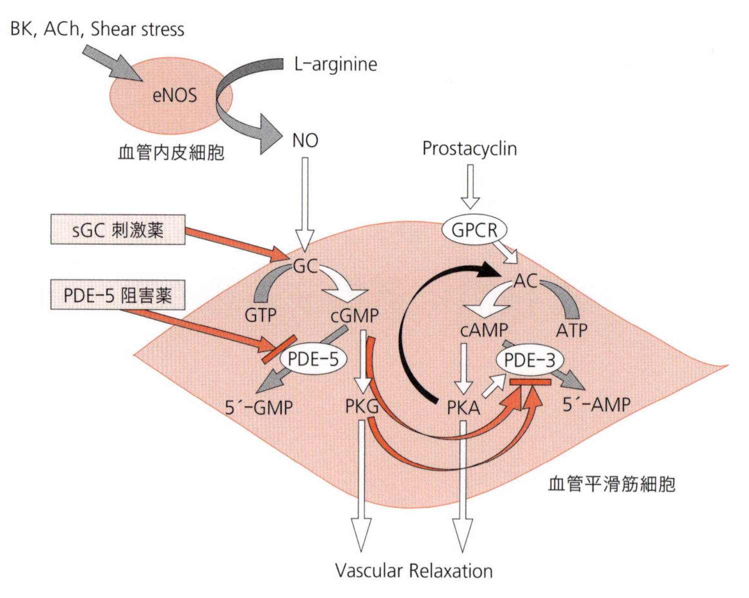

図 1 SGC 刺激薬と PDE5 阻害薬の作用点および cGMP–PKG シグナルによる cAMP シグナル増強作用

活性化する作用をもつ．PAH では，血管内皮細胞における NO 産生量が減少し，肺動脈平滑筋細胞および右心室心筋における PDE5 の発現・活性が亢進することが報告されている．NO の産生量の抑制と PDE5 の活性の亢進はともに血管拡張物質である cGMP 濃度を低下させ，血管収縮，血管平滑筋細胞増殖，アポトーシス抵抗性を促進させる．PAH の疾患初期の特徴はこのような肺動脈血管内皮細胞の機能障害であり，PAH が進行するにつれ，血管壁細胞の増殖やアポトーシス抵抗性獲得を特徴とする血管リモデリングが生じる．

これに対し PDE5 阻害薬と sGC 刺激薬は，ともに cGMP 濃度を増加させ，cGMP から下流のシグナルを活性化する．cGMP の増加は，血管拡張をもたらし，血管平滑筋細胞の増殖と線維化を抑制し，抗凝固作用や抗炎症作用を発揮する．これらの作用は，cGMP 依存性プロテインキナーゼや cGMP 依存性イオンチャネルおよびホスホジエステラーゼによって調節されている[7,8]．cGMP 依存性プロテインキナーゼ type I（cGKI）の活性化は，細胞膜上のカリウムチャネルを活性化し，血管平滑筋細胞膜を過分極させることにより間接的に細胞内カルシウムイオン濃度を低下させ，血管平滑筋細胞の弛緩をもたらす[9,10]．さらに cGKI は，アクチン結合蛋白である vasodilator-stimulated phosphoprotein（VASP）をリン酸化して，血管平滑筋細胞の増殖を抑制する．cGKI はまた Smad1/5/8 を介して canonical bone morphogenetic protein（BMP）シグナルを活性化する[11,12]．BMPR-Ⅱの変異は，下流に位置する Smad1/5 のリン酸化を減弱し，BMP がもたらす肺動脈血管平滑筋細胞に対する増殖抑制作用を阻害することが知られており，上記の cGKI による BMP 活性化は，結果的に肺動脈血管平滑筋細胞を，分化し，かつ増殖抑制的な状態に維持するのに役立つ．さらに cGMP の増加により，プロスタサイクリン投与時の経時的な効果減弱作用を改善させる可能性が期待される．プロスタサイクリンは，プロスタサイクリン受容体に結合後，アデニレートサイクレースを活性化して cAMP 産生を促進する．しかし，慢性的なプロスタサイクリン受容体刺激下では，cAMP/PKA 経路を介してアデニレートサイクレース活性の抑制と cAMP 分解に働く PDE3 活性の亢進が生じ，結果的に cAMP の産生効率が低下することが *in vitro* や動物実験で報告されている．これが，エポプロステノール治療経過中の薬剤増量の一因となっていると考えられている．PDE5 阻害薬や sGC 刺激薬によって増加する cGMP や cGMP により活性化される PKG には PDE3 阻害作用があ

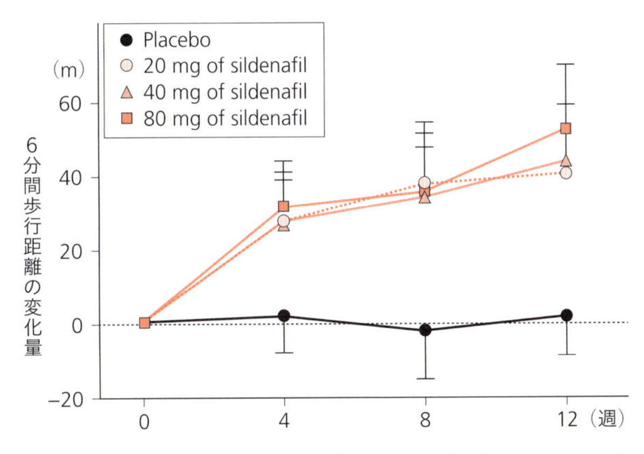

図 2 SUPER 試験でのシルデナフィル投与による 6 分間歩行距離の変化量（文献[25]より引用）

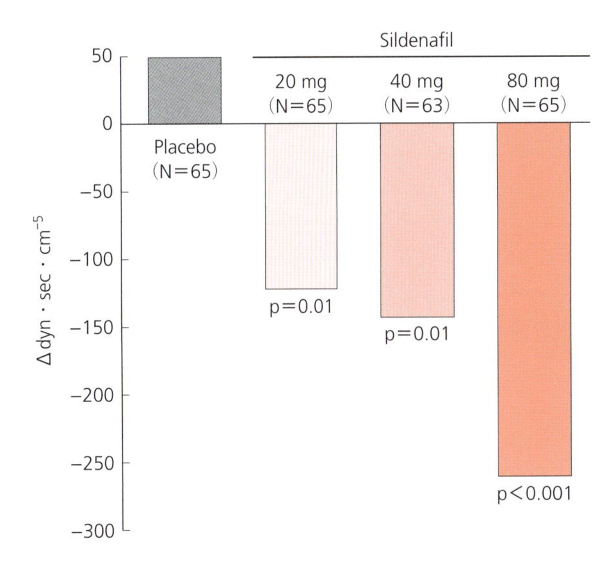

図 3 シルデナフィル投与 12 週間後の肺血管抵抗の変化（文献[25]より引用）

り，プロスタサイクリン製剤との併用はプロスタサイクリン製剤に対するネガティブフィードバック機構を解除し，薬理学的な相加相乗作用をもたらすことが期待される[4]．また，同様の機序により cAMP 依存的な陽性変力作用により右心室の収縮性を直接増強することが期待されている[13, 14]．このほかに cGMP の上昇，PKG の活性化は，心筋細胞においてミトコンドリア K_{ATP} チャネルを開口させミトコンドリア機能を保持して心筋細胞保護的に作用する[15, 16]．

PDE5 阻害薬と sGC 刺激薬，それぞれの特徴

1 ▪ PDE5 阻害薬の薬理作用と特徴

cGMP は，PDE5 によって加水分解され 5'GMP に代謝されることによってその活性を失う．PAH では，PDE5 の発現や活性が肺動脈の血管平滑筋細胞で亢進していることが知られている[17〜19]．NO のバイオアベイラビリティ低下と PDE5 の活性亢進があいまって cGMP 濃度は低下し，その結果，血管収縮，血管平滑筋細胞増殖，アポトーシスに対する抵抗性獲得が生じる[20]．PDE5 阻害薬であるシルデナフィルとタダラフィルは，cGMP の分解を抑制し，cGMP 濃度を高めることによって血管平滑筋細胞を弛緩させ血管拡張をもたらすが，PDE5 阻害薬の作用は上流に位置する NO のバイオアベイラビリティや sGC の活性に依存している[21, 22]．PDE5 の組織分布は臓器特異性があり，陰茎海綿体の平滑筋細胞と肺血管に多く存在するので，PDE5 阻害薬を経口投与しても，肺選択性が保たれ，体血圧には大きな影響を与えず，肺血管を選択的に拡張する特長を有している[23, 24]．

WHO 機能分類Ⅱ度/Ⅲ度の PAH を対象としたランダム化プラセボ対照二重盲検試験である SUPER では，シルデナフィル投与により主要エンドポイントの 6 分間歩行距離の改善（図 2）とともに WHO 機能分類，肺血行動態の改善（図 3）が認められた[25]．また，試験に参加した被験者を対象にしたオープンラベルの実薬投与継続試験（SUPER-2）では，シルデナフィルの忍容性と安全性の高さが確認された．興味深いのは，SUPER においてシルデナフィルの実薬が投与された群が SUPER-2 に移行した 3 年後においても，初期の 12 週間のみプラセボが投与され，その後シルデナフィルが投与された群に比し，生存率が高い傾向にあることが示された点である[26]．この結果は，PAH に対する早期治療の重要性を強く示唆したものとして注目されている．

一方，タダラフィルは 1 日 1 回投与で治療可能な長時間作用性の PDE5 阻害薬である．その臨床的有効性は，PHIRST 試験により示されており（図 4），タダラフィルは，WHO 機能分類Ⅱ度/Ⅲ度の

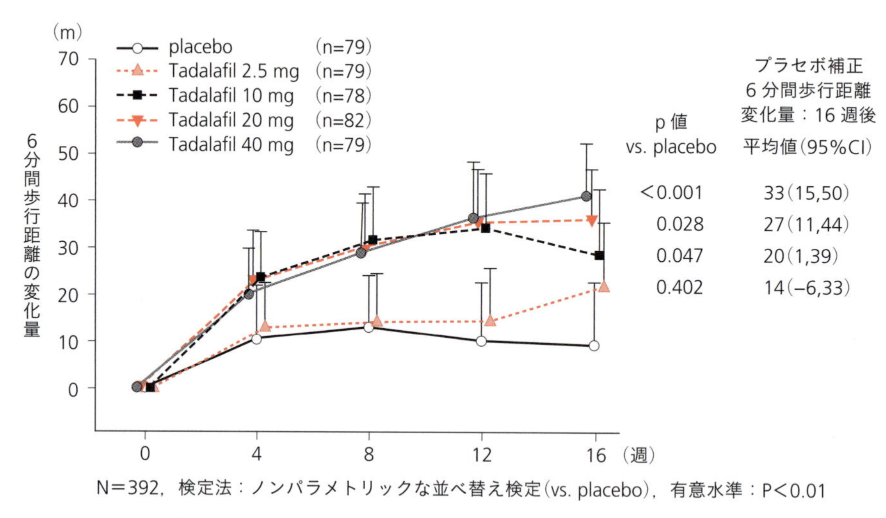

図4 PHIRST試験でのタダラフィル投与による6分間歩行距離の変化量（文献[27]より引用）

PAHに対して主要エンドポイントである6分間歩行距離とともに臨床的悪化までの時間を延長することが示されている[27]．さらに，その長期試験(PHIRST-2)では運動耐容能の改善が維持されることが示されている．

最近の肺高血圧症治療薬の費用対効果に関する報告では，未治療のPAH患者に対するボセンタン，アンブリセンタン，リオシグアト，タダラフィル，シルデナフィル投与およびサポーティブケアのコストと質調整生存年が分析され，WHO機能分類Ⅱ度/Ⅲ度に対してはシルデナフィルが最も費用対効果に優れた治療薬であることが示された[28]．またタダラフィルも同様に，WHO機能分類Ⅱ度/Ⅲ度に対してサポーティブケアに比べて費用対効果に優れることが示された．

2 ▪ sGC刺激薬の薬理作用と特徴

sGCの作用は，GTPを異化しcGMPへ変換することである．sGCは大きなαサブユニットと小さなヘム結合性βサブユニットからなるヘテロダイマーとして存在する．静止状態では，βサブユニットはFe^{2+}を持ち，NOとピコモルのレベルの親和性を有しており，sGCの活性を数百倍に増幅する[29,30]．ナトリウム利尿ペプチドなどほかの循環ペプチドは，顆粒状グアニル酸シクラーゼを活性化して，GTPをcGMPへ変換する．sGC刺激薬リオシグアトは，NO-sGC結合を安定化することにより，内因性NOに対するsGCの感受性を高める作用とともに，異なる結合部位を介して，NOによる刺激がなくても直接sGCを刺激する作用の2つの機序を介してcGMP生成を高める[31,32,33]．一方，sGCは肺血管だけでなく全身の血管に存在するので，sGC刺激薬の作用は肺血管選択的ではなく体血管にも及び，そのため低血圧はリオシグアト投与時にしばしば出現する用量依存的な副作用となる．

PAHでは，eNOSの発現，NOの産生，NOアベイラビリティが低下しており[5,10]，PDE5阻害薬を投与しても十分な治療効果が得られない場合があるが，このようなPDE5阻害薬不応性の患者にもsGC刺激薬は効果を発揮しうる[34〜36]．最近報告されたオープンラベルの第Ⅲb相のRESPITE試験では，PDE5阻害薬からリオシグアトへの変更によって，PDE5阻害薬への反応性が不十分なPAH患者の臨床的および血行動態の評価項目に改善が認められた[34]．さらに，全身性強皮症に合併するPAHに対して，リオシグアトは有効である可能性がある．一般的に，全身性強皮症に合併するPAHの予後は，特発性肺動脈性肺高血圧症（IPAH）に比して重篤であり，ほかの結合組織病に合併するPAHに比べても治療抵抗性であり，予後は低下している．しかし，リオシグアト長期治療継続試験であるPATENT-2では，リオシグアトが投与された2年後の結合組織病性PAH（これらの半数以上は強皮症に合併）の生存率は93％であり，IPAHや遺伝性PAHと同等であった[37]．強皮症は全身性疾患であり，全身の血管に病的変化を生じるが，肺血管選択性をもたないsGC刺激薬は，全身の血管に作用することで好ましい効果をもたらすのかもしれない．現在，全身性強皮症に対するリオシグアトの有効性と安全性を探索するためのランダム化二重盲検プラセボ対照第Ⅱ相試験が進行中である[38]．

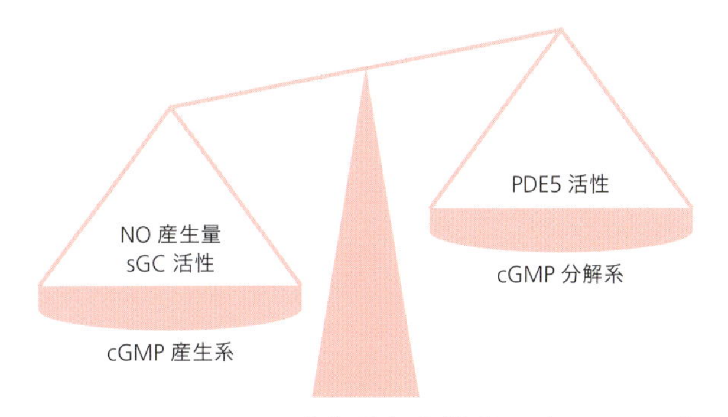

図5 cGMPレベルは産生系と分解系のバランスにより決定される

PDE5阻害薬とsGC刺激薬の併用は禁忌

cGMPのレベルは，産生系である上流のNO-sGC活性と，分解系である下流のPDE5活性のバランスにより決定される（図5）．たとえcGMPの分解がPDE5阻害薬によって完全に阻止されたとしても，上流でNOが産生されなければ十分量のcGMPは蓄積しない．同様に，sGC刺激薬によりcGMP産生がたとえ亢進したとしても，強力なPDE5活性によって速やかにcGMPが分解されてしまえば十分なcGMP量は維持できない．このような観点から，sGC刺激薬とPDE5阻害薬の併用が，cGMPを上昇させる最も効果的な選択肢と考えられ，その併用の効果が検討された．しかし，期待とは異なり，リオシグアトとシルデナフィルの併用によってPAH患者の血行動態パラメーターや運動耐容能などの臨床指標に改善は認められず，むしろ低血圧による中止と死亡を高率に生じた[39]．試験中に観察された3例の死亡は，心停止，右心不全，落下による脳出血によるものであり，脳出血の原因となった落下が2剤併用によって生じた有害事象である可能性は否定できない．このように，sGC刺激薬とPDE5阻害薬の併用は，有効であるより，むしろ有害である可能性が高く，それゆえ，リオシグアトとPDE5阻害薬の併用は禁忌となっている．

PDE5阻害薬とsGC刺激薬の使い分け

最近の費用対効果分析の結果からは，WHO機能分類Ⅱ度/Ⅲ度のPAH患者にはまずシルデナフィルが推奨され，タダラフィルがそれに続く[28]．しかし，1日3回投与のシルデナフィルより，1日1回投与が可能なタダラフィル投与で有益性が得られる患者も少なくない．さらに現在のシルデナフィルの承認用量は，血行動態上の効果に用量差が認められたにもかかわらず（図3），主要評価項目に用量間較差が認められなかったために試験に使用された80 mg，40 mg，20 mgをそれぞれ1日3回のうち，最も低用量である20 mg 1日3回投与となっている[25]（図2）．一方，タダラフィルの場合には，臨床試験の統計解析の前提として$p<0.01$を有意としたため，40 mg，20 mg，10 mg，2.5 mgの比較で最も高用量となる40 mgの1日1回が承認用量となっている[27]（図4）．臨床上では，このような承認用量の状況も効果に影響を与えうる．もちろん，PDE5阻害薬で十分な反応が得られない患者の場合には，リオシグアトへの変更を試みるべきであり[34]，特に全身性強皮症に合併するPAHの場合にはリオシグアトが第一選択となるかもしれない[37]．PDE5阻害薬とsGC刺激薬は，cGMP下流シグナルをともに活性化するが，そのターゲットは異なり，有効性や安全性も同一ではない．head to headでこれら薬剤の有効性や安全性を検討したランダム化比較試験がないために，優劣を論じるのには限界があるが，いま重要なのは私たち一人ひとりが日常臨床の場において，PDE5阻害薬からsGC刺激薬への変更，あるいは，sGC刺激薬からPDE5阻害薬へ変更した症例において，血行動態を含む臨床所見にどのような変化があるかを丁寧に観察するこ

とだと思われる．

文献

1) McLaughlin VV, Archer SL, Badesch DB, et al : ACCF/AHA 2009 expert consensus document on pulmonary hypertension a report of the American College Of Cardiology Foundation Task Force On Expert Consensus Documents and the American Heart Association developed in collaboration with the American College Of Chest Physicians ; American Thoracic Society, Inc. ; and the Pulmonary Hypertension Association. J Am Coll Cardiol 53 : 1573-1619, 2009
2) D'Alonzo GE, Barst RJ, Ayres SM, et al : Survival in patients with primary pulmonary hypertension. Results from a national prospective registry. Ann Intern Med 115 : 343-349, 1991
3) Galie N, Humbert M, Vachiery JL, et al : 2015 ESC/ERS guidelines for the diagnosis and treatment of pulmonary hypertension : The Joint Task Force for the Diagnosis and Treatment of Pulmonary Hypertension of the EUROPEAN SOCIETY of Cardiology (ESC) and the European Respiratory Society (ERS) : endorsed by : Association for European Paediatric and Congenital Cardiology (AEPC), International Society for Heart and Lung Transplantation (ISHLT). Eur Heart J 37 : 67-119, 2016
4) Tran QK, Watanabe H : Novel oral prostacyclin analog with thromboxane synthase inhibitory activity for management of pulmonary arterial hypertension. Circ J 77 : 1994-1995, 2013
5) Schermuly RT, Ghofrani HA, Wilkins MR, et al : Mechanisms of disease : pulmonary arterial hypertension. Nat Rev Cardiol 8 : 443-455, 2011
6) Watanabe H, Tran QK : Targeting the NO-sGC-cGMP pathway in pulmonary arterial hypertension. In : Fukumoto Y (ed), Diagnosis and Treatment of Pulmonary Hypertension From bench to Bedside, Springer, pp 139-151, 2017
7) Hofmann F, Feil R, Kleppisch T, et al : Function of cGMP-dependent protein kinases as revealed by gene deletion. Physiol Rev 86 : 1-23, 2006
8) Francis SH, Busch JL, Corbin JD, et al : cGMP-dependent protein kinases and cGMP phosphodiesterases in nitric oxide and cGMP action. Pharmacol Rev 62 : 525-563, 2010
9) Chen L, Daum G, Chitaley K, et al : Vasodilator-stimulated phosphoprotein regulates proliferation and growth inhibition by nitric oxide in vascular smooth muscle cells. Arterioscler Thromb Vasc Biol 24 : 1403-1408, 2004
10) Schwappacher R, Kilic A, Kojonazarov B, et al : A molecular mechanism for therapeutic effects of cGMP-elevating agents in pulmonary arterial hypertension. J Biol Chem 288 : 16557-16566, 2013
11) Sieber C, Kopf J, Hiepen C, et al : Recent advances in BMP receptor signaling. Cytokine Growth Factor Rev 20 : 343-355, 2009
12) Tada Y, Majka S, Carr M, et al : Molecular effects of loss of BMPR2 signaling in smooth muscle in a transgenic mouse model of PAH. Am J Physiol Lung Cell Mol Physiol 292 : L1556-1563, 2007
13) Ockaili R, Salloum F, Hawkins J, et al : Sildenafil (Viagra) induces powerful cardioprotective effect via opening of mitochondrial KATP channels in rabbits. Am J Physiol Heart Circ Physiol 283 : H1263-H1269, 2002
14) Salloum FN, Ockaili RA, Wittkamp M, et al : Vardenafil : a novel type 5 phosphodiesterase inhibitor reduces myocardial infarct size following ischemia/reperfusion injury via opening of mitochondrial KATP channels in rabbits. J Mol Cell Cardiol 40 : 405-411, 2006
15) Garlid KD, Paucek P, Yarov-Yarovoy V, et al : Cardioprotective effect of diazoxide and its interaction with mitochondrial ATP-sensitive K channels : possible mechanism of cardioprotection. Circ Res 81 : 1072-1082, 1997
16) Dos Santos P, Kowaltowski AJ, Laclau MN, et al : Mechanisms by which opening the mitochondrial ATP-sensitive K channel protects the ischemic heart. Am J Physiol Heart Circ Physiol 283 : H284-295, 2002
17) Black SM, Sanchez LS, Mata-Greenwood E, et al : sGC and PDE5 are elevated in lambs with increased pulmonary blood flow and pulmonary hypertension. Am J Physiol Lung Cell Mol Physiol 281 : L1051-1057, 2001
18) Murray F, MacLean MR, Pyne NJ : Increased expression of the cGMP-inhibited camp-specific (PDE3) and cGMP binding cGMP-specific (PDE5) phosphodiesterases in models of pulmonary hypertension. Br J Pharmacol 137 : 1187-1194, 2002
19) Nagendran J, Archer SL, Soliman D, et al : Phosphodiesterase type 5 is highly expressed in the hypertrophied human right ventricle, and acute inhibition of phosphodiesterase type 5 improves contractility. Circulation 116 : 238-248, 2007
20) Tantini B, Manes A, Fiumana E, et al : Antiproliferative effect of sildenafil on human pulmonary artery smooth muscle cells. Basic Res Cardiol 100 : 131-138, 2005
21) Ghofrani HA, Pepke-Zaba J, Barbera JA, et al : Nitric oxide pathway and phosphodiesterase inhibitors in pulmonary arterial hypertension. J Am Coll Cardiol 43 : 68S-72S, 2004
22) Michelakis E, Tymchak W, Lien D, et al : Oral sildenafil is an effective and specific pulmonary vasodilator in patients with pulmonary arterial hypertension : comparison with inhaled nitric oxide. Circulation 105 : 2398-2403, 2002
23) Watanabe H, Ohashi K, Takeuchi K, et al : Sildenafil for primary and secondary pulmonary hypertension. Clin Pharmacol Ther 71 : 398-402, 2002
24) Ichinose F, Erana-Garcia J, Hromi J, et al : Nebulized sildenafil is a selective pulmonary vasodilator in lambs with acute pulmonary hypertension. Crit Care Med 29 : 1000-1005, 2001
25) Galie N, Ghofrani HA, Torbicki A, et al : Sildenafil citrate therapy for pulmonary arterial hypertension. N Engl J Med 353 : 2148-2157, 2005
26) Rubin LJ, Badesch DB, Fleming TR, et al : Long-term treatment with sildenafil citrate in pulmonary arterial hypertension : the SUPER-2 study. Chest 140 : 1274-1283, 2011
27) Galiè N, Brundage BH, Ghofrani HA, et al : Pulmonary Arterial Hypertension and Response to Tadalafil (PHIRST) Study Group. Tadalafil therapy for pulmonary arterial hypertension. Circulation 119 : 2894-2903, 2009
28) Coyle K, Coyle D, Blouin J, et al : Cost effectiveness of first-line oral therapies for pulmonary arterial hypertension : a modelling study. PharmacoEconomics 34 : 509-520, 2016
29) Zhao Y, Brandish PE, Ballou DP, et al : A molecular basis for nitric oxide sensing by soluble guanylate cyclase. Proc Natl Acad Sci USA 96 : 14753-14758, 1999
30) Stone JR, Marletta MA : Spectral and kinetic studies on the activation of soluble guanylate cyclase by nitric oxide. Biochemistry 35 : 1093-1099, 1996
31) Stasch JP, Hobbs AJ : NO-independent, haem-dependent soluble guanylate cyclase stimulators. Handb Exp Pharmacol 191 : 277-308, 2009
32) Stasch JP, Pacher P, Evgenov OV : Soluble guanylate cyclase as an emerging therapeutic target in cardiopulmonary disease. Circulation 123 : 2263-2273, 2011
33) Dumitrascu R, Weissmann N, Ghofrani HA, et al : Activation of soluble guanylate cyclase reverses experimental pulmonary hypertension and vascular remodeling. Circulation 113 : 286-295, 2006
34) Hoeper MM, Corris PA, Klinger JR, et al : RESPITE : switching to riociguatin pulmonary arterial hypertension patients with inadequate response to phosphodiesterase type 5 inhibitors. Eur Respir J 50 : 1602425, 2017 [https://doi.org/10.1183/13993003.02425-2016].

35) Andersen A, Korsholm K, Mellemkjaer S, et al : Switching from sildenafil to riociguat for the treatment of PAH and inoperable CTEPH : Reallife experiences. Respir Med Case Rep 22 : 39-43, 2017
36) Ghofrani HA, Galie N, Grimminger F, et al : Riociguat for the treatment of pulmonary arterial hypertension. N Engl J Med 369 : 330-340, 2013
37) Ghofrani HA, Grimminger F, Grunig E, et al : Predictors of long-term outcomes in patients treated with riociguat for pulmonary arterial hypertension : data from the PATENT-2 open-label, randomised, long-term extension trial. Lancet Respir Med 4 : 361-371, 2016
38) Distler O, Pope J, Denton C, et al : RISE-SSc : Riociguat in diffuse cutaneous systemic sclerosis. Respir Med 122 Suppl 1 : S14-S17, 2017
39) Galiè N, Muller K, Scalise AV, et al : PATENT PLUS : a blinded, randomised and extension study of riociguat plus sildenafil in PAH. Eur Respir J 45 : 1314-1322, 2015

慢性血栓塞栓性肺高血圧症に対するバルーン肺動脈形成術と肺動脈血栓内膜摘除術

どのような患者が対象か，それぞれのベネフィットとリスクは？

田渕 勲／松原広己

Point

- 肺動脈血栓内膜摘除術（PEA）の適応にならないすべての症例がバルーン肺動脈形成術（BPA）の適応となりうる．
- PEA，BPA どちらの治療法も長所・短所があり，一つの治療法に固執せずに適切な選択をすることが必要である．
- BPA は，単に血管病変を治療するのが目的ではなく肺高血圧症という特異な病態の治療を目的とする手技であり，未だに合併症を完全に防げるようになったわけではなく時に致死的な合併症を来す危険性があることから，誰でもが試みるべき手技ではない．

CTEPH とは

慢性血栓塞栓性肺高血圧症（chronic thromboembolic pulmonary hypertension ; CTEPH）は，器質化血栓による肺動脈の狭窄・閉塞が原因となり肺血管抵抗が上昇することによって，肺高血圧症（pulmonary hypertension ; PH）から右心不全を来す疾患である．ベニス分類（2003 年）では，"慢性血栓塞栓症および/または塞栓症による PH（PH due to chronic thromboembolic and/or embolic disease）"とされていたが，ダナポイント分類（2008 年）での名称変更に伴い CTEPH と呼ばれるようになり，肺高血圧症臨床分類の第 4 群に分類されている．本邦では，一般に 6 カ月以上にわたる抗凝固療法によっても肺血流分布ならびに肺循環動態の異常が固定している病態で，慢性肺血栓塞栓において平均肺動脈圧（mPAP）が 25 mmHg 以上の肺高血圧を合併している例とされている．mPAP が 30 mmHg を超える場合，肺高血圧は時間経過とともに悪化することが多く，その結果，右心不全を来し，未治療であった場合に一般的には予後不良な疾患である．

急性肺血栓塞栓症の一部が慢性化し発症すると考えられているが，詳細な原因は確定されていない[1]．海外の報告では性差は認められてはいないが，日本では女性例が多く（女 2.6：男 1），好発年齢は

たぶち いさお・まつばら ひろみ 独立行政法人国立病院機構岡山医療センター循環器科（〒701-1192 岡山市北区田益 1711-1）

2432-3284／18／紙：¥800／電子：¥1200／論文／JCOPY

平均64±13歳と報告されている[2]．以前は難治性疾患とされていたが，近年はPHのなかで唯一，外科的治療（肺動脈血栓内膜摘除術）やカテーテル治療（バルーン肺動脈形成術）が行われ，効果をあげている．

CTEPH治療の変遷

CTEPHに対する根本的治療は，肺動脈血栓内膜摘除術（pulmonary endarterectomy；PEA）のみであり，1980年頃より有効性が認識され始めた．その後，1988年に初めてバルーン肺動脈形成術（balloon pulmonary angioplasty；BPA）が報告され[3]，2001年に米国のFeinsteinらが18例のCTEPHに対して有効性を報告した[4]．しかし，この報告では，16例の末梢型CTEPH，2例の重篤な併存疾患によりPEAが適応外となった中枢型CTEPHをBPAの治療対象としており，mPAPは43.0±12.1 mmHgから33.7±10.2 mmHgへと改善されたが，合併症率が高く，18例中11例で肺水腫，3例で人工呼吸，1例で死亡と報告し，その後の手術成績の向上もあり広く普及するに至らなかった．

筆者らの施設では，2004年11月に第1例目のBPAを行った．当初は，肺動脈の病変部までカテーテルを到達させるのも困難で，治療に伴う合併症も多かったが，BPA前に50 mmHgあったmPAPが治療により術後1カ月後には25 mmHgまで改善がみられ，BPAの効果が確認できた．その後，デバイスの進歩や術者の技術力の向上などにより，病変部への到達性は飛躍的に向上し，2012年には68例の治療成績を報告した[5]．それでも，治療に伴う合併症が避けられない症例が多く，経皮的心肺補助装置（PCPS）が必要となる症例もあった．その後，合併症の多くが治療に伴う血管損傷であるとわかってからは肺動脈圧の程度に応じてバルーンサイズを調整したりすることで，致命的な合併症を起こすことはほぼなくなった．現在，筆者らの施設では，初回入院中の計2回のBPAで，左右両肺すべての区域枝（右肺動脈10区域，左肺動脈8区域）～亜区域枝の血流を改善させ，全肺野が等しく灌流されることを目指している．さらに，1回のBPAで透視時間60分以内，造影剤使用量200 ml以内の制限内で，完全閉塞病変を含む可能な限り多数の病変に対してBPAを行うこととしている．1～2カ月後に再度入院してもらったときには，肺動脈圧の改善が得られているため，すべての既治療病変に最適なバルーンサイズで追加拡張を行い，BPAの総治療回数は平均3～4回におさまっている．より安全で有効な治療法となったBPAは，PEAに匹敵する治療成績が得られるようになったことから，世界中に急速に普及し始めている．

CTEPHに対する治療選択

CTEPHに対する根本的治療は，現在のところPEAのみであるが，手術不適応例や術後のPH残存・再発例に対しては，BPAや内科的治療がある．

1・PEAの適応と限界

PEAとは，胸骨正中切開で，超低体温間歇的循環停止下に行う大手術である．本法は，両側にアプローチ可能であり，内弾性板と中膜の間に存在する適切な剥離面を見つけ，区域動脈まで追い，器質化血栓を除去する方法である．急性肺血栓塞栓症と異なり，CTEPHでみられる血栓は淡白色を呈していて，器質化した血栓が肺動脈壁に固く付着しているので，手術ではこの器質化血栓を肺動脈内膜とともに摘除する必要がある．内膜摘除を伴わない血栓塞栓摘除術は全く有効ではないため，第一にPEAを行うに際して剥離面の決定が重要となる．BPA先行で治療を行った場合，バルーン拡張により剥離層を破壊し，PEAが困難になる危険性があるため，まずは手術適応を判断する必要がある．第二に重要な点は，血栓内膜を少しずつ剥離して引っ張りながら末梢側に剥離を進めていき，区域動脈まで樹枝状に器質化血栓を内膜とともに摘除することである．第三に無血術野を得るために専用の内膜剥離子（Jamieson剥離子）を用いて，適宜間歇的に循環停止を行うことである．1回の循環停止時間は15分までとするのが一般的で，循環停止時間が長いと術後脳障害を来しうる．

PEA の適応に関しては，Riedel らの内科治療例の報告[6]で mPAP≧30 mmHg の症例が予後不良であったことやカリフォルニア大学サンディエゴ校（UCSD）の Jamieson らが用いた PEA の適応[7,8]を基に**表 1** を基準としている[9]．Jamieson らは摘除血栓内膜から肺動脈の閉塞形態を 4 型に分類[10]し，Ⅰ型（主肺動脈や葉間動脈に壁在血栓は存在する），Ⅱ型（区域動脈の中枢側に器質化血栓や内膜肥厚がある）が中枢型で，Ⅲ型（区域動脈の末梢側に内膜肥厚や線維化組織が存在する）を末梢型とした．また，Ⅳ型は細動脈の病変で手術適応はないと述べている．特に BPA との対比において，主肺動脈～区域肺動脈に器質化血栓の主座があるⅠ型，Ⅱ型の中枢型 CTEPH の場合には，PEA の良い適応となる．その後，さらに詳細な分類も UCSD から提唱されている[11]．

一方で，胸骨正中切開下の開心術が実施可能なこと，人工心肺や超低体温循環停止法を用いることが前提であり，高齢者や重要臓器の機能障害を有する者は適応から除外される．また，手術で摘出が困難な末梢に器質化血栓の主座がある末梢型 CTEPH では，手術手技の難易度が高いことから，PEA の適応ありと判断されるのは限られた症例のみとなることが多い．ほかに，壁在血栓が脆くて引っ張りながらの剥離ができない症例をどう対処するか，また炎症を伴った症例をどう扱うかなどが挙げられる．さらに，PEA 施行後においても約 30% の症例において肺高血圧が残存することが知られており[12]，これら残存肺高血圧を有する症例や，もともと PEA 不適な症例については，有効な治療法が存在しなかった．

表 1 PEA の適応基準

- 平均肺動脈圧≧30 mmHg
  肺血管抵抗≧300 dyne･sec･cm^{-5}
- NYHA/WHO 機能分類≧Ⅲ度
- 肺動脈病変の中枢端が外科的に到達しうる部位にあること
- 重篤な合併症（併存疾患）がないこと

CTEPH に対する PEA の手術成績は，以前の報告では Jamieson らは手術死亡率が 8.7%[7,13]と報告し低くはなかったが，その後の Mayer や Thistlethwaite らの報告ではいずれも 4.7% と改善してきている[14,15]．荻野らは病院死亡 8.0%（7/88）[16]，安藤らの待機手術 84 例では 7 例（8.3%）[17]，その後 5 年の 75 例では 2 例（2.7%）[18]の手術死亡であった．各施設とも最近になって手術成績の向上が得られており，最近の国際 CTEPH レジストリーの報告では，年間 50 例以上の PEA を施行している施設での周術期関連死亡率は 3.4% で，手術後の遠隔成績は，1 年生存率 93%，2 年で 91%，3 年で 89% であった[19]．最近のわが国では，石田らが 2009～2016 年に PEA を施行した患者の 5 年生存率は 89.9% と報告している[20]．

2 ▪ BPA の適応と限界

筆者らの施設では，上記の問題の解決を目指して 2004 年より BPA を開始し，良好な治療成績を認めている（**表 2**）．近年，本邦で BPA が急速に広まって

表 2 当院における BPA の治療成績（2004 年 11 月～2018 年 1 月までの BPA 前後と BPA 終了後フォローアップ時の血行動態の経時的変化）

	BPA 治療前（n=361）	BPA 終了後（n=324）	フォローアップ（n=257）
6 分間歩行距離（m）	275±135	381±105*	404±132*
収縮期肺動脈圧（mmHg）	72.5±21.0	39.1±9.2*	35.0±8.8*
平均肺動脈圧（mmHg）	42.0±11.8	23.6±5.3*	21.2±4.9*
右房圧（mmHg）	7.0±4.2	4.2±3.2*	4.8±3.1*
心係数（L/min/m^2）	2.7±0.8	2.9±0.8*	2.7±0.7
肺血管抵抗（dyne･sec･cm^{-5}）	716±369	306±122*	263±106*

最終 BPA 後平均フォローアップ期間：2.3±1.7 年（0.3～7.8 年）
BPA 治療前と比較：*，$p<0.05$
院内死亡率：2.1%（n=7）

きたことを受け，2014年に『慢性肺動脈血栓塞栓症に対するballoon pulmonary angioplastyの適応と実施法に関するステートメント』が出された[9]．そのなかにBPAの適応について詳細が記載されている（表3）．筆者らの施設ではこれらを踏まえたうえで，PEA適応外の末梢型CTEPH，併存疾患により耐術不能な症例，高齢者，PEA後の残存または再発PH，軽症のCTEPH症例に対して，mPAP＜25 mmHg，自覚症状の改善，在宅酸素療法の中止，肺高血圧治療薬の内服中止を目標としてBPAを行っている．

本ステートメント作製に当たって国内の多施設で実施されたレジストリの結果では，BPA後の死亡率は3.9%（CTEPH 308例中12例）と報告されている[9]．これはBPA早期のデータであるため，合併症・周術期死亡率ともに比較的高い結果となっている．最近では，経験のある施設ではBPA手技関連合併症が著減しており，この結果はBPA経験数に伴い改善しうると考えられる．また，いかに経験を積んでも，pouching（図1D参照）やtortuous（図1E参照）のようなBPAに適さない病変が存在する．しかし，pouchingを放置するならBPAの治療効果はPEAを超えられず，tortuousを適応外とするならPEAの適応範囲を超えられないのも確かである．BPAを根治治療とするためには，術者が圧倒的な技量を身に着けるほかなく，安全性も有効性も術者の技量に依存すると考えられる．

表3 BPAの適応基準

①PEAの施行困難例	・病変が区域動脈以下にあり，外科的に到達困難，もしくは区域動脈から近位部にあるが，手術に支障を来す合併症などのためにPEAを施行しない症例 ・PEA後に肺高血圧が残存もしくは再発した例
②内科的治療で効果不十分例	内科的治療によってもNYHA/WHO機能分類Ⅲ度以上 （平均肺動脈圧が30 mmHg以上または肺血管抵抗が300 dyne・sec・cm^{-5}以上）
③説明と同意	病状およびBPAのリスクベネフィットを十分に説明したうえで本人（および家族）がBPAを希望している
④除外基準	重度の多臓器不全，特に腎機能障害

3 ▪ 内科的治療

CTEPHに対する内科的治療法として，抗凝固療法，酸素療法，肺血管拡張薬がある．ワルファリンを用いた抗凝固療法は基本的治療であり，PT-INR 2.0～3.0でコントロールしながら終生内服していく必要がある．一方で，現在のところ，CTEPHに対する直接経口抗凝固薬の有用性については報告されていないため，基本的には使用しない．労作時息切れなどの症状を伴う低酸素血症に対しては，在宅酸素療法を含めた酸素療法を行う．肺血管拡張薬としては，2014年1月に可溶性グアニル酸シクラーゼ刺激薬のリオシグアトが唯一承認されている．リオシグアトの有用性は，非手術適応ならびに術後残存PHに対しての大規模比較試験（CHEST-1，CHEST-2）の結果が報告され，6分間歩行距離，機能分類，平均肺動脈圧，心拍出量，肺血管抵抗，NT-proBNPの有意な改善を認める一方[21]，平均肺動脈圧の低下は軽微（−4.31 mmHg）であり，大幅な予後改善は期待できないと考えられる．そのため，血管拡張療法の対象患者としては，BPA・PEAの適応から外れる症例，BPA・PEA後に肺高血圧が残存した症例，BPA・PEAを拒否した症例が挙げられ，BPA・PEAまでのbridgeとしての効果も期待されている[22,23]．

4 ▪ PEAの治療の実際

Jamiesonらの方法に準じたPEAの実際を述べる．それによれば，①胸骨正中切開，②完全体外循環と全身冷却（中枢温18℃），③左右主肺動脈切開，④15分間の間歇的循環停止＋10分間の再灌流，という術式で行われる．まず上大静脈と上行大動脈の間にある右肺動脈を切開して，内側の内膜を切除する．次に上行大動脈の左側にある左肺動脈を切開して内膜を切除する．終了したら循環再開して復温しながら左肺動脈を同様に閉鎖する．復温が完了してから人工心肺の離脱を試みる．mPAPが30 mmHg以下に低下していると順調に離脱可能であるが，30 mmHg以上の肺高血圧残存例では，カテ

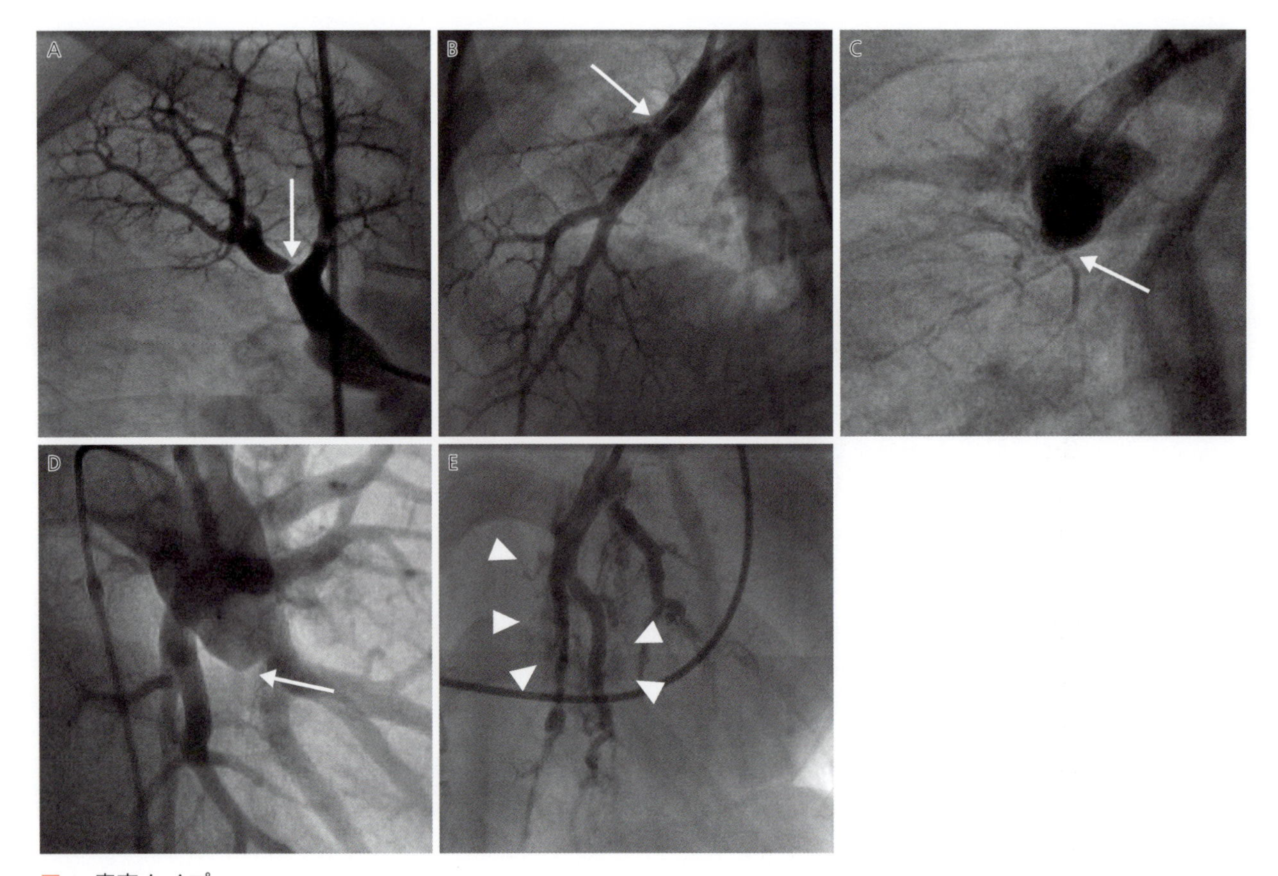

図 1　病変タイプ

type A：Ring like stenosis．器質化した血栓が血管壁に固着し，血管外径自体が狭小化して，造影上狭窄様にみえるもの．病変部末梢の血流遅延なし．
type B：Web（slit，abrupt narrowing，hazy を含む）．器質化した血栓がクモの巣状に変化したもの．病変末梢の血流遅延により，末梢血管の描出不良となることが多い．
type C：Subtotal．器質化した血栓により完全閉塞したもので血流の途絶を認める．micro channel が存在しており，近傍造影ではごくわずかに血流を認める．
type D：Pouching defect．血栓の辺縁がなめらかに削られることにより造影上丸く膨らんで小袋状にみえる変化．器質化血栓量が多く，近傍造影でも血流を認めない．
type E：Tortuous．亜区域枝以遠に病変が存在し，造影により綿花状に染まる．

コラミンや血管拡張薬を投与して時間をかけて慎重に離脱を図る必要がある．肺動脈圧が体血圧と等圧となったり，気道出血を多量に認める症例では，経皮的人工心肺補助装置を装着してから体外循環を終了してプロタミンを投与する．

PEA 術後の再灌流障害による肺水腫や気管内出血は最も注意すべき合併症である．術後の気管内出血は手術時の肺動脈壁損傷によることも多い．このために呼吸不全が遷延化したら長期に PEEP をかけながら人工呼吸管理を慎重に行う．気道出血やドレーンからの出血が心配なくなったらヘパリンを開始し，ワルファリンの経口投与に変更していく．術後に残存肺高血圧が認められる場合には，肺血管拡張薬やカテコラミン投与により長期にわたる右心不全管理を要する場合がある．また，心不全が高度の場合には，人工心肺や大動脈内バルーンパンピングを用いることがある．

5・BPA の治療の実際

術前には，右心カテーテル検査と肺動脈造影検査（pulmonary angiography；PAG）を行う．

PAG では病変の局在とタイプを確認する．筆者らの施設では，病変タイプを以下の 5 つに大別している（図 1）．器質化血栓の量は，Type A<B<C<D の順に多く，ワイヤー通過も困難となるため，C・D・E は初回 BPA の治療ターゲットとしては適さない．

まず，局所麻酔下に 9 Fr 10 cm シースを挿入する．アプローチ部位に関しては，大腿静脈アプローチを

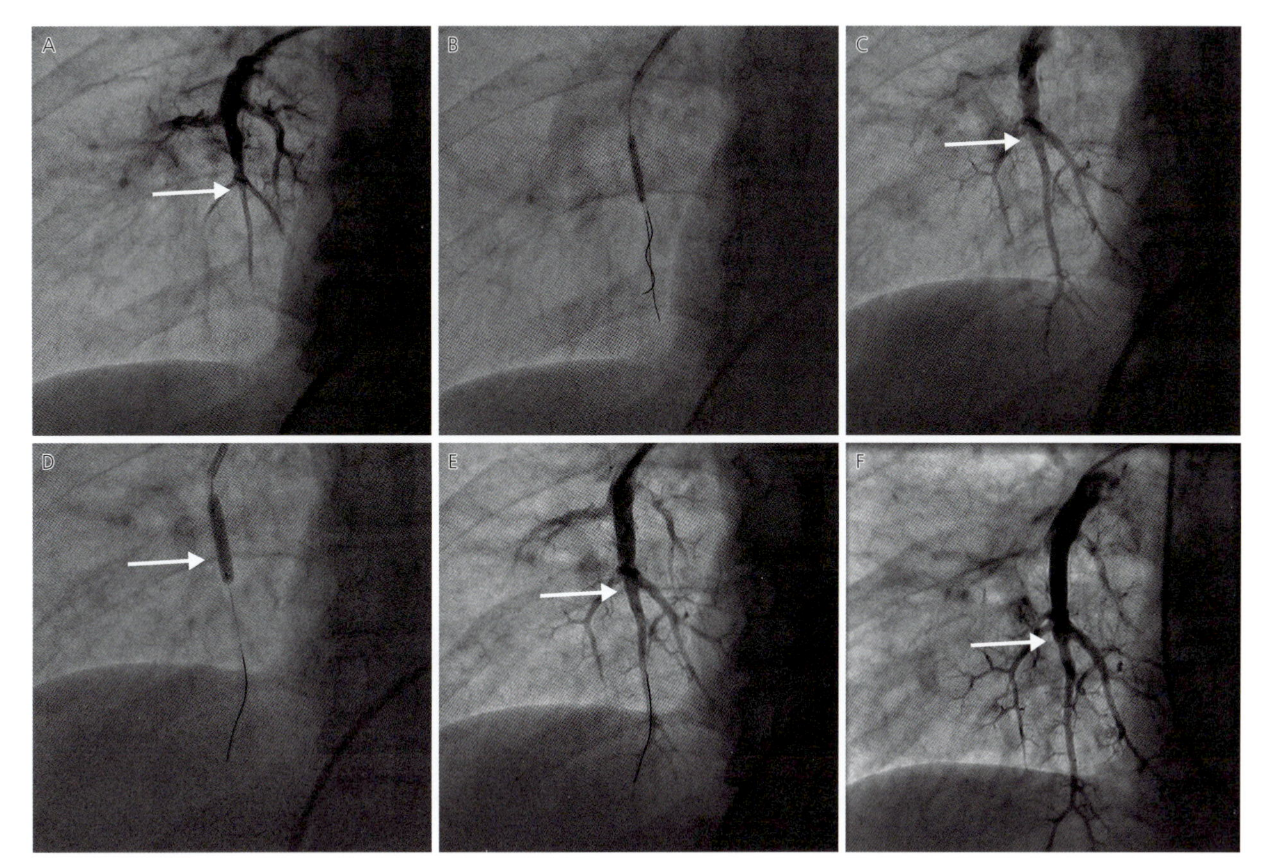

図2 BPAの実際

A：BPA前造影（右肺動脈内側中葉動脈：A5）．Type B（web）病変．
B：初回バルーン拡張時．術前 mPAP 49 mmHg．IKAZUCHI PAD 2.0 mm×20 mm を 14 atm で拡張を行った．
C：初回バルーン拡張直後．明らかな血管外漏出なし．血栓残存がみられるが，末梢の血流は改善している．
D：2回目バルーン拡張時（初回より3カ月後）．術前 mPAP 27 mmHg. IKAZUCHI PAD 4.0 mm×20 mm を 14 atm で拡張を行った．
E：2回目バルーン拡張直後．明らかな血管外漏出なし．病変部は良好な拡張が得られている．
F：2年後フォローアップカテーテル造影．mPAP 20 mmHg．明らかな再狭窄は認められず．

基本としている．シースを挿入後，6 Fr ロングシース 90 cm（Brite Tip SHEATH®；Johnson & Johnson）を主肺動脈に留置する．シース留置後は，マルチパーパス型のガイディングカテーテル（6Fr Mach1™ Peripheral；Boston Scientific Japan）を各々の肺動脈区域枝に engage する．右 A5・A7，左 A3・舌区・A8 など区域枝の分岐角度が急峻な場合などは，Judkins Left や Amplatz 型カテーテルを子カテーテルとして使用したり，ガイディングカテーテルを Judkins Left や Amplatz 型に変更したりする．

ガイディングカテーテルを engage 後，ガイドワイヤーで病変を通過するが，筆者らは先端荷重の軽い 0.014 インチのガイドワイヤー（B-pahm 0.6 もしくは B-pahm 1.5；日本ライフライン）を可能な限り第一選択としている．わずかでも血流がある器質化血栓においてはマイクロチャネルを探るようにガイドワイヤーを進めるが，通過困難な場合には先端荷重の重いガイドワイヤー（Chevalier 14 Floppy®；Cordis）で通過を試みる．バルーンカテーテルもしくはマイクロカテーテルをバックアップとして用いると病変を通過させやすい．Type A〜C の病変では上記の方法でほとんどの病変の通過が可能だが，Type D で強固な器質化血栓を有する病変では，さらに先端荷重の高いガイドワイヤーを必要とすることがほとんどである．しかし，末梢血流の確認ができないため肺動脈穿孔のリスクが非常に高く，積極的には治療対象としていない．Type E は，病変自体が末梢血管に存在するため，血管径が細く，ワイヤー通過自体が困難で，バルーン拡張も困難である．また，それに伴う肺出血リスクも高いため，可能であれば治療対象としないほうがよい．

病変通過後はアンギオガイドでバルーンサイズを決定し，造影上の病変タイプ，平均肺動脈圧に応じたバルーン径で病変部位を拡張している．病変遠位部の血流不全により，末梢の状態がはっきりしない場合は，小径バルーン（直径 2.0 mm を選択することが多い）を一度通過させることや低圧で拡張することで血流を得て確認している．バルーン拡張により末梢血流の改善が得られれば同部位への治療は終了となる．血流再開により 1〜2 週間後には末梢血管径が拡張してくるため，次回以降で追加拡張が必要である．前述したように，筆者らの施設では，1 セッションで可能な限りすべての病変を治療としている．BPA の実際を（**図 2**）に示す．2 回目以降は，肺血流シンチグラフィで欠損像がみられる部位を中心に，すべての区域・亜区域枝病変を治療している．

術直後は，ベッド上安静とし，SpO_2≧97% をキープできるように酸素投与を行っている．術中・術後に血痰の喀出がなければ，血行動態・酸素化とも安定して維持できることが多い．安静度に関しては，術後の胸部 X 線および胸部 CT に問題なければ食事摂取開始し，穿刺部が問題なければ，翌日には棟内もしくは院内フリーとしている．酸素投与および点滴に関しては，悪化なければ翌日〜翌々日には術前と同条件まで漸減・あるいは中止している．抗菌薬は，Swan-Gantz カテーテル留置をしていなければ投与はしていない．

筆者らの施設ではクリティカルパスを運用しており，1 回の入院で 1 回のみ BPA を行う場合は，2 泊 3 日で退院可能である．重症の場合は，1 回の入院で 3 回以上の BPA を行うこともあるが，それだけ入院期間も長くなる．退院後は，残存病変があれば 1〜2 カ月後に再度入院し BPA を行っている．最終的に mPAP<25 mmHg を達成できた症例は治療終了とし，以降は 6 カ月後，1 年後，以降は毎年フォローアップカテーテル検査を施行している．

おわりに

CTEPH に対する BPA 治療は徐々に多施設でも行われるようになってきたが，単に血管病変を治療するのが目的ではなく PH という特異な病態の治療を目的とする手技であること，未だに合併症を完全に防げるようになったわけではなく時に致死的な合併症を来す危険性があることから，誰でもが試みるべき手技ではない．現段階では，CTEPH に対する治療として PEA が第一選択であるが，今後，病変の首座を考慮した治療により BPA が PEA に並ぶ根治的治療となることが期待される．

文献

1）Moser KM, Auger WR, Fedullo PF, et al : Chronic thromboembolic pulmonary hypertension : clinical picture and surgical treatment. Eur Respir J 5 : 334-342, 1992
2）呼吸器系疾患調査研究班：難治性呼吸器疾患・肺高血圧症に関する調査研究．http://irdph.jp
3）Voorburg JA, Cats VM, Buis B, et al : Balloon angioplasty in the treatment of pulmonary hypertension caused by pulmonary embolism. Chest 94 : 1249-1253, 1988
4）Feinstein JA, Goldhaber SZ, Lock JE : et al : Balloon pulmonary angioplasty for treatment of chronic thromboembolic pulmonary hypertension. Circulation 103 : 10-13, 2001
5）Mizoguchi H, Ogawa A, Munemasa M, et al. Refined balloon pulmonary angioplasty for inoperable patients with chronic thromboembolic pulmonary hypertension. Circ Cardiovasc Interv 5 : 748-755, 2012
6）Riedel M, Stanek V, Widimsky J, et al : Longterm follow-up of patients with pulmonary thromboembolism. Late prognosis and evolution of hemodynamic and respiratory data. Chest 81 : 151-158, 1982
7）Jamieson SW, Auger WR, Fedullo PF, et al : Experience and results with 150 pulmonary thromboendarterectomy operations over a 29-month period. J Thorac Cardiovasc Surg 106 : 116-126 ; discussion 126-127, 1993
8）Jamieson SW, Kapelanski DP, Sakakibara N, et al : Pulmonary endarterectomy : experience and lessons learned in 1, 500 cases. Ann Thorac Surg 76 : 1457-1462 ; discussion 1462-1464, 2003
9）慢性肺動脈血栓塞栓症に対する balloon pulmonary angioplasty の適応と実施法に関するステートメント（2011-2013 年度合同研究班報告）．2014
10）Thistlethwaite PA, Mo M, Madani MM, et al : Operative classification of thromboembolic disease determines outcome after pulmonary endarterectomy. J Thorac Cardiovasc Surg 124 : 1203-1211, 2002
11）Jenkins D, Madani M, Fadel E, et al : Pulmonary endarterectomy in the management of chronic thromboembolic pulmonary hypertension. Eur Respir Rev 26 : 160111, 2017
12）Freed DH, Thomson BM, Berman M, et al : Survival after pulmonary thromboendarterectomy : effect of residual pulmonary hypertension. J Thorac Cardiovasc Surg 141 : 383-387, 2011
13）Tanabe N, Sugiura T, Tatsumi K : Recent progress in diagnosis and management of chronic thromboembolic pulmonary hypertension. Respir Invest 51 : 134-146, 2013
14）Mayer E, Jenkins D, Lindner J, et al : Surgical management and outcome of patients with chronic thromboembolic pulmonary hypertension : results from an international prospective registry. J Thorac Cardiovasc Surg 141 : 702-710, 2011
15）Thistlethwaite PA, Kaneko K, Madani MM, et al : Technique and outcomes of pulmonary endarterectomy surgery. Ann Thorac Cardiovasc Surg 14 : 274-282, 2008

16) Bonderman D, Skoro-Sajer N, Jakowitsch J, et al : Predictors of outcome in chronic thromboembolic pulmonary hypertension. Circulation 115 : 2153-2158, 2007
17) 安藤太三，山下　満，佐藤雅人，他：慢性肺血栓塞栓症の外科治療．日外会誌 106 : 252-257, 2005
18) 安藤太三：末梢型慢性肺血栓塞栓症に対する血栓内膜摘除術．呼と循 60 : 39-48, 2012
19) Delcroix M, Lang I, Pepke-Zaba J, et al : Long-term outcome of patients with chronic thromboembolic pulmonary hypertension (CTEPH) : results from an international prospective registry. Circulation 133 : 859-871, 2016
20) Miwa H, Tanabe N, Jujo T, et al : Long-Term Outcome of Chronic Thromboembolic Pulmonary Hypertension at a Single Japanese Pulmonary Endarterectomy Center. Circ J 82 : 1428-1436, 2018
21) Ghofrani HA, D' Armini AM, Grimminger F, et al : Riociguat for the treatment of chronic thromboembolic pulmonary hypertension. N Engl J Med 369 : 319-329, 2013
22) Kim NH, Delcroix M, Jenkins DP, et al : Chronic thromboembolic pulmonary hypertention. J Am Coll Cardiol 62 (25 Supple) : D92-D99, 2013
23) Lang IM, Madani M : Update on chronic thromboembolic pulmonary hypertention. Circulation 130 : 508-518, 2014

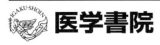

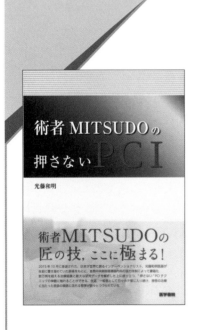

肺移植：いつ，どのように決定し，実施するか

伊達洋至

Point

- 肺高血圧症に対する薬物療法は近年急速に進化したが，薬物療法が無効な症例もあり，肺移植は最後の治療手段と位置付けられている．
- 肺高血圧症に対しては脳死両肺移植が世界のスタンダードであるが，脳死ドナー不足の深刻な日本においては，生体肺移植も重要な治療手段となっている．

肺高血圧症に対する肺移植の歴史と世界の現状

肺高血圧症患者は，移植を必要とする段階においては，右心不全を多くの場合併発している．したがって心肺移植が唯一の救済への道と当初は考えられていた．実際に心肺移植が初めて成功したのは1981年であり，患者は特発性肺動脈性肺高血圧症（当時は原発性肺高血圧症と呼ばれた）の女性患者であった[1]．肺移植が成功したのは，その2年後の1983年であった．特発性肺線維症の男性患者に対して片肺移植が成功した[2]が，この方法がやがて肺高血圧症に対しても応用されるようになった[3]．もともと肺高血圧症患者の心臓は正常であり，肺高血圧のために二次性に拡張した右心室は肺移植によって機能を回復することが証明されたのである．しかしながら，片肺移植においては，移植後に肺水腫を高率に合併したため，両肺移植が行われるようになった[4]．

2017年の国際心肺移植学会の報告によると，6万例以上の肺移植が実施されてきた[5]．このうち，片肺移植の1.2%，両肺移植の6.0%が肺高血圧症であった．今では，脳死両肺移植が肺高血圧症に対するスタンダードな移植術式として定着している．

日本の肺移植の歴史

日本においては，脳死問題から肺移植の実現は世界に15年の後れをとった．1998年に，筆者らによって健常者2人の左右の下葉を体格の小さな患者の両肺として移植する生体肺移植が，24歳女性，気管支拡張症に対して実現し成功した[6]．

しかしながら，比較的移植肺が小さい生体肺移植が，大人の肺高血圧症に対して有効かどうかは不明であった．2001年に筆者らは，19歳女性の特発性肺動脈性肺高血圧症患者に対する両親がドナーとなる生体肺移植を実施し，成功した[7]．さらに，10歳男児に対して，母の右下葉のみを移植する右片生体肺移植にも成功した[8]．

1997年に臓器移植法が制定され，2000年には，日本においても大阪大学および東北大学において，1人の脳死ドナーから2人へ脳死片肺移植が実現し

だて ひろし　京都大学大学院医学研究科器官外科学講座呼吸器外科（〒606-8507 京都府京都市左京区聖護院川原町54）

2432-3284／18／紙：¥800／電子：¥1200／論文／JCOPY

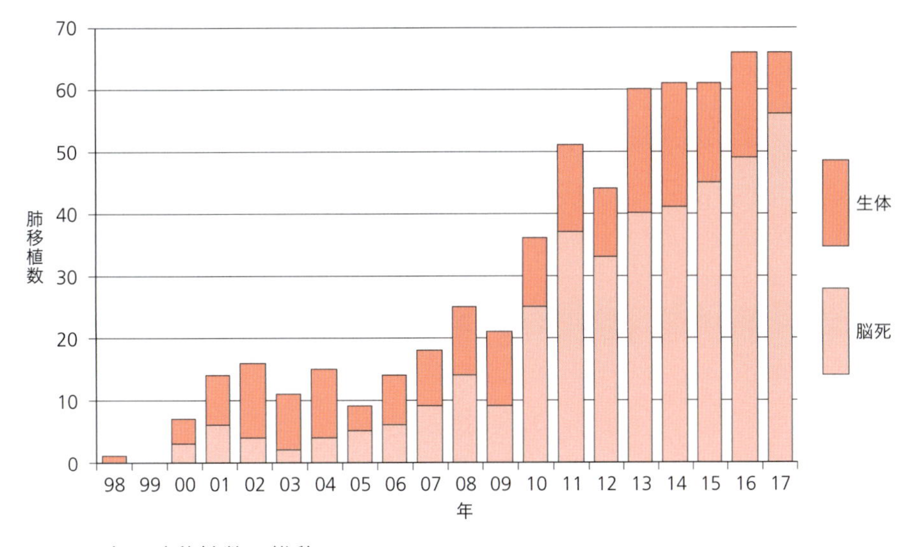

図 1 日本の肺移植数の推移

2010 年に臓器移植法が改正され，脳死肺移植数が約 5 倍に増加した．

た．しかしながら，脳死ドナー数は少なく，肺移植実施数は，日本全体で年間 10～20 例にとどまっていた．2010 年に臓器移植法が改正され，家族の判断で臓器提供が可能になると，脳死ドナー数は約 5 倍に増加した．近年では，年間 60 例を超える肺移植が行われるようになった．2018 年 2 月までに行われた日本国内での肺移植数は 610 例（脳死肺移植 402 例，生体肺移植 208 例）である（**図 1**）．

肺移植は，様々な疾患に対して行われている．日本の適応疾患のなかで 2 番目に多いのが肺高血圧症であり，その大半が，特発性肺動脈性肺高血圧症である（**表 1**）．

表 1 日本の肺移植適応疾患

疾患	脳死肺移植	生体肺移植	合計
間質性肺炎	134	85	219
肺高血圧症	63	35	98
肺リンパ脈管筋腫症	81	7	88
閉塞性細気管支炎	28	48	76
気管支拡張症	35	9	44
肺気腫	29	1	30
再肺移植	12	9	21
その他	20	14	34
合計	402	208	610

肺高血圧症に対する肺移植の効果と欠点

脳死両肺移植（**図 2**）でも生体肺移植（**図 3**）でも，肺循環動態の改善は著明である．肺動脈圧は正常化し，右心負荷が取れるため，心拡大も消失する．心拍出量も増加し，患者の耐運動能は著明に改善し，運動制限がなくなる．エポプロステノールの点滴療法からも解放される．このように肺移植によって患者の QOL は，劇的に改善する．

一方で，肺移植は不完全な治療であることも事実であり，肺移植を受けることによって様々な問題点を抱えることになる．免疫抑制薬の服用は生涯必要であるが，糖尿病，高血圧，肝障害，腎障害など，様々な副作用がある．肺は移植後も気道を介して外界と直接交通しているため，免疫抑制状態とも相まって肺炎などの感染症の頻度が高い．さらに慢性拒絶反応に対しては，いまだに良い治療法がない．

様々な適応疾患に対する肺移植術のなかで，肺高血圧症は最も技術的に難しい．気管支動脈が発達していること，エポプロステノールに血小板機能抑制効果があること，血小板数の減少している場合が多いこと，必ず人工心肺が必要であること，などから出血のコントロールがしばしば困難である．拡張したレシピエント肺動脈と正常なドナー肺動脈には，著明なサイズミスマッチがあり，その血管吻合には高度な技術が必要である．肺高血圧症に対する肺移植は，移植肺機能不全の発生率が高いことも知られ

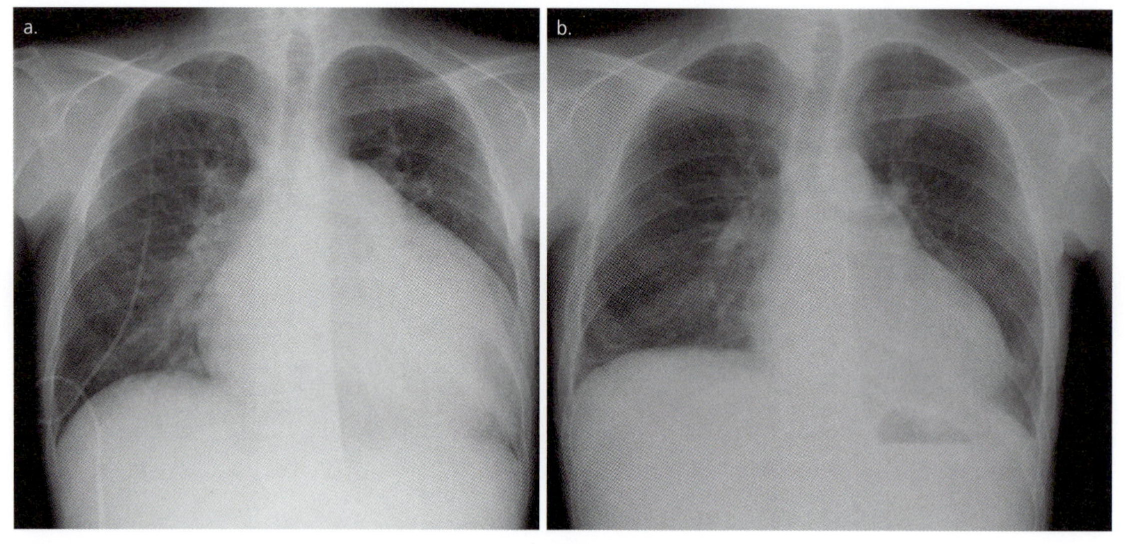

図2 29 歳男性，特発性肺動脈性肺高血圧症に対する脳死両肺移植

a：肺移植前胸部 X 線写真は，著明な心拡大を認める．エポプロステノール 90 ng/kg/min 投与下で，肺動脈圧は 68/39（47）mmHg．著明な腹水を認め，WHO はⅣ度であった．

b：脳死両肺移植後胸部 X 線写真は，心拡大の改善を示した．肺動脈圧は，27/12（18）mmHg．WHO はⅠ度となった．

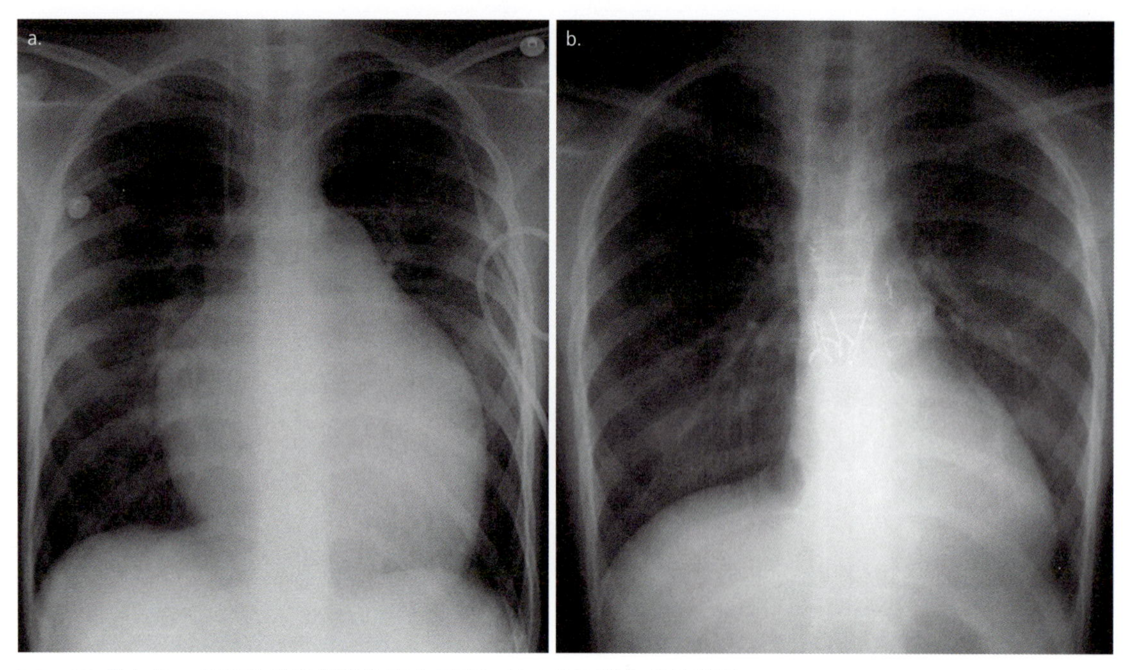

図3 13 歳女性，特発性肺動脈性肺高血圧症に対する両側生体肺移植

a：肺移植前胸部 X 線写真は，著明な心拡大を認める．エポプロステノール 76 ng/kg/min 投与下で，肺動脈圧は 111/49（67）mmHg．WHO はⅣ度であった．

b：両側生体肺移植後胸部 X 線写真は，心拡大の改善を示した．ドナーは両親であった．肺動脈圧は 30/6（16）mmHg．WHO はⅠ度となった．

ている．左心室機能の回復に時間を要することが，主な原因と考えられる[9]．これらの理由から，肺高血圧症は肺移植周術期死亡のリスク因子であることが報告されている．国際心肺移植学会の報告では，肺移植後の5年生存率は，約50%にとどまっている[5]．

脳死肺移植か生体肺移植か？

脳死肺移植と比べると，生体肺移植の利点は，比較的待機手術として行いうること，肺の虚血時間が短いこと，近親者からの臓器提供は拒絶反応が少ない可能性があること，脳死ドナーにしばしばみられるような誤嚥・感染・人工呼吸器による肺損傷がないこと，拒絶反応が起こっても片側ですむことなどである[10]．

一方で生体肺移植では移植される肺が比較的小さいという欠点がある．さらに，最大の欠点は健常ドナー2人の肺葉切除が必要であることである．肺は肝臓と違って再生しないためドナーの肺機能は約10％程度生涯にわたって低下する．この程度の肺機能低下は日常生活を行ううえで問題となることはなく，肺葉を提供したドナーに手術関連死亡は報告されていない．しかし，ドナーには，気管支瘻，出血，気管支狭窄，心膜炎などの合併症が報告されており，十分なインフォームド・コンセントを行うとともに慎重な適応決定が望まれる．

肺高血圧症に対する肺移植は，いつ，どのように決定するのか？

近年，肺高血圧症のなかでも特発性肺動脈性肺高血圧症（IPAH）に関しては，プロスタサイクリン製剤，エンドセリン受容体拮抗薬，ホスホジエステラーゼ5阻害薬などの有効な内科的治療薬が開発された．したがって，IPAHに対する肺移植の適応も，変化しつつある．2014年に国際心肺移植学会が示したコンセンサスドキュメント[11]を**表2**に示した．

肺移植を希望する患者は，まず循環器専門医によってプロスタノイドを含めた可能な限りの内科的治療を受ける必要がある．そのうえでガイドラインを満たす患者は，肺移植認定9施設（東北大学，

表2 肺高血圧症に対する肺移植レシピエント選択のコンセンサスドキュメント（文献[11]より引用）

〈肺移植相談〉
- 内科的治療強化中のNYHA Ⅲ度あるいはⅣ度
- 急速な病状の進行
- NYHAの程度に関係なく，点滴静注療法
- PVOD，PCH，あるいはそれらの疑い

〈肺移植適応〉
- プロスタノイドを含む複合的内科的治療にもかかわらず3カ月以上続くNYHA Ⅲ度あるいはⅣ度
- Cardiac index＜2.0 L/min/m^2
- 中心静脈圧＞15 mmHg
- 6分間歩行距離が350メートル未満
- 喀血，心嚢水，進行する右心不全徴候（腎不全，ビリルビン・BNPの上昇，腹水）

PVOD：肺静脈閉塞症，PCH：肺毛細血管腫症

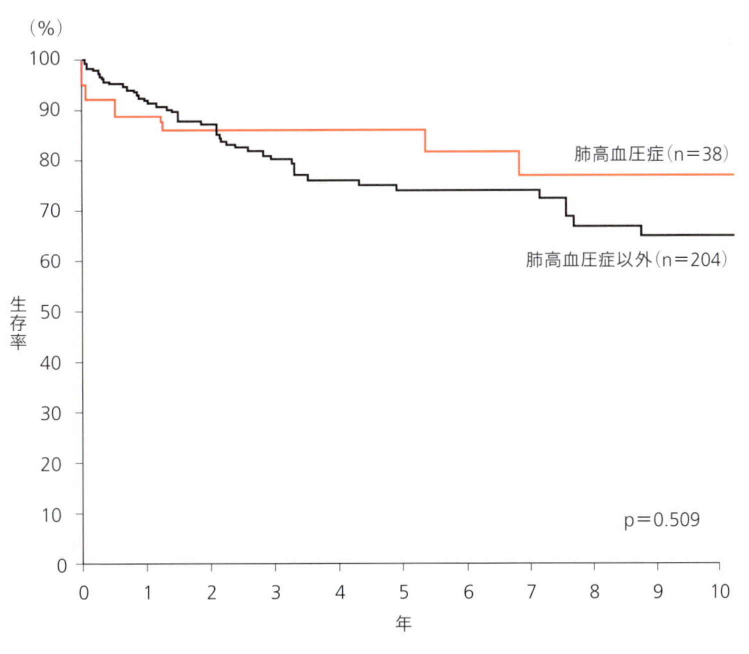

図4 自験例の肺移植生存率（n=242）

肺高血圧症に対する肺移植（n=38）の5年および10年生存率はそれぞれ85.9%，76.8%であった．肺高血圧症以外の症例（n=204）と比べて生存率に有意差はなかった（p=0.509）．

獨協医科大学，東京大学，千葉大学，京都大学，大阪大学，岡山大学，福岡大学，長崎大学）のいずれかで精査を受け，肺移植の適応と認められる必要がある．

脳死肺移植を希望する場合には，さらに中央肺移植検討委員会で適応が検討され，承認されると，日本臓器移植ネットワークに登録され脳死ドナーの出現を待つことになる．生体肺移植に関しては，脳死肺移植の適応患者のうち，より重篤な患者が適応となる．その判断は，各肺移植認定施設の判断に委ねられている．

肺高血圧症に対する肺移植自験例

筆者が1998年10月から2018年2月までに岡山大学および京都大学で実施した肺移植は242例であり，このうち肺高血圧症は38例（15.7%）であった．疾患別にみると，IPAH 29例，PVOD 3例，アイゼンメンジャー症候群3例，PCH 1例，大血管転位症術後肺高血圧症1例，ACD/MPV（alveolar capillary dysplasia with misalignment of pulmonary veins）1例であった．生体肺移植24例（20例両側，4例右片側）が脳死肺移植14例（全例両肺移植）よりも多かった．11例が小児，27例が成人であった．比較的小さい肺が移植される生体肺移植においても，循環動態や胸部X線写真の改善は顕著であり[12]，QOLの改善は著明であった．5年および10年生存率はそれぞれ，85.9%，76.8%であった（**図4**）．肺高血圧症以外の症例と生存率に有意差はなかった．国際心肺移植学会の報告では，5年生存率は50%台にとどまっており[5]，それよりも良好な結果であった．また，肺動脈瘤に対して肺動脈形成術を同時に施行した症例[13]や，自己の上葉を温存した症例に対する生体肺移植[14]にも成功した．

おわりに

肺高血圧症，特に特発性肺動脈性肺高血圧症の薬物治療の進歩によって，肺移植の必要性は明らかに低下した．しかしながら，今なお肺移植が必要な症例があるのも事実であり，そのような症例を見極め，待機期間を考慮して臓器移植ネットワークにできるだけ早く登録することが重要と考える．そして，脳死肺移植を待機できない重症例に関しては，生体肺移植が有効な治療法となり得る．

文献

1) Reitz BA, Wallwork JL, Hunt SA, et al : Heart-lung transplantation : successful therapy for patients with pulmonary vascular disease. N Engl J Med 306 : 557-564, 1982
2) The Toronto Lung Transplant Group : Unilateral lung transplantation for pulmonary fibrosis. N Engl J Med 314 : 1140-1145, 1986
3) Pasque MK, Trulock EP, Cooper JD, et al : Single lung transplantation for pulmonary hypertension ; single institution experience in 34 patients. Circulation 92 : 2252-2258, 1995
4) Pasque MK, Cooper JD, Kaiser LR, et al : Improved technique for bilateral lung transplantation : rationale and initial clinical experience. Ann Thorac Surg 49 : 785-791, 1990
5) Chambers DC, Yusen RD, Cherikh WS, et al : Registry of the International Society for Heart and Lung Transplantation : Thirty-fourth adult lung and heart-lung transplant report-2017 : Focus Theme : Allograft ischemic time. J Heart Lung Transplant 36 : 1047-1059, 2017
6) Date H, Yamashita M, Nagahiro I, et al : Living-donor lobar lung transplantation for primary ciliary dyskinesia. Ann Thorac Surg 71 : 2008-2009, 2001
7) Date H, Nagahiro I, Aoe M, et al : Living-donor lobar lung transplantation for primary pulmonary hypertension in an adult. J Thorac Cardiovasc Surg 122 : 817-818, 2001
8) Date H, Sano Y, Aoe M, et al : Living-donor single-lobe lung transplantation for primary pulmonary hypertension in a child. J Thorac Cardiovasc Surg 123 : 1211-1213, 2002
9) Toyooka S, Kusano KF, Goto K, et al : Right but left ventricular function recovers early after living-donor lobar lung transplantation in patients with pulmonary arterial hypertension. J Thorac Cardiovasc Surg 138 : 222-226, 2009
10) Date H : Living-related lung transplantation. J Thorac Dis 9 : 3362-3371, 2017
11) Weill D, Benden C, Corris PA, et al : A consensus document for the selection of lung transplant candidates : 2014-An update from the pulmonary transplantation council of the International Society for Heart and Lung Transplantation. J Heart Lung Transplant 34 : 1-15, 2015
12) Date H, Kusano KF, Matsubara H, et al : Living-donor lobar lung transplantation for pulmonary arterial hypertension after failure of epoprostenol therapy. J Am Coll Cardiol 50 : 523-527, 2007
13) Yokoyama Y, Chen F, Minakata K, et al : Living-donor lobar lung transplantation for treatment of idiopathic pulmonary arterial hypertension with severe pulmonary arterial dilatation. Ann Thorac Surg 97 ; e149, 2014
14) Aoyama A, Chen F, Minakata K, et al : Sparing native upper lobes in living-donor lobar lung transplantation : five cases from a single center. Am J Transplant 15 : 3202-3207, 2015

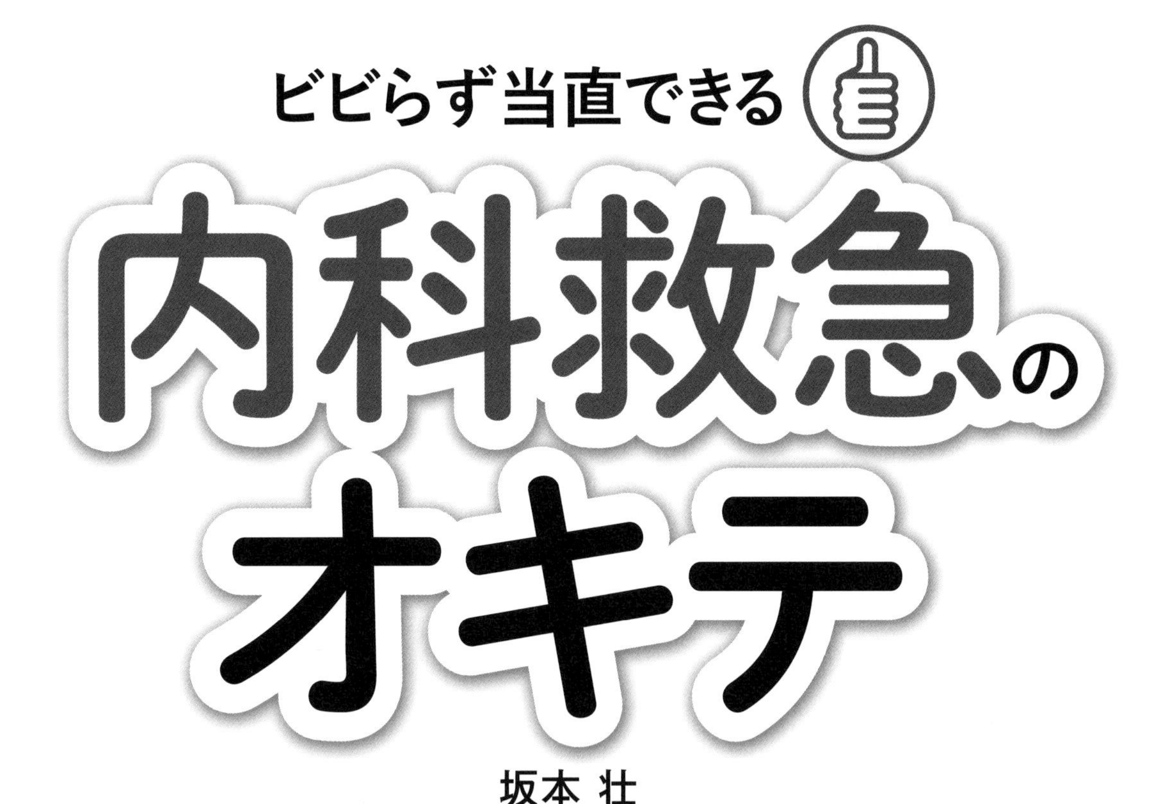

坂本 壮

順天堂大学医学部附属練馬病院救急・集中治療科／西伊豆健育会病院内科(非常勤)

ひとり当直でも大丈夫!

救急外来で"いま何をすべきか"正しい判断力が身につく

ひとり当直でも大丈夫！ 必要なのは「いま何をやるべきか」の正しい"判断"。15症例をベースに救急外来で必要な考え方を学ぶことで、正しい判断力が身につく。「心筋梗塞の初期症状は?」「肺血栓塞栓症を見逃さないためには？」あなたは自信を持って答えられますか？

目次

帰してはいけない患者を見逃さないための5つのポイント

1章 よく出会う疾患は非典型的症状も理解しよう！
Common is common！

2章 バイタルサインを正しく解釈しよう！
火のないところに煙は立たぬ

3章 検査の選択は適切に！ 「検査の3種の神器+1」を極めよう

4章 重症度を正しく評価しよう！ 診るべきポイントを誤らない

5章 原因検索を怠るな！ 臭いものに蓋をするべからず

救急外来で備えておくべき心構え

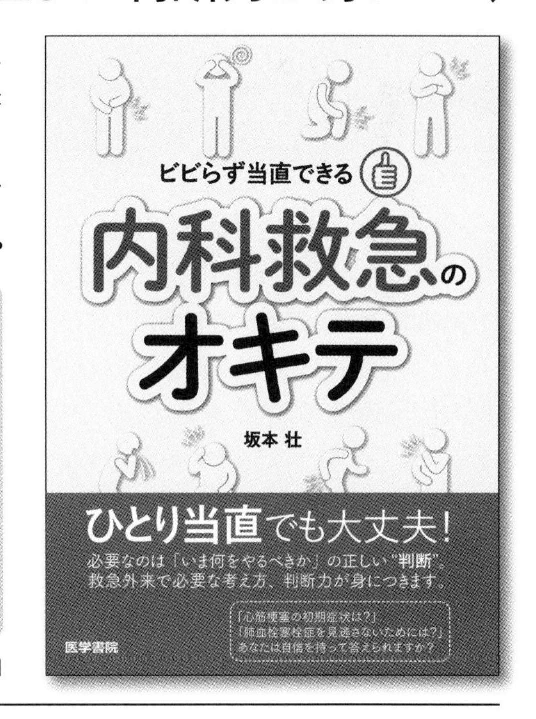

●A5 頁180 2017年 定価：本体3,600円+税 [ISBN978-4-260-03197-4]

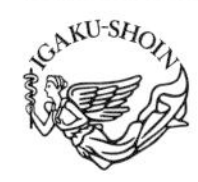

医学書院 〒113-8719 東京都文京区本郷1-28-23 [WEBサイト] http://www.igaku-shoin.co.jp
[販売部] TEL：03-3817-5650 FAX：03-3815-7804 E-mail：sd@igaku-shoin.co.jp

分子標的療法の現状と今後

片岡雅晴

Point

- 分子標的療法は，動物実験を通じて，肺血管細胞の増殖抑制作用などを介し肺高血圧症に治療効果をもたらすことが確認されている．
- イマニチブを用いた肺動脈性肺高血圧症（PAH）に対する国際共同臨床研究（IMPRES study）を受け，治療効果はあるものの副作用の発生率が高いことから米国審査当局で治療薬として認可されなかった過去がある．
- われわれの研究報告でも，難治性重症 PAH に対して致死的な状態から救命するための最後の一手として，ソラフェニブが可能性を秘めていることを確認した．
- 3 系統の血管拡張薬が適応ではない肺静脈閉塞症に対しても，ソラフェニブが治療効果をもたらすことも確認された．
- 今後は，分子標的療法を選択することがふさわしい肺高血圧症の患者層を適切に判断して投薬するという個別化医療の実現に向け，さらなる基礎研究と臨床データの蓄積に努めていく必要がある．

はじめに

肺動脈性肺高血圧症（pulmonary arterial hypertension ; PAH）に対する治療薬として，3 系統の治療薬が近年次々と開発されている．これにより PAH 患者の予後は劇的に改善した．しかし，これらの薬剤は血管拡張作用をメインとしており，これらだけでは治療不応性の症例がいまだ一部存在している．また，最近では，肺静脈閉塞症（pulmonary veno-occlusive disease ; PVOD），または，PAH でありながら肺静脈病変を合併する症例も少なからず存在することが報告されており，基本的に 3 系統の血管拡張薬は，これら肺静脈に病変を有する患者では治療抵抗性である．ゆえに，従来の血管拡張薬とは異なる分子機序を標的とした新規治療薬の開発が検討されてきた．その有力な候補薬剤の一つが分子標的薬である．本稿では，PAH に対する分子標的療法に関しての報告内容を整理し，自験例の臨床経験も含めて概説する．

PAH に対するイマニチブの作用機序とエビデンス

血小板由来増殖因子（platelet-derived growth factor ; PDGF）受容体発現と活性化が，肺高血圧疾患モデルやヒト PAH の肺組織に認められることが報告されている[1]．PDGF は受容体型チロシンキナーゼの一つであり，血管内皮細胞や平滑筋細胞な

かたおか まさはる 慶應義塾大学医学部循環器内科（〒160-8582 東京都新宿区信濃町 35）

2432-3284／18／紙：¥800／電子：¥1200／論文／JCOPY

表 1 ソラフェニブ投与前のベースライン患者状態

患者 No.	年齢（歳）	性別	診断名	平均右房圧（mmHg）	平均肺動脈圧（mmHg）	肺血管抵抗値（Wood 単位）	心拍出量（L/min）	BNP（pg/ml）	尿酸値（mg/dl）	心胸郭比（%）
1	25	女	IPAH	13	49	9	5.0	157	13	71
2	39	女	IPAH	12	59	15	3.0	173	12.5	53
3	56	女	IPAH	8	44	19	1.9	495	5.5	70
4	49	男	IPAH	5	53	10	3.9	23	3.7	56
5	36	女	IPAH	20	53	17	2.6	479	10.2	63
6	58	女	IPAH	12	55	19	2.3	622	10.5	54
7	18	男	IPAH	8	55	20	4.3	197	7.8	65
8	45	女	PVOD	11	80	21	3.4	1,255	12.9	66
9	55	女	PVOD	6	50	8	5.3	115	6.2	56

IPAH：特発性肺動脈性肺高血圧症（idiopathic pulmonary arterial hypertension）；PVOD：肺静脈閉塞症（pulmonary veno-occlusive disease）

どの細胞表面に発現し，受容体が活性化することで細胞増殖と遊走の促進，アポトーシス抑制をもたらす．PDGF 受容体拮抗薬であるイマチニブは，慢性白血病などの治療薬としては既に認可されているチロシンキナーゼ阻害薬であるが，肺高血圧症モデル動物においても治療効果を示すことが報告された[2]．それを受けて，イマチニブの国際共同臨床研究（IMPRES study；Imatinib in Pulmonary Arterial Hypertension, a Randomized, Efficacy Study）が実施された[3]．この国際共同臨床研究は，202 人の PAH を対象としているが，うち日本人も 25 人を含んで実施された．6 カ月間のプラセボまたはイマチニブの投薬期間後に，肺血管抵抗がプラセボ群では増悪したのに対して，イマチニブ投与群では −366 dyne·sec·cm^{-5} と有意に改善した．しかしながら，WHO 機能分類や生存率などは有意に改善せず，かつ，イマチニブ投与群では硬膜外血腫などの重大な合併症が報告された．この結果を受け，イマチニブの PAH に対する治療薬としての適応は，米国審査当局から認可されなかった．

PAH 症例に対するソラフェニブ投与の自験報告

イマニチブとは別に，マルチキナーゼ阻害薬として開発され，現在までに腎細胞癌や肝細胞癌において治療薬として認可されているソラフェニブも，肺高血圧症モデル動物において肺動脈の内皮障害改善やリモデリング改善により，治療効果を認めることが報告されている[4, 5]．さらに，2010 年には，肺高血圧症患者に対するソラフェニブ 200 mg/day 投与での安全性や忍容性を調べる試験結果が実施され，忍容性をもって使用可能であったと報告された[6]．よって，われわれは倫理委員会承認のもと 3 系統の血管拡張薬では難治性で予後不良が予想される PAH 患者への最後の一手としてのソラフェニブの有効性を調べることとした[7]．

1・方法

難治性重症 PAH 患者 9 名に対してソラフェニブを投与した．これらの患者の選択基準としては，NYHA 機能分類Ⅲ度またはⅣ度，かつ，プロスタサイクリン製剤・エンドセリン受容体拮抗薬・フォスフォジエステラーゼ-5 阻害薬の 3 剤を投与しても治療抵抗性であり，全身状態や血行動態を総合的に判断して予後不良であると判断される患者とした．ソラフェニブは，50 mg/day または 100 mg/day を投与開始量として，その後，副作用の出現の有無や血圧・自覚症状の変動に注意しながら，3 週間で 400 mg/day までの漸増を目標とした．

2・結果

本研究に登録された 9 名の患者のベースラインの状態を表 1 に示す．本研究に登録された 9 名の患者すべてがベースラインで臨床的に重症な状態であったと判断される．これらの患者へのソラフェニブ投与による血行動態の変化を表 2 に示す．また，平均肺動脈圧の経時変化を図 1 に示す．患者 No. 5

表 2 ソラフェニブ投与後の血行動態指標の変化

患者 No.	ソラフェニブ投与量 (mg/日)	観察期間 (日)	平均右房圧変化率 (%)	平均肺動脈圧変化率 (%)	肺血管抵抗値変化率 (%)	心拍出量変化率 (%)
1	100	18	14	−14	−24	−20
2	300	23	−22	−19	−47	0
3	400	170	0	−14	0	−11
4	400	240	−1	8	20	8
5	400	—	—	—	—	—
6	300	190	−1	0	58	−39
7	400	190	4	−18	−50	7
8	400	22	−5	−28	−19	−14
9	400	210	−3	−18	31	−35

変化率＝100×(フォローアップ時データ－ベースライン時データ)/ベースライン時データ

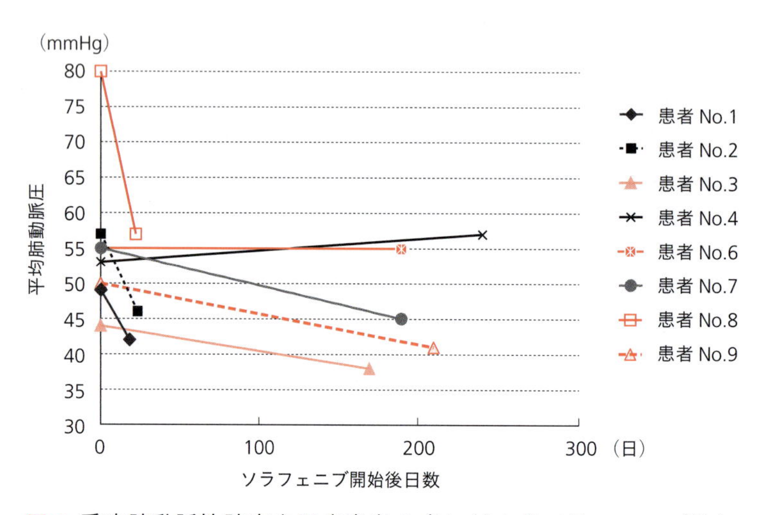

図 1 重症肺動脈性肺高血圧症患者 8 名に対するソラフェニブ投与後の平均肺動脈圧の経時変化

表 3 ソラフェニブ投与後の副作用

患者 No.	副作用	副作用出現時のソラフェニブ投与量	副作用に対して行った対応
1	なし	—	—
2	全身の皮疹	300 mg/日	ソラフェニブ投与の中止
3	なし	—	—
4	なし	—	—
5	手足の皮疹	400 mg/日	300 mg への減量と皮膚塗布薬
6	手足の皮疹	300 mg/日	経過観察
7	なし	—	—
8	手足の皮疹	400 mg/日	皮膚塗布薬
9	手足の皮疹	400 mg/日	皮膚塗布薬

以外の 8 名の患者はフォローアップの右心カテーテル検査を施行されており，3 名の患者（No. 1，2，8）はソラフェニブ開始約 3 週間後に，また，5 名の患者（No. 3，4，6，7，9）はソラフェニブ開始約 6～8 カ月後に，右心カテーテル検査を施行された．前者の 3 名の患者（No. 1，2，8）においては，平均肺動脈圧や肺血管抵抗値が有意に改善した．**図 1** で示される平均肺動脈圧の経時変化からは，ソラフェニブ投与による血行動態改善効果は投与早期にもたらされ，しばらくするとその効果は減

弱することが示唆された．

なお，表3はソラフェニブ投与後の副作用についてまとめたものである．計9名の患者のうち，5名（56%）では皮膚反応（皮疹）を認めたが，4名（44%）では特記すべき副作用と判断される所見を認めなかった．患者No. 2は，ソラフェニブ投与後8カ月後になって全身の皮疹が出現した．皮疹出現時のソラフェニブ投与量は300 mg/日であり，全身に広がったためにソラフェニブを中止し，以後改善した．皮膚反応を認めたほかの4名（患者No. 5，6，8，9）においては，皮疹はそれほどひどい状態ではなく，経過観察または塗布薬加療などにて対応可能であり，1名（患者No. 5）でのみソラフェニブの減量を要したが，それ以外の患者では多少の皮疹があっても忍容性があると判断され塗布薬加療にてソラフェニブ継続可能であった．

3 ▪ 考察

上記結果から示唆されるように，ソラフェニブの重症PAHに対する治療効果としては，投与後数カ月以内の急性効果が期待され，遠隔期にはその効果が減弱する傾向が認められた．これは，ソラフェニブの特性であるのか，または，本研究に登録された患者9名が重症な臨床状態からソラフェニブを開始されたためであるのかは不明である．いずれにせよ，ソラフェニブが，3剤（プロスタサイクリン製剤・エンドセリン受容体拮抗薬・フォスフォジエステラーゼ-5阻害薬）を用いても治療難渋性の重症PAH患者に対して，予後改善や自覚症状改善を目的とした最後の一手として有効な治療戦略になりうることは本研究より強く示唆された．近い将来において，より大規模な患者群における前向き研究によって，ソラフェニブの治療効果についてのより詳細な検討が行われることが期待される．また，副作用については，本研究での経験では，皮疹を約半数に認めたのみであり，ソラフェニブ中止が必要となった重症皮疹は1例のみであり，おおむね忍容性があったと判断される．われわれの今回の結果からは，イマチニブと比較してソラフェニブはより副作用が少なく，PAH患者に対する安全性と忍容性に優れていることが示唆されており，イマチニブに替わる次の一手として期待される．

PVOD症例に対する ソラフェニブ投与の自験一例報告

PVODは，肺血管の障害部位の主病変が肺動脈ではなく肺静脈に存在するとされる．また，従来PAHと診断されていた症例のうち，純粋な肺動脈病変のみではなく，肺静脈病変も併存している症例も存在することも近年注目されている．

PVODに対して保険適用となっている治療薬は存在しない．その理由は，PAHに対する3系統の血管拡張薬は，いずれも血管平滑筋細胞への作用が強く，血管平滑筋細胞は肺動脈には存在するものの，肺静脈の構成要素としてはわずかであるためである．よって，重要なこととして，PVODであるという適切な診断を行わないで安易なPAH特異的血管拡張薬を投薬すると，肺動脈のみの拡張から換気血流不均衡の助長や肺水腫を合併するリスクがある．

ゆえに，PVODに対する治療法の開発は，肺高血圧症治療領域における長年の懸念事項であった．われわれは，分子標的薬としてソラフェニブの細胞増殖抑制作用に注目し，血管平滑筋細胞の乏しい肺静脈においてもソラフェニブであれば細胞増殖抑制作用による効果をもたらすと仮説を立て，重症PVOD患者に対して倫理委員会承認のもとソラフェニブ投与を行った[8)]．

1 ▪ 方法

66歳の重症PVOD患者に対してソラフェニブ投与を行った．この患者は特発性PAHとしては年齢的に典型的でないこと，胸部高解像度CT検査にてPVODに特徴的な所見を認めたことから，PVODと診断した．当院転院時に既にWHO機能分類Ⅳ度の重症例であった．カテーテル検査では，平均肺動脈圧51 mmHg，肺血管抵抗10.0 Wood単位であった．ソラフェニブを100 mg/dayから開始し，3週間で200 mg/dayまで漸増，さらに次の2週間で300 mg/dayまで漸増し，以後さらに2週間

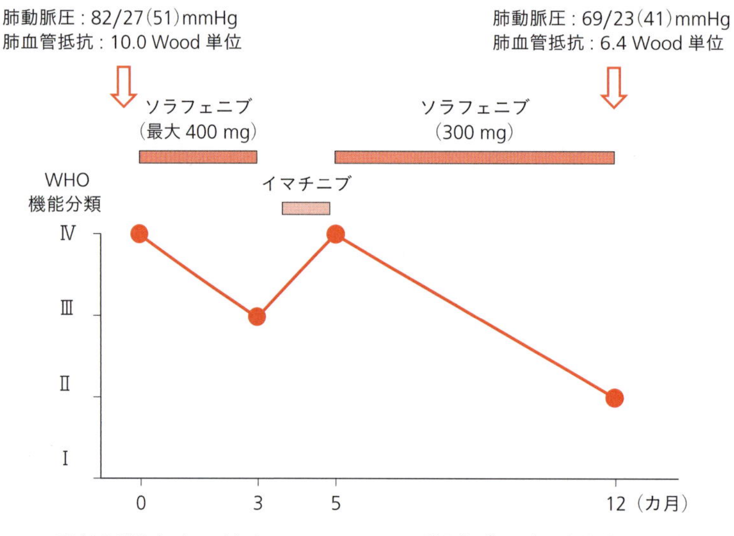

図 2 肺静脈閉塞症に対するソラフェニブ投与後の経時変化の一例

後 400 mg/day まで漸増して維持量とした．

2 ▪ 結果

図 2 は，ソラフェニブ投与後の経時変化を示す．ソラフェニブ開始後から徐々に自覚症状が改善，BNP 値の低下を認め，3 カ月後には WHO 機能分類はⅢ度まで改善したが，ソラフェニブ 300 mg/day までは忍容性があったものの，400 mg/day では皮疹が出現し徐々に痛みも伴う皮疹が拡大傾向となった．このままの継続では皮疹が重症化する危険性もあると判断し，ソラフェニブを中止し，イマチニブへ変更した．しかしながら，イマニチブ開始後はまもなく自覚症状の悪化を認め，WHO 機能分類Ⅳ度へ逆戻りした．そこで，イマニチブでは効果が乏しいと判断し，イマニチブを中止し，再度ソラフェニブを開始した．ソラフェニブは，1 回目投与時で忍容性を認めた 300 mg/day を 2 回目の最高維持量と設定した．以後，改めて自覚症状の改善を認め，ソラフェニブの再開半年後には WHO 機能分類はⅡ度まで改善し，カテーテル検査では平均肺動脈圧 41 mmHg，肺血管抵抗 6.4 Wood 単位まで明らかな改善を認めた．その後の経過も安定しており，以後，平均肺動脈圧 30 mmHg 台半ば程度で推移している．

3 ▪ 考察

PVOD に対してエポプロステノール持続静注療法とイマチニブ投与の組み合わせにより血行動態の改善を認めたという文献報告も存在する[9]．われわれの一例報告ではエポプロステノールは PVOD に対するリスクが高いと判断し使用しておらず，イマチニブは明らかに本症例では効果を認めなかった．過去の文献報告やわれわれの報告を合わせて考慮すると，PVOD に対する分子標的療法は，従来は治療法が存在しなかった PVOD に対して期待をもてる唯一の治療選択肢となる可能性がある一方で，どのような分子標的療法が適切であるのか，PVOD のすべてに有効であるのかなど，まだまだ詳細な検討の必要性があると考えられる．そのためにも，今後，多施設または世界規模での PVOD に対する分子標的療法の前向き共同試験の検討が必要であろう．

まとめと今後の展望

肺高血圧症に対する分子標的療法は，PAH に対する IMPRES study での副作用の結果を受け，米国審査当局から認可されなかった経緯もあり，いったん治療法としての発展は下火になったといえる．しかしながら，現在保険適用となっている 3 系統の血管拡張薬ではどうしても難治性である重症患者に対する肺移植以外の唯一の治療法としての可能性は秘めており，IMPRES study の結果を受けてすぐさま諦める，という判断が適切かどうかは難しい．また，われわれの一例報告や海外からの症例報告をみても，3 系統の血管拡張薬が適応とならない PVOD に対する唯一の期待できる治療選択肢としての可能性も有している．

肺高血圧症に限らず多くの疾患で個別化医療が望まれている昨今において，肺高血圧症に対する分子標的療法も個別化医療という考え方が重要であると考える．どのような肺高血圧症の患者群で分子標的療法を使用することが適切であるか，効果をもたらす患者層や副作用が少ないと期待される患者層を事前に判断し，個別化医療を実現することができれば，必ずや分子標的療法は，まだまだ諦めるには値しない治療選択肢であろうと考える．今後，患者の遺伝学的・病態学的背景に迫りながら，より詳細なメカニズム解析を通じ，個別化医療の発展に努めることが医療研究者の責務である．

文献

1）Perros F, Montani D, Dorfmüller P, et al : Platelet-derived growth factor expression and function in idiopathic pulmonary arterial hypertension. Am J Respir Crit Care Med 178 : 81-88, 2008
2）Schermuly RT, Dony E, Ghofrani HA, et al : Reversal of experimental pulmonary hypertension by PDGF inhibition. J Clin Invest 115 : 2811-2821, 2005
3）Hoeper MM, Barst RJ, Bourge RC, et al : Imatinib Mesylate as Add-on Therapy for Pulmonary Arterial Hypertension. Results of the Randomized IMPRES Study. Circulation 127 : 1128-1138, 2013
4）Klein M, Schermuly RT, Ellinghaus P, et al : Combined tyrosine and serine/threonine kinase inhibition by sorafenib prevents progression of experimental pulmonary hypertension and myocardial remodeling. Circulation 118 : 2081-2090, 2008
5）Moreno-Vinasco L, Gomberg-Maitland M, Maitland ML, et al : Genomic assessment of a multikinase inhibitor, sorafenib, in a rodent model of pulmonary hypertension. Physiol Genomics 33 : 278-291, 2008
6）Gomberg-Maitland M, Maitland ML, Barst RJ, et al : A dosing/cross-development study of the multikinase inhibitor sorafenib in patients with pulmonary arterial hypertension. Clin Pharmacol Ther 87 : 303-310, 2010
7）Kimura G, Kataoka M, Inami T, et al : Sorafenib as a potential strategy for refractory pulmonary arterial hypertension. Pulm Pharmacol Ther 44 : 46-49, 2017
8）Kataoka M, Yanagisawa R, Fukuda K, et al : Sorafenib is effective in the treatment of pulmonary veno-occlusive disease. Cardiology 123 : 172-174, 2012
9）Overbeek MJ, van Nieuw Amerongen GP, Boonstra A, et al : Possible role of imatinib in clinical pulmonary veno-occlusive disease. Eur Respir J 32 : 232-235, 2008

特集 肺高血圧症 Cutting Edge
肺高血圧症のトピックスあるいはコントラバーシ

治療効果判断や予後予測の評価指標に何を用いるべきか？

6MWD，mPAP or sPAP，複合指標？

山本浩司／武田 裕

Point

- 肺高血圧症における予後予測は容易ではない．現在は複数の指標を組み合わせて総合的判断をすることが推奨されている．
- これまでに得られた知見の多くが，特発性/遺伝性肺動脈性肺高血圧症を対象としたものであり，他の臨床分類の肺高血圧症に応用できるかどうかは今後の課題である．

はじめに

肺高血圧症，なかでも臨床分類1群に分類される肺動脈性肺高血圧症（pulmonary arterial hypertension；PAH）は，肺動脈の狭窄や閉塞が進行，肺血管抵抗の上昇が右心負荷となり，最終的に右心不全から死に至る予後不良の疾患である．1999年に肺血管拡張薬である静注エポプロステノールがわが国でも使用できるようになり，その後も複数の経口肺血管拡張薬が開発され使用できる時代となった．しかしながら，治療成績が向上したとはいえ，なお満足できる水準ではない．肺高血圧症の治療を考えるうえでは，自覚症状の改善（QOL改善）と生命予後改善が治療目標となる．では，どの指標を治療目標とすべきであろうか．PAHはその発症頻度が低いこともあり，大規模臨床試験を実施してエビデンスを構築することが難しい．これまでの開発治験を含む臨床試験では6分間歩行距離（6-min walk distance；6MWD）が主要評価項目として用いられることが多かったが，最近は"臨床的悪化までの期間"（time to clinical worsening）が使われることが増えてきた．理想的な評価指標とは，治療効果を反映して変動し，その値が生命予後と相関するサロゲートマーカーである．これまでに多くの研究が行われており，各臨床指標，検査データの治療効果判定や予後予測としての有用性が報告されている．肺高血圧症に携わる臨床医にとっても，治療目標や予後指標が明確になることは重要な意味をもつ．各指標を，①運動耐容能の指標，②血行動態の指標，③画像検査から得られる指標，④血液検査におけるバイオマーカーに分類して，以下にそれぞれの指標について概説する．

やまもと こうじ 名古屋市立大学病院循環器内科（〒467-8602 愛知県名古屋市瑞穂区瑞穂町字川澄1）
たけだ ゆたか NTT西日本東海病院

2432-3284／18／紙：¥800／電子：¥1200／論文／JCOPY

表 1 WHO 機能分類

Ⅰ度	身体活動に制限のない肺高血圧症患者 普通の身体活動では呼吸困難や疲労，胸痛や失神など生じない．
Ⅱ度	身体活動に軽度の制限のある肺高血圧症患者 安静時には自覚症状がない．普通の身体活動で呼吸困難や疲労，胸痛や失神などが起こる．
Ⅲ度	身体活動に著しい制限のある肺高血圧症患者 安静時に自覚症状がない．普通以下の軽度の身体活動では呼吸困難や疲労，胸痛や失神などが起こる．
Ⅳ度	どんな身体活動もすべて苦痛となる肺高血圧症患者 これらの患者は右心不全の症状を表している．安静時にも呼吸困難および/または疲労がみられる．どんな身体活動でも自覚症状の増悪がある．

表 2 2015 年 ESC/ERS ガイドラインにおけるリスク評価

予後規定因子 （推定 1 年後死亡率）	低リスク ＜5%	中等度リスク 5～10%	高リスク ＞10%
右心不全の臨床徴候	なし	なし	あり
症状の進行	なし	遅い	速い
失神	なし	時々起きる	繰り返し起きる
WHO 機能分類	Ⅰ，Ⅱ	Ⅲ	Ⅳ
6 分間歩行距離	＞440 m	165～440 m	＜165 m
心肺運動負荷試験	Peak VO_2 ＞15 ml/min/kg（予測値＞65%） VE/VCO_2 slope＜36	Peak VO_2 11～15 ml/min/kg（予測値 35～65%） VE/VCO_2 slope 36～44.9	Peak VO_2 ＜11 ml/min/kg（予測値＜35%） VE/VCO_2 slope≧45
血漿 BNP NT-proBNP	BNP＜50 ng/L NT-proBNP＜300 ng/L	BNP 50～300 ng/L NT-proBNP 300～1,400 ng/L	BNP＞300 ng/L NT-proBNP＞1,400 ng/L
心エコー 心臓 MRI	右房面積＜18 cm^2 心膜液貯留なし	右房面積 18～26 cm^2 心膜液貯留わずか	右房面積＞26 cm^2 心膜液貯留あり
血行動態	RAP＜8 mmHg CI≧2.5 L/min/m^2 SvO_2＞65%	RAP 8～14 mmHg CI 2.0～2.4 L/min/m^2 SvO_2 60～65%	RAP＞14 mmHg CI＜2.0 L/min/m^2 SvO_2＜60%

運動耐容能の指標

1 ▪ WHO 機能分類

WHO 機能分類（**表 1**）は，PAH の診断時のみならず，治療開始後のフォローアップ時にも生命予後の予測指標として有用とされている[1]．治療後の機能分類がⅠかⅡに改善した群と，ⅢやⅣに悪化した群とでは，生存率に有意な差があることが報告されている[2]．WHO 機能分類を臨床に用いる限界としては，評価者によって信頼性にばらつきがあることや，年齢，性別といった患者特性の影響が挙げられる．しかしながら，簡潔で患者負担もない指標であるため，現在でも日常診療上の重要な評価法である．

2 ▪ 6 分間歩行距離（6MWD）

6MWD は運動耐容能を評価する方法として，国際的にも広く使われている．繰り返し測定可能で，非侵襲的かつ低コストの試験である．ベースライン時の 6MWD と血行動態指標との間に有意な相関が示されている[3]．その一方で，6MWD には学習効果があることや，酸素吸入が必要な場合の解釈，患者の性別や体格，併存疾患による影響などの多くの限界がある．ほかの問題点として，歩行距離の絶対値と治療後の変化量のどちらがより有用かという点もある．2012 年に発表されたメタ解析では，6MWD の変化量で臨床イベント（全死亡，PAH 悪化による入院，肺移植の実施など）を予測できないとしている[4]．治療目標や予後予測としての，カットオフとなる歩行距離は十分には確立していない．2015年のESC/ERSガイドラインでは，6MWD>440 mを低リスク群と定義している[5]（**表2**）.

3 ▪ 心肺運動負荷試験（cardiopulmonary exercise testing ; CPET）

CPETは心機能，肺のガス交換能，骨格筋力の総合的な指標として用いられる．PAH患者での最適なプロトコルは確立していないが，多くの施設でランプ負荷（負荷漸増法）が行われている．CPETによる最大酸素消費量（Peak VO_2）が，心不全など他の心疾患と同様に，予後規定因子となることが示されており，運動耐容能の指標として広く使用されている．ただし，年齢による差が大きいことから，絶対値ではなく予測値のほうが適切とする報告もある[6]．ESC/ERSガイドラインでは，Peak VO_2>15 ml/min/kg（>65% 予測値）を低リスク，Peak VO_2<11 ml/min/kg（<35% 予測値）を高リスクとしている[5]（**表2**）.

血行動態の指標

PAHの本質は，肺動脈狭窄・閉塞の進行による肺血管抵抗の上昇にある．右心カテーテル検査で評価される循環動態の指標は，肺高血圧症の確定診断に必須であると同時に，診断時とフォローアップ時の病状把握や予後指標としても重要である．これらのうち，右房圧（right atrial pressure ; RAP），心係数（cardiac index ; CI），混合静脈血酸素飽和度（mixed venous oxygenation ; SvO_2）は，多くの研究において予後指標として確立している[7]．一方で，肺動脈圧については慎重な解釈が必要である．病状が進行して右室が代償不全に陥ると，心拍出量が低下して肺動脈圧は低下するからである．つまり，肺動脈圧の低下のみでは，病状の改善か悪化かを区別できないため，心拍出量も同時に評価しておく必要がある．肺動脈圧を表す指標には，平均肺動脈圧（mean pulmonary arterial hypertension ; mPAP）と収縮期肺動脈圧（systolic pulmonary arterial hypertension ; sPAP），そして拡張期肺動脈圧（diastolic pulmonary arterial hypertension ; dPAP）がある．右室にとっての後負荷は，肺血管抵抗に加えて肺動脈近位部のコンプライアンスも影響する．sPAPは肺動脈コンプライアンスをより強く反映することから，mPAPとは異なる臨床的意義があることが想定される．1回心拍出量を脈圧（sPAP－dPAP）で除した肺動脈capacitanceが特発性PAHの生存予測に有用との報告がある[8]．また，EU-STAR cohort研究によると，強皮症においてはsPAPが予後予測に有用であったとしている[9]．しかし，病態把握や予後予測における，mPAPとsPAPの臨床的な意義の違いについてはまだ十分に解明されていない．右心カテーテル検査を実施するうえでのほかの問題点として，安静仰臥位で行う検査であり，身体活動に伴う循環動態の変化を評価できない点がある．カテーテル検査中に運動負荷を組み入れることで，右室予備能を評価したとする報告もあるが[10]，病態把握において付加的な価値があるかについては，まだコンセンサスは得られていない．右心カテーテル検査は侵襲的であるため，定期的にフォローアップすることは患者の負担が大きい．ただし，治療を変更・強化した際や，肺移植を検討する際には，実施するべきとする考えは多くの専門家に共通している．

画像検査から得られる指標

右室機能は肺高血圧症患者の運動耐容能や予後に極めて重要な意味をもつことは疑いようがない．右室機能を画像で評価する方法として，心臓超音波検査と心臓MRIが用いられている．

心臓超音波検査は，肺高血圧症を疑った場合に，スクリーニングとして行われる．右房・右室のサイズ，三尖弁逆流の程度と圧較差，左室のeccentricity index，右室収縮能などが指標として使われる．右室収縮能を評価する方法としては，Tei index，RV fractional area change，tricuspid annular plane systolic excursion（TAPSE）が含まれる[11]．右室はその形態が複雑であるがゆえに，検査担当者の技量が大きく関連し，再現性の問題もあって，予後指標としての有用性は十分に確立しているとはいえない．ただし，低侵襲で繰り返し実施可能であることから，経験のある担当者が継続して検査を行うことで，臨床的判断を行うのに十分な情報を提供できる．近年，運動負荷での推定右室収縮期圧の上昇が独立した予後マーカーであるとの報告もされている[12]．比較的容易に確認できる心膜液貯留も予後規定因子とされているが，結合組織病では疾患に関連して貯留することもあるため注意が必要である．

心臓MRIは右室構造や右室容積を評価する方法としてゴールドスタンダードとされる．複雑な右室形態をより正確に把握でき，心拍出量や弁逆流量などの機能的な評価も可能である．心臓MRIでの各指標（右室容積，左室容積，1回拍出量）が予後指標になることが示されている[13]．ただ，心臓MRIを治療効果判定や予後指標として用いるにはデータが限られており，肺高血圧症の臨床に幅広く用いられる方法にはまだなっていない．

バイオマーカー

複数のバイオマーカーでPAHの病態や重症度評価に役立つか否かの研究がなされているが，いまだにPAHや肺血管リモデリングと強く関連する特異的マーカーは見つかっていない．現在，臨床で最も広く用いられているのがヒト脳性ナトリウム利尿ペプチド（B-type natriuretic peptide ; BNP）あるいはヒト脳性ナトリウム利尿ペプチド前駆体N端フラグメント（N-terminal pro B-type natriuretic peptide ; NT-proBNP）である．BNPあるいはNT-proBNPは，心筋障害の程度と相関し，診断時やフォローアップ時における予後指標である[14]．これらは，ほぼすべての心疾患で上昇し，肺高血圧症の特異的マーカーではない．また，年齢や性別に依存しており，年齢が上がるにつれて基準値が高くなる点も考慮すべきである．BNPとNT-proBNPのどちらがより有用な指標かはわかっていない．BNPは腎機能の影響を受けにくく，PAH治療薬の血行動態・運動機能への治療効果をより強く反映することが示されている．一方でNT-proBNPはより強い予後規定因子とする報告もある[15]．それでは，BNP（あるいはNT-proBNP）を治療目標とする戦略はどうだろうか．右心不全は肺高血圧症の主要な死亡原因であるため，BNPが限りなく正常化するように肺血管拡張薬を追加していく方法は，一見理にかなっているように思える．左心不全においては，BNPガイドによる治療を行うことにより，死亡率や心不全関連の入院を低下させたとする報告がある[16]．PAHでも応用できるのかどうかは，今後の研究を待ちたい．

肺高血圧症の臨床分類による違い

肺高血圧症はmPAPが25 mmHg以上と定義されており，多くのグループに分類される多様な疾患群である．PAH以外に，左心疾患によるもの（臨床分類2群），肺疾患・低酸素血症によるもの（臨床分類3群），慢性血栓塞栓性肺高血圧症（臨床分類4群），複数のメカニズムによるもの（臨床分類5群）がある．PAHのなかでも，特発性/遺伝性，薬物・毒物誘発性，結合組織病，先天性心疾患，門脈圧亢進など，基礎疾患の異なるサブグループがある．結合組織病の一つである強皮症にPAHを合併するとさらに予後不良であることが知られている．強皮症は全身疾患であることから，運動耐容能の指標（WHO機能分類や6MWDなど）の信頼性は低いと考えられる．多くの研究が特発性PAHを対象としているが，サブグループによって異なった治療目標や予後指標があるのかについて，明確な結論は出ていない．

包括的な評価の必要性

2015年のESC/ERSガイドライン[5]によると，予後予測のうえで単独の指標では不十分であり，複数の指標を組み合わせる考え方が提唱されている（表2）．わが国でも，日本循環器学会から2012年に発行された肺高血圧症治療ガイドラインでも同様な考え方が記載されている．これまで提唱された治療評価判定や予後予測に有用とされた指標は，多くが特発性/遺伝性 PAH から得られた知見を基にしている点に注意が必要である．米国のレジストリー研究である REVEAL レジストリーから，診断からの 1 年予後を推定する試みがなされている[17]．いずれにしても重要なことは，理学所見や検査所見を含めて，繰り返し病状評価を行うことである．肺高血圧症が現在でも予後不良な厳しい疾患であることを忘れてはならない．

おわりに

本稿では，肺高血圧症，特に PAH 患者の治療効果判定や予後予測の評価に用いられる指標について概説した．病状評価するうえで，単一の指標に固執することなく，自覚症状や理学所見，検査データを統合して，総合的に判断をすることが求められる．

文献

1）Nickel N, Golpon H, Greer M, et al : The prognostic impact of follow-up assessments in patients with idiopathic pulmonary arterial hypertension. Eur Respir J 39 : 589-596, 2012
2）Yamamoto K, Takeda Y, Takeda Y, et al : Long-term survival of patients with pulmonary arterial hypertension recovering to World Health Organization functional class Ⅰ or Ⅱ : a historical comparison between intravenous epoprostenol and oral agents. BMC Res Notes 7 : 359, 2014
3）Miyamoto S, Nagaya N, Satoh T, et al : Clinical correlates and prognostic significance of six-minute walk test in patients with primary pulmonary hypertension. Comparison with cardiopulmonary exercise testing. Am J Respir Crit Care Med 161 : 487-492, 2000
4）Savarese G, Paolillo S, Costanzo P, et al : Do changes of 6-minute walk distance predict clinical events in patients with pulmonary arterial hypertension? : a meta-analysis of 22 randomized trials. J Am Coll Cardiol 60 : 1192-1201, 2012
5）Galie N, Humbert M, Vachiery JL, et al : 2015 ESC/ERS Guidelines for the diagnosis and treatment of pulmonary hypertension : The Joint Task Force for the Diagnosis and Treatment of Pulmonary Hypertension of the European Society of Cardiology（ESC）and the European Respiratory Society（ERS）: Endorsed by : Association for European Paediatric and Congenital Cardiology（AEPC）, International Society for Heart and Lung Transplantation（ISHLT）. Eur Heart J 37 : 67-119, 2016
6）Wensel R, Francis DP, Meyer FJ, et al : Incremental prognostic value of cardiopulmonary exercise testing and resting haemodynamics in pulmonary arterial hypertension. Int J Cardiol 167 : 1193-1198, 2013
7）Benza RL, Miller DP, Gomberg-Maitland M, et al : Predicting survival in pulmonary arterial hypertension : insights from the Registry to Evaluate Early and Long-Term Pulmonary Arterial Hypertension Disease Management（REVEAL）. Circulation 122 : 164-172, 2010
8）Mahapatra S, Nishimura RA, Sorajja P, et al : Relationship of pulmonary arterial capacitance and mortality in idiopathic pulmonary arterial hypertension. J Am Coll Cardiol 47 : 799-803, 2006
9）Hachulla E, Clerson P, Airò P, et al : Value of systolic pulmonary arterial pressure as a prognostic factor of death in the systemic sclerosis EUSTAR population. Rheumatology 54 : 1262-1269, 2015
10）Blumberg FC, Arzt M, Lange T, et al : Impact of right ventricular reserve on exercise capacity and survival in patients with pulmonary hypertension. Eur J Heart Fail 15 : 771-775, 2013
11）Vonk MC, Sander MH, van den Hoogen FH, et al : Right ventricle Tei-index : a tool to increase the accuracy of non-invasive detection of pulmonary arterial hypertension in connective tissue diseases. Eur J Echocardiogr 8 : 317-321, 2007
12）Grunig E, Tiede H, Enyimayew EO, et al : Assessment and prognostic relevance of right ventricular contractile reserve in patients with severe pulmonary hypertension. Circulation 128 : 2005-2015, 2013
13）van Wolferen SA, Marcus JT, Boonstra A, et al : Prognostic value of right ventricular mass, volume, and function in idiopathic pulmonary arterial hypertension. Eur Heart J 28 : 1250-1257, 2007
14）Warwick G, Thomas PS, Yates DH : Biomarkers in pulmonary hypertension. Eur Respir J 32 : 503-512, 2008
15）Leuchte HH, El NM, Tuerpe JC, et al : N-terminal pro-brain natriuretic peptide and renal insufficiency as predictors of mortality in pulmonary hypertension. Chest 131 : 402-409, 2007
16）Savarese G, Trimarco B, Dellegrottaglie S, et al : Natriuretic peptide-guided therapy in chronic heart failure : a meta-analysis of 2,686 patients in 12 randomized trials. PLoS One 8 : e58287, 2013
17）Benza RL, Gomberg-Maitland M, Miller DP, et al : The REVEAL Registry risk score calculator in patients newly diagnosed with pulmonary arterial hypertension. Chest 141 : 354-362, 2012

upfront combination あるいは sequential combination, どちらがリーズナブルか？

波多野 将

Point

- 典型的な特発性/遺伝性肺動脈性肺高血圧症（I/HPAH）であれば upfront combination のほうが望ましい.
- I/HPAH で平均肺動脈圧が非常に高い（概ね 50 mmHg 以上）場合には, WHO 機能分類によらず静注/皮下注プロスタグランジン製剤を含む upfront combination を考慮するべき.
- 左心疾患や肺疾患の要素を含む PAH に対しては sequential combination のほうが良い場合が多い. 全身性強皮症の患者や高齢者にはこのような患者が多いので注意が必要である.
- 先天性心疾患に伴う PAH の場合, シャント修復後であれば原則 IPAH に準じた治療を行うが, 治療目標は必ずしも IPAH と同じである必要はなく, 結果として upfront combination を行う必要がないこともある.
- アイゼンメンジャー症候群に対する upfront combination の優位性を示した報告はなく, sequential combination が良いと思われる.

はじめに

肺動脈性肺高血圧症（PAH）の治療において, アンブリセンタンとタダラフィルの upfront combination therapy（以下,「upfront combination」と表記）の有用性を示した AMBITION study[1] の結果が発表されて以降, ESC/ERS のガイドラインにおいては WHO 機能分類Ⅱ度ないしⅢ度の患者に対しては内服薬による upfront combination が推奨されるようになった[2]. また, WHO 機能分類Ⅳ度の最重症例に対しては, エポプロステノール持続静注療法を含む upfront combination が推奨されている. PAH は本来進行性で予後不良の疾患であるため, 最終的に combination therapy が必要となるならば, 初めからより強力な治療を行うほうが予後の改善につながることは明らかであり, その意味では sequential combination therapy（以下,「sequential combination」と表記）よりも upfront combination のほうがリーズナブルといえよう. しかし一方で, upfront combination を行うことに

はたの まさる　東京大学大学院医学系研究科重症心不全治療開発講座（〒113-8655 東京都文京区本郷 7-3-1）

2432-3284／18／紙：¥800／電子：¥1200／論文／JCOPY

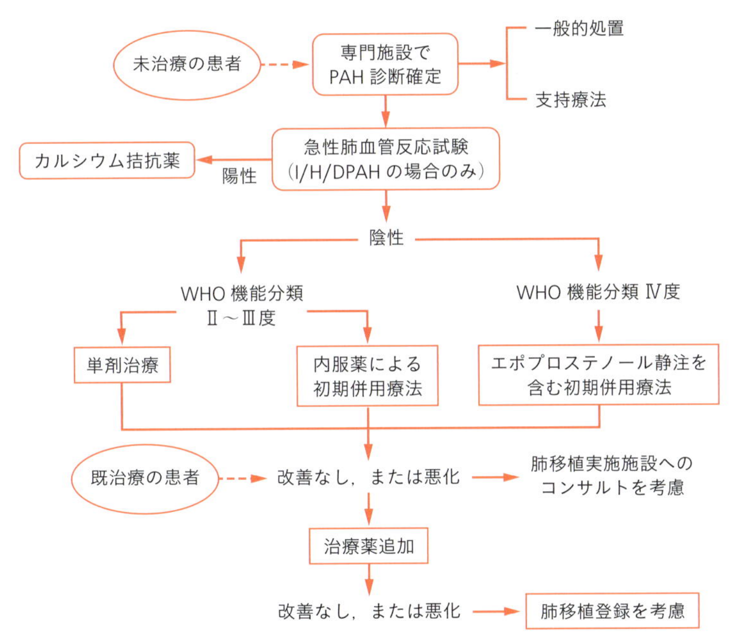

図 1 肺動脈性肺高血圧症治療アルゴリズム（文献[2]より引用改変）
I/H/DPAH：特発性/遺伝性/薬物誘発性肺動脈性肺高血圧症

慎重になるべき患者も一部には存在することにも注意が必要である．近年，upfront combination を行うことに対して慎重になるべき一群として，"atypical PAH"という概念が提唱された[3]．これは 65 歳以上の高齢者であって，PAH の診断基準は満たすが，背景に左心疾患の要素（=cardiac phenotype）や肺疾患の要素（=pulmonary phenotype）をもつ一群である．このような患者に対して安易に upfront combination を行うと，背景にある左心疾患や肺疾患の増悪を招いてしまうことがあるため，一剤ずつ反応を見ながら治療薬を追加していく sequential combination のほうが良いということになる．すなわち，upfront combination あるいは sequential combination のどちらがリーズナブルか，というのは対象患者により異なり，患者の病態を正しく把握することがおのずと治療方針の決定につながるといえる．

upfront combination の有用性とその対象となる患者像

2015 年に改訂された ESC/ERS のガイドラインでは，WHO 機能分類Ⅱ度ないしⅢ度の患者に対しては内服薬による upfront combination が推奨されている（図 1）[2]．この根拠となったのがアンブリセンタンとタダラフィルによる初期併用療法の有効性を検討した大規模臨床試験（AMBITION study）であり[1]，これによれば，初期併用療法群（253 名）はいずれか一方の単剤治療群（アンブリセンタン単剤群 126 名，タダラフィル単剤群 121 名）に比べ，イベント（死亡，PAH 増悪による入院，疾患進行あるいは十分な治療効果が認められない状態の長期継続で定義）発生リスクを 50% 低下させた（ハザード比 0.502，p=0.0002）．また，WHO 機能分類Ⅳ度の最重症例に対しては，エポプロステノール持続静注療法を含む upfront combination が推奨されている．フランスのレジストリーからの報告では，特発性（I)/遺伝性（H)/やせ薬誘発性 PAH 患者でエポプロステノール静注が行われた 78 名について解析したところ，内服薬で平均 7 カ月間治療を行った後にエポプロステノールを導入するよりも，初めからエポプロステノールを導入したほうが予後は良く，さらにエポプロステノールを含む初期併用療法が行われた群が最も予後が良かった（1 年生存率 92%，3 年生存率 88%）ことを報告しており[4]，重症例に対してはエポプロステノールやト

表 1 肺動脈性肺高血圧症のリスク分類（文献[2]より引用改変）

	低リスク（1 年後推定死亡率＜5%）	中リスク（1 年後推定死亡率 5〜10%）	高リスク（1 年後推定死亡率＞10%）
右心不全徴候	なし	なし	あり
症状の進行	なし	緩徐	急速
失神	なし	既往あり	繰り返す失神
WHO 機能分類	Ⅰ，Ⅱ	Ⅲ	Ⅳ
6 分間歩行距離	＞440 m	165〜440 m	＜165 m
心肺機能検査	Peak VO_2＞15 ml/min/kg（予測値の 65% 以上）VE/VCO_2 slope＜36	Peak VO_2 11〜15 ml/min/kg（予測値の 35〜65%）VE/VCO_2 slope 36〜44.9	Peak VO_2＜11 ml/min/kg（予測値の 35% 未満）VE/VCO_2 slope＞45
BNP または NT-proBNP	BNP＜50 pg/ml NT-proBNP＜300 pg/ml	BNP 50〜300 pg/ml NT-proBNP 300〜1,400 pg/ml	BNP＞300 pg/ml NT-proBNP＞1,400 pg/ml
心エコーおよび心臓 MRI	右房面積＜18 cm^2 心嚢液なし	右房面積 18〜26 cm^2 心嚢液なし，もしくは少量	右房面積＞26 cm^2 心嚢液あり
血行動態	右房圧＜8 mmHg 心係数≧2.5 L/min/m^2 SvO_2＞65%	右房圧 8〜14 mmHg 心係数 2.0〜2.4 L/min/m^2 SvO_2 60〜65%	右房圧＞14 mmHg 心係数＜2.0 L/min/m^2 SvO_2＜60%

レプロスチニルを含む upfront combination を行うことが重要である．

upfront combination を行うかどうかを判断するに当たり，治療目標をどこに定めるかということも重要である．ESC/ERS のガイドラインでは，表 1 のように 1 年以内の死亡率により PAH 患者の予後を低リスク（＜5%），中リスク（5〜10%），高リスク（＞10%）の 3 つに分類している．PAH 患者を治療するに当たっては，初めから低リスクに分類される患者においては単剤で開始すればよいし，単剤で低リスクにできる見込みがある患者においても，結果的に sequential combination になるかどうかは別として，まずは単剤治療で開始するというのがリーズナブルであろう．ただし，わが国においては，治療目標そのものが海外とはやや異なることに注意が必要である．I/HPAH において，平均肺動脈圧（mPAP）を 42.5 mmHg 未満に低下させれば 15 年生存率が 100% であったという国内の報告を受けて[5]，わが国では表 1 のリスク分類で低リスクに分類されるようにすることに加え，mPAP を概ね 40 mmHg 以下に低下させることが治療目標とされることが多い．このため，単剤で mPAP を 40 mmHg 以下に低下させることができる見込みがないならば upfront combination が選択されるべきであるし，40 mmHg 以下に低下させるためにエポプロステノールやトレプロスチニルが必要と考えられるならば，エポプロステノールやトレプロスチニルを含む upfront combination が選択されるべきであるということになる．残念ながら 2018 年 3 月に改訂された日本循環器学会の肺高血圧症治療ガイドラインにおいては，治療目標に肺動脈圧を明記することは見送られ，PAH のリスク分類は ESC/ERS と同様のものになったが，一方で治療アルゴリズムは圧の低下を強く意識したものとなっている．図 2 に最新のガイドラインによる治療アルゴリズムを示したが，初期単剤治療が推奨されるのは低リスク群の一部のみであり，低リスク群の一部と中リスク群の一部では経口/吸入薬による upfront combination，中リスク群の一部と高リスク群の一部では皮下注/静注プロスタグランジン製剤を優先した upfront combination，最高リスク群においては静注プロスタグランジン製剤を優先した upfront combination がそれぞれ推奨されている[6]．なお，自験例では I/HPAH で初診時の mPAP が 50 mmHg 以上であった場合，いったんは経口薬のみで mPAP 40 mmHg 以下を達成できた症例であっても，再増悪などにより最終的には全例で静注ないし皮下注のプロスタグランジン製剤投与が必要となった．I/

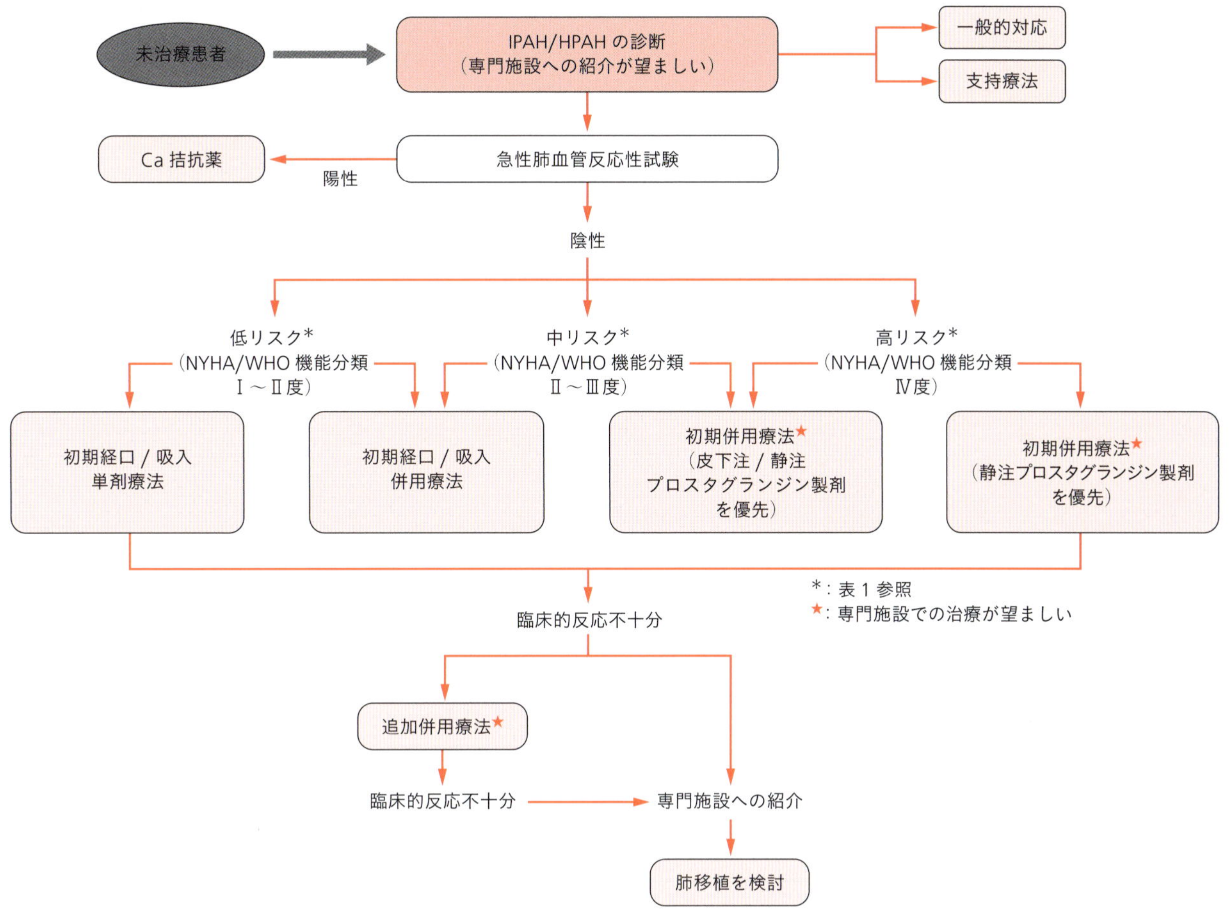

図 2 特発性/遺伝性肺動脈性肺高血圧症治療アルゴリズム（文献[6]より引用）

HPAH で mPAP 50 mmHg 以上の症例においては，WHO 機能分類によらず，皮下注/静注プロスタグランジン製剤を含む upfront combination を行うのが良いと思われる．

sequential combination のほうが好ましいと考えられる患者像

1・左心疾患や肺疾患を合併している（合併が疑われる）患者

現在わが国で使用可能な肺血管拡張薬は，リオシグアトを除いてすべて PAH のみに適応が限定されている．PAH にしか適応がない，というのは単に保険上の問題だけでなく，PAH 以外の病態に対する有効性を示すエビデンスが不足しているということでもあるので，PAH 以外の肺高血圧症に対してはそもそも肺血管拡張薬の使用そのものに慎重になるべきである．心筋症や虚血性心疾患のような明らかな左心疾患や，肺気腫や特発性間質性肺炎のような呼吸器疾患に合併する肺高血圧であれば，それぞれ**表 2** に示した肺高血圧症臨床分類の第 2 群および第 3 群に分類されることは明らかであり，このようなケースに対する肺血管拡張薬の使用は原則推奨されないことはいうまでもない．問題となるのは PAH と第 2 群，第 3 群が合併していると考えられるようなケースである．実際，全身性強皮症（SSc）には PAH（SSc-PAH），左心性心疾患に伴う肺高血圧（PVH），間質性肺疾患に伴う肺高血圧（ILD-PAH）など多彩な病態の肺高血圧を合併することが知られており，しばしばそれらは混在する．このため，SSc-PAH の診断をする際には，心エコー，心臓カテーテル検査などで PVH 合併の有無を，胸部 CT や呼吸機能検査などで ILD-PH 合併の有無を鑑別す

表 2 肺高血圧症の分類（文献[6]より引用）

1. 肺動脈性肺高血圧症（PAH）	3. 肺疾患，低酸素血症に伴う肺高血圧症
1）特発性肺動脈性肺高血圧症（idiopathic PAH）	1）慢性閉塞性肺疾患
2）遺伝性肺動脈性肺高血圧症（heritable PAH）	2）間質性肺疾患
a）BMPR2 b）ALK1，endoglin，SMAD9，CAV1，KCNK3	3）拘束性と閉塞性の混合障害を伴う他の肺疾患
c）不明	4）睡眠呼吸障害
3）薬物もしくは毒物誘発性	5）肺胞低換気障害
4）各種疾患に伴う肺動脈性肺高血圧症（APAH）	6）高所における慢性曝露
a）膠原病性血管疾患	7）発育障害
b）エイズウイルス感染症	**4. 慢性血栓塞栓性肺高血圧症（CTEPH）**
c）門脈高血圧	**5. その他の肺高血圧症**
d）先天性短絡性疾患	1）血液疾患（慢性溶血性貧血，骨髄増殖性疾患，脾摘後）
e）住血吸虫症	2）全身性疾患（サルコイドーシス，肺ランゲルハンス細胞組織球症，リンパ脈管筋腫症，神経線維腫症，血管炎）
1'肺静脈閉塞性疾患（PVOD）and/or 肺毛細血管腫症（PCH）	3）代謝性疾患（糖原病，Gaucher 病，甲状腺疾患）
1"新生児持続性肺高血圧症（PPHN）	4）その他（腫瘍塞栓，線維性縦隔炎，慢性腎不全，区域性肺高血圧）
2. 左心性心疾患に伴う肺高血圧症	
1）左室収縮不全 2）左室拡張不全 3）弁膜疾患	
4）先天性/後天性の左室流入路/流出路狭窄	

ることが必須である．さらに注意が必要なのが，通常 PVH は「mPAP≧25 mmHg かつ肺動脈楔入圧（PAWP）＞15 mmHg」によって定義されるが，PVH の診断には PAWP の測定だけでは不十分であり，PAWP≦15 mmHg であっても，左室拡張末期圧（LVEDP）の測定や生理食塩水を負荷することにより PVH が顕在化する，いわゆる「潜在的（occult）PVH」の患者も少なくないということである．Fox らによれば，mPAP≧25 mmHg かつ PAWP≦15 mmHg を満たし，かつては PAH と診断されていた症例のうちの実に 40% 近く（11/29）が，安静時ないし生理食塩水負荷時に LVEDP＞15 mmHg となる，occult PVH であることを報告している[7]．また，SSc-PAH は SSc に罹患してから 5 年ないし 10 年以上経過してから発症するのが通常であるため，SSc-PAH の患者で PAH 発症時に SSc の診断がついていないことは極めて稀であると考えられがちである．しかし，実際にはそのようなケースは決して稀ではなく，10 年来のレイノー症状がありながら患者が病院を受診しなかったり，非専門医がそのような患者の診療を行っていたりすると SSc の存在が見逃されていることも少なくない．実際，Cavagna らは，IPAH 疑いとされて右心カテーテル検査を受けた患者 49 人のうち，2 人のリウマチ専門医による評価により 17 人（35%）が SSc をはじめとする膠原病性 PAH（CTD-PAH）であったことを報告している[8]．

SSc の患者で PVH や ILD-PH の要素を有する患者であっても，PAH の要素も有しているのであれば当然肺血管拡張薬の導入は検討するべきである．しかしながら，合併する PVH や ILD-PH の病態悪化を招かないかどうかを判断するためにも，このようなケースに対しては upfront combination よりも sequential combination のほうがリーズナブルといえよう．また，CTD-PAH のうち免疫抑制療法の有効性が期待できる，全身性エリテマトーデス，混合性結合組織病，シェーグレン症候群による PAH の場合には，一部の重症例を除いては upfront combination を行うよりも免疫抑制療法を優先し，肺血管拡張薬は免疫抑制療法の足りない部分を補うといった位置付けにするのが良いであろう．

さらに近年では，診断基準上は IPAH と診断される症例のなかにも，主として 65 歳以上の高齢者のなかには第 2 群や第 3 群の PH の要素を有する症例が少なくないことが報告され，新たに“atypical PAH”という概念が提唱された[3]．第 2 群の要素を有するものは cardiac phenotype と呼ばれ，高血圧，冠動脈疾患，糖尿病，肥満（BMI＞30 kg/m²）のうち 3 つ以上を合併するものと定義され，このような患者はしばしば左房拡大や心房細動も合併す

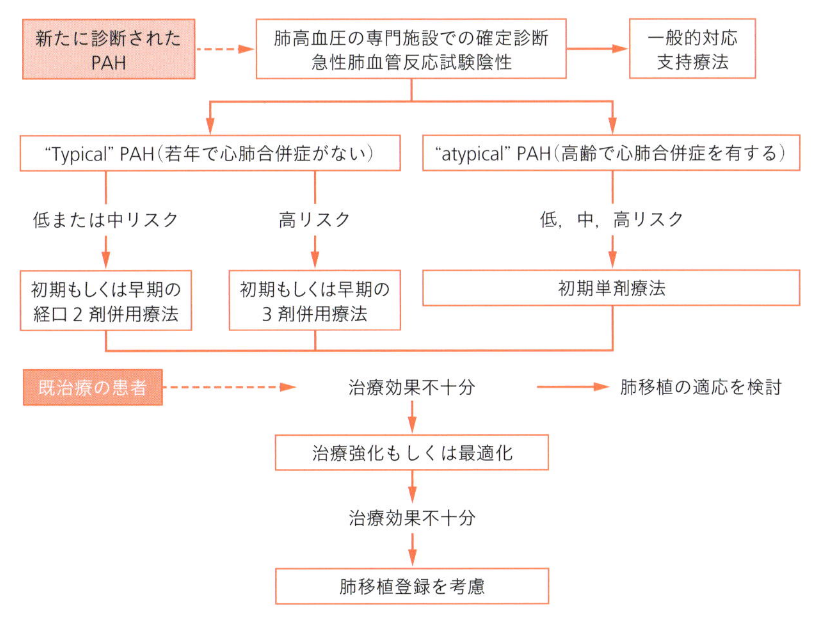

図 3 atypical PAH に対する治療アルゴリズム（文献[3]より引用改変）

る．また，第 3 群の要素を有するものは pulmonary phenotype と呼ばれ，CT 上肺野に明らかな異常を認めないにもかかわらず %DLco の高度低下（45% 未満）を認めるものと定義され，しばしば低酸素血症を呈する．Opitz らは，欧州の肺高血圧のレジストリー（COMPERA）において IPAH と診断された 560 人のうち，25% に当たる 139 人が atypical PAH の基準を満たしたことを報告しており，高齢者のなかで atypical PAH の占める割合はかなり高いものと考えられる[9]．このような症例においても，前述した理由により安易な upfront combination を行うことは慎むべきであり，最近では**図 3** のように sequential combination を推奨するアルゴリズムが提唱されている[3]．

なお，第 1′ 群に分類される肺静脈閉塞症（PVOD）および肺毛細血管腫症（PCH）も第 2 群の左心疾患に伴う肺高血圧症同様に肺血管拡張薬により肺水腫を惹起するおそれがあるので upfront combination は推奨されない．PVOD や PCH の病態には低酸素血症による肺血管れん縮の要素も関与していると考えられるので，肺血管拡張薬により肺動脈を「適度に」拡張することは有効であるが，その役割はあくまでも肺移植までのつなぎにとどまる．

2 ▪ 先天性心疾患による PAH（CHD-PAH）

CHD-PAH はシャント修復の有無およびシャント量により，**表 3** のように分類される[6]．**表 3** に示したように，シャント修復後の残存 PAH であれば，基本的な治療方針は I/HPAH に準ずるとされるため，必要であれば upfront combination を行うことになる．ただし，CHD-PAH の症例は年齢にもよるが，肺動脈圧の割には右心機能は保たれていることが多いため，わが国の専門施設で I/HPAH の治療目標としている mPAP<40 mmHg に必ずしもこだわる必要はなく，患者の臨床症状や右心不全の有無・程度により upfront combination を行うかどうかを判断するのが良いと思われる．

一方，シャント未修復の PAH の場合には，まずは血行動態がアイゼンメンジャー化しているかが問題である．アイゼンメンジャー化していない場合は，基本的な方針として可能な限りシャントの閉鎖が望ましいが，閉鎖不能と判断された場合は，治療方針はアイゼンメンジャー症候群に従うと考えられる．IPAH に小さなシャント口を伴ったと考えられる場合と，十分に大きな左右シャントの存在のため発症した CHD-PAH がこの範疇に入る．治療的側面からは両者に対する考え方はほぼ同じで，治療指

表 3 成人先天性心疾患による肺動脈性肺高血圧症の臨床分類と治療（文献[6]より引用）

<table>
<tr><th colspan="3">臨床分類</th><th colspan="2">推奨</th><th>推奨クラス</th><th>エビデンスレベル</th></tr>
<tr><td colspan="3">1. シャント修復後残存 PAH 症例（2 心室修復後）：術直後から残存・悪化した PAH・術後長期経過後に顕在化（発症）した PAH</td><td colspan="2">IPAH/HPAH に準じる</td><td>—</td><td>—</td></tr>
<tr><td rowspan="20">2. シャント未修復</td><td rowspan="6">2.1 非アイゼンメンジャー PAH</td><td rowspan="2">2.1.1
小さな（restrictive）シャントを合併した（I）PAH</td><td colspan="2">シャント閉鎖に関する対応以外は基本的に IPAH/HPAH に準じる</td><td>—</td><td>—</td></tr>
<tr><td colspan="2">シャント閉鎖</td><td>Ⅲ</td><td>C</td></tr>
<tr><td rowspan="4">2.1.2
大きな（non-restrictive）シャント起因の PAH</td><td colspan="2">シャント閉鎖に関する対応以外は基本的にアイゼンメンジャー症候群に準じる</td><td>—</td><td>—</td></tr>
<tr><td colspan="2">PVR（I）＜2.3 Wood 単位（4 Wood 単位・m^2）の症例でのシャント閉鎖</td><td>Ⅱa</td><td>C</td></tr>
<tr><td colspan="2">2.3 Wood 単位（4 Wood 単位・m^2）≦PVR（I）≦4.6（8 Wood 単位・m^2）の症例でのシャント閉鎖</td><td>Ⅱb</td><td>C</td></tr>
<tr><td colspan="2">PVR（I）＞4.6 Wood 単位（8 Wood 単位・m^2）の症例でのシャント閉鎖</td><td>Ⅲ</td><td>C</td></tr>
<tr><td colspan="2" rowspan="14">2.2 アイゼンメンジャー症候群</td><td rowspan="3">NYHA/WHO 機能分類Ⅰ/Ⅱ度症例に対する肺血管拡張薬使用</td><td>経口薬</td><td>Ⅱa</td><td>B</td></tr>
<tr><td>吸入薬</td><td>Ⅱb</td><td>C</td></tr>
<tr><td>皮下注・静注薬</td><td>Ⅱb</td><td>C</td></tr>
<tr><td>NYHA/WHO 機能分類Ⅰ/Ⅱ度症例に対する初期からの肺血管拡張薬併用</td><td>すべて</td><td>Ⅱb</td><td>C</td></tr>
<tr><td rowspan="4">NYHA/WHO 機能分類Ⅲ/Ⅳ度症例に対する肺血管拡張薬使用</td><td>ボセンタン</td><td>Ⅰ</td><td>B</td></tr>
<tr><td>ボセンタン以外の経口薬</td><td>Ⅱa</td><td>B</td></tr>
<tr><td>吸入薬</td><td>Ⅱa</td><td>B</td></tr>
<tr><td>皮下注・静注薬</td><td>Ⅱb</td><td>C</td></tr>
<tr><td>NYHA/WHO 機能分類Ⅲ/Ⅳ度症例に対する初期からの肺血管拡張薬併用</td><td>すべて</td><td>Ⅱb</td><td>C</td></tr>
<tr><td rowspan="2">すべての症例に対して経口単剤で効果不十分の場合に 2 剤以上の肺血管拡張薬併用</td><td>経口薬・吸入薬</td><td>Ⅱa</td><td>B</td></tr>
<tr><td>皮下注・静注薬</td><td>Ⅱb</td><td>C</td></tr>
<tr><td colspan="2">シャント閉鎖</td><td>Ⅲ</td><td>C</td></tr>
<tr><td colspan="2">薬剤不応性進行性アイゼンメンジャー症候群に対する（心）肺移植（＋心内修復術）</td><td>Ⅱa</td><td>B</td></tr>
<tr><td colspan="2">避妊</td><td>Ⅰ</td><td>C</td></tr>
</table>

針の決定のためのエビデンスが不足しているのが現状といえる．シャント口未修復 CHD-PAH に対する修復術施行はハイリスクで，その手術適応の決定は慎重でなければならない．従来，PAH を合併したシャント性 CHD を手術した場合，手術リスクは高く，仮に手術はうまくいっても残存 PAH のためむしろシャント口を閉じないほうが予後は良いのではないかといわれてきた．実際，PAH 合併心室中隔欠損患者において，シャント口閉鎖術施行患者のほうが閉鎖術未施行症例に比しむしろ予後が良くないことが示されており[10]，心房中隔欠損（ASD）症例においても同様の結果であった．しかし，これは経口 PAH 治療薬が出現する以前のデータであり，PAH 治療薬が格段に進歩している現代においては，シャント口を閉鎖したうえで残存 PH に対して PAH 治療薬で介入を行っていくのが良いと考えられる．

加えて現在ではASDに対して低侵襲な経カテーテル的シャント口閉鎖術が進歩しており，手術侵襲によるPAH増悪のリスクも低減させうることから，シャント口閉鎖の適応は拡大していくものと考えらえる．最新の日本循環器学会のガイドラインでは，PVR（肺血管抵抗）<2.3 Wood単位（4 Wood単位・m^2）を満たす症例についてはクラスⅡaの推奨度でシャント閉鎖を考慮してよいとされており[6]，治療開始前は閉鎖の適応を満たさないような症例であっても，肺血管拡張薬をupfront combinationで使用して閉鎖可能な血行動態に持ち込む，ということが今後は増えてくる可能性もある．ただし，シャント未修復の患者に対する静注薬・皮下注薬の使用については，侵襲的かつ人工物の皮下・静脈内留置という感染や出血のリスクを伴うため，クラスⅡbの適応であることに注意が必要である．アイゼンメンジャー症候群についてもPAH治療薬の予後改善効果を示した報告は複数あり[11~15]，PAH治療薬が有効であることは間違いない．しかしながら，アイゼンメンジャー症候群に対してsequential combinationよりもupfront combinationのほうが有効であることを示した報告はなく，むしろボセンタン単独治療による改善効果が失われたアイゼンメンジャー症候群に対してシルデナフィルを追加投与したところ，臨床症状および血行動態の有意な改善を認めたとの報告もあることを考慮すると[16]，アイゼンメンジャー症候群に対してはsequential combinationのほうがリーズナブルなのではないかと考えられる．

文献

1) Galiè N, Barbera JA, Frost AE, et al : Initial Use of Ambrisentan plus Tadalafil in Pulmonary Arterial Hypertension. N Engl J Med 373 : 834-844, 2015
2) Galiè N, Humbert M, Vachiery JL, et al : 2015 ESC/ERS Guidelines for the Diagnosis and Treatment of Pulmonary Hypertension. Eur Respir J 46 : 903-975, 2015
3) Hoeper MM, Ghofrani HA, Grünig E, et al : Pulmonary Hypertension. Dtsch Arztebl Int 114 : 73-84, 2017
4) Bergot E, Sitbon O, Cottin V, et al : Current epoprostenol use in patients with severe idiopathic, heritable or anorexigen-associated pulmonary arterial hypertension : data from the French pulmonary hypertension registry. Int J Cardiol 172 : 561-567, 2014
5) Ogawa A, Ejiri K, Matsubara H : Long-term patient survival with idiopathic/heritable pulmonary arterial hypertension treated at a single center in Japan. Life Sci 118 : 414-419, 2014
6) 循環器病の診断と治療に関するガイドライン（2018合同研究班報告），肺高血圧症治療ガイドライン
7) Fox BD, Shimony A, Langleben D, et al : High prevalence of occult left heart disease in scleroderma-pulmonary hypertension. Eur Respir J 42 : 1083-1091, 2013
8) Cavagna L, Codullo V, Ghio S, et al : Undiagnosed connective tissue diseases : High prevalence in pulmonary arterial hypertension patients. Medicine 95 : e4827, 2016
9) Opitz CF, Hoeper MM, Gibbs JS, et al : Pre-Capillary, Combined, and Post-Capillary Pulmonary Hypertension : A Pathophysiological Continuum. J Am Coll Cardiol 68 : 368-378, 2016
10) Engelfriet PM, Duffels MG, Möller T, et al : Pulmonary arterial hypertension in adults born with a heart septal defect : the Euro Heart Survey on adult congenital heart disease. Heart 93 : 682-687, 2007
11) Galie N, Beghetti M, Gatzoulis MA, et al : Bosentan therapy in patients with Eisenmenger syndrome : a multicenter, double-blind, randomized, placebo-controlled study. Circulation 114 : 48-54, 2006
12) Kuijpers JM, Mulder BJ, Bouma BJ : Secundum atrial septal defect in adults : a practical review and recent developments. Neth Heart J 23 : 205-211, 2015
13) Dimopoulos K, Inuzuka R, Goletto S, et al : Improved survival among patients with Eisenmenger syndrome receiving advanced therapy for pulmonary arterial hypertension. Circulation 121 : 20-25, 2010
14) Cha KS, Cho KI, Seo JS, et al : Effects of inhaled iloprost on exercise capacity, quality of life, and cardiac function in patients with pulmonary arterial hypertension secondary to congenital heart disease（the Eisenmenger syndrome）（from the EIGER Study）. Am J Cardiol 112 : 1834-1839, 2013
15) Yang SI, Chung WJ, Jung SH, et al : Effects of inhaled iloprost on congenital heart disease with Eisenmenger syndrome. Pediatr Cardiol 33 : 744-748, 2012
16) D'Alto M, Romeo E, Argiento P, et al : Bosentan-sildenafil association in patients with congenital heart disease-related pulmonary arterial hypertension and Eisenmenger physiology. Int J Cardiol 155 : 378-382, 2012

特集　肺高血圧症 Cutting Edge
肺高血圧症のトピックスあるいはコントラバーシ

リバースリモデリングは達成可能か？

細川和也／阿部弘太郎

Point

- 肺動脈性肺高血圧症（PAH）は，中膜肥厚，求心性新生内膜増殖，叢状病変（plexiform lesion）といったリモデリング病変の進行を認める．
- 高用量エポプロステノールも含めた多剤併用療法により肺動脈圧の低下を達成できた症例の予後が極めて良好であることが示されているが，リバースリモデリングが起こったか不明である．
- 血行動態ストレス軽減によるリバースリモデリングの可能性について，PAH疾患モデル動物と実臨床例から解説する．

はじめに

本邦における肺動脈性肺高血圧症（PAH）治療薬の使用方法は，単剤投与よりも治療初期から複数の治療薬をほぼ時間差なく併用する upfront combination therapy が主体となっている[1]．この upfront combination therapy により，進行した PAH 患者の予後と生活の質の改善が見込まれるが，明確な治療指標とその目標値が示されていない．本邦発の肺高血圧症レジストリ研究から，高用量エポプロステノールも含めた多剤併用療法によって肺動脈圧の低下を認め，予後が劇的に改善することが示された[2]．PAH を数多く治療している本邦の主たる施設では，肺動脈圧を重要な治療指標として用いている．一方，これまでの欧米の PAH ガイドラインでは，肺動脈圧は治療指標として推奨されていない[3]．患者から血行動態計測と同時に肺組織を経時的に採取することは倫理的な観点から実施困難であるため，PAH に特徴的な進行性リモデリング病変を経時的に観察することは不可能である．本稿では，筆者らが行った血行動態ストレス軽減による肺血管リバースリモデリングに関する基礎研究の結果と，その結果をサポートする臨床例を紹介する．

肺血管リモデリング病変の進展における血行動態ストレスの役割

1958 年，Heath と Edwards らが，初期に中膜肥厚が生じ，進行とともに内膜層が細胞性肥厚から線維性肥厚を起こし，末期になると叢状病変（plexiform lesion）やフィブリノイド壊死などの様々な形態を示すことを報告した（Heath-Edwards 分類，表 1）[4]．これまで基礎研究の分野で頻用されてきたモノクロタリン誘発性肺高血圧症ラットでは，中膜肥厚のみを認め，新生内膜病変を認めない．一方，モノクロタリン単回投与に，片肺を結紮して肺血流を増加させたラットでは，新生内膜病変を認めた[5]．また，モノクロタリン単回投与に加え，左鎖骨下動脈と左肺動脈を吻合することにより肺血流を増加させたラットにおいても新生内膜病変

ほそかわ かずや・あべ こうたろう　九州大学病院循環器内科（〒812-8582 福岡県福岡市東区馬出 3-1-1）

2432-3284／18／紙：¥800／電子：¥1200／論文／JCOPY

を認めた[6]．これらの結果から，新生内膜形成には少なくとも2つの素因（ここではモノクロタリン投与による内皮障害と肺血流の著明な増加）が必要であることが示唆された（"multiple hit" hypothesis）．シャント性心疾患がPAHを発症することからも，唯一の共通因子である血行動態ストレス増加（少なくとも血流増加）が閉塞性リモデリング病変進展の原因の1つであることは明らかである．しかしながら，近年の基礎研究の領域では，これらの閉塞性病変に悪性腫瘍に特徴的な単クローン性の血管内皮細胞増殖が認められることから，閉塞性病変進展・維持は「腫瘍性異常細胞の増殖による」という考え方が広く受け入れられている（cancer-like paradigm）[7]．この病態理解に従うと，血行動態ストレス増加は腫瘍様増殖による閉塞性病変の原因ではなく結果ということになる．

血行動態ストレス減少によるリモデリング病変の可逆性を示唆する臨床報告

では，血行動態ストレスを減少させた場合，リモデリング病変はどのように変化するのだろうか．Wagenvoortらは，小児28名のシャント性心疾患に伴う進行したPAH患者に対して主肺動脈バンディング前後の病理組織像について検討した[8]．主肺動脈バンディングにより病的肺血管に対する血行動態ストレスは軽減されるが，Heath-Edwards分類のうち，grade 1から細胞成分を伴うgrade 3までが退縮し，線維性変化を伴うgrade 3の新生内膜病変やplexiform lesionといったリモデリング病変は退縮しなかった．一方，Levyらの報告では，PAH患者に健常肺を片肺移植したところ，血行動態ストレスが著明に軽減された非移植肺において，遠隔期に新生内膜とplexiform lesion病変の退縮を認めた[9]．この臨床例は，血行動態ストレス（血流と圧）を減らすことで，不可逆とされていたgrade 3以上の閉塞性病変がリバースリモデリングする可能性を示唆する．しかしながら，本症例では免疫抑制薬など様々な治療介入を行っており，単純に血行動態ストレス軽減によるリバースリモデリングであると結論付けることは困難であり，筆者らは実験的に証明することにした．

表1 Heath-EdwardsのPAH病理所見の分類

Grade	病理学的特徴
1	筋性肺動脈の中膜肥厚
2	筋性肺動脈の中膜肥厚に加え，内膜増殖
3	求心性層状内膜病変
4	叢状病変（plexiform lesion）
5	拡張病変
6	壊死性動脈炎

高度なリモデリング病変を再現するPAH疾患モデル動物

これまで，低酸素やモノクロタリン誘発性肺高血圧症動物モデルを中心とした数多くのモデルを用い，肺高血圧症の病態解明の研究がなされてきた．しかしながら，これら従来の動物モデルには，末期のヒトPAHに特徴的な新生内膜やplexiform lesionといった病理組織学的所見を認めない[10]．本研究では，ヒトPAHに特徴的なこれらの閉塞性病変と重症の肺高血圧を経時的に再現する重症肺高血圧ラットモデル（Su/Hx/Nxモデル）を用いた[11]．具体的には，オスSD（Sprague-Dawley）ラットに血管内皮細胞増殖因子（VEGF）受容体拮抗薬であるSugen 5416を単回皮下注射し，10％の低酸素チャンバーで3週間飼育する．その後，常酸素に戻し10週間飼育する．0，1，3，5，8，13週の血行動態を計測したが，右室収縮期圧が100 mmHgを超える進行性の高度な肺動脈圧，心拍出量の低下，総肺血管抵抗の上昇を認めた．病理組織解析では，100 μm以下の抵抗血管において中膜肥厚，新生内膜，plexiform lesionを経時的に認めた（図1）．

左肺動脈縮窄を用いた血行動態ストレス減弱によるリバースリモデリングの検討

筆者らは，Su/Hx/Nxモデルを用いて，左肺動脈縮窄を行うことで，閉塞性リモデリング病変の進展・維持における血行動態ストレスの関与について

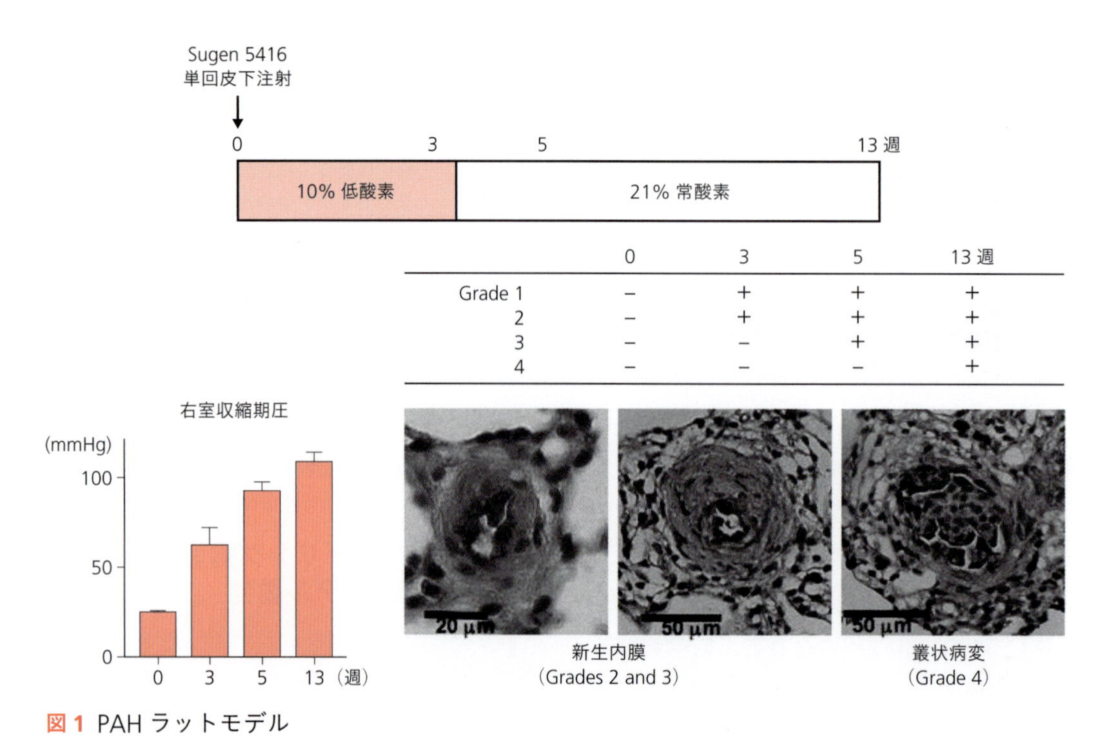

	0	3	5	13 週
Grade 1	−	+	+	+
2	−	+	+	+
3	−	−	+	+
4	−	−	−	+

図 1 PAH ラットモデル

（上段）オス Sprague-Dawley ラットに VEGF 受容体拮抗薬である Sugen 5416 を単回皮下注射し，10% の低酸素チャンバーで 3 週間飼育する．（下段）常酸素に戻して，飼育すると，ヒト肺動脈性肺高血圧症に類似した病理組織像をもつ肺高血圧が進行する．著明な肺高血圧，心係数の低下，右室肥大を認める．（文献[11]より引用改変）

検討した[12]．まず，閉塞性病変進展における血行動態ストレスの役割を明らかにするため，Su/Hx/Nx モデルの作製 1 週前に左片肺縮窄を行った（予防群）．次に，血行動態ストレス軽減によるリバースリモデリングの効果を検討するため，著明な肺高血圧と進行した新生内膜病変などの閉塞性病変のモデル作製 5 週目において左肺動脈縮窄を行った（治療群）．両プロトコールとも，モデル作製 10 週目において病理組織や炎症シグナルの検討を行った．

結果であるが，血行動態ストレスの増加した右肺組織では新生内膜と叢状病変など閉塞性病変の進展を認めた．一方，軽減した左肺はほぼ正常肺血管構造へと退縮していた（図 2）．左肺病理標本では，マクロファージを主体とした血管周囲の炎症細胞浸潤（CD68 染色）と NFκB 陽性細胞の数，肺組織におけるインターロイキン-6 の上昇も正常レベルまで抑制された．次に，血行動態ストレスと炎症の関係について検討するため，縮窄 3 日後の肺病理組織を検討した．縮窄 3 日後は，左肺血管閉塞性病変の退縮は認めないものの，マクロファージの血管周囲への浸潤は著明に抑制されていた．この結果は，血行動態ストレスが直接的に炎症を制御していることを示すものである．

本研究成果から血行動態ストレスの役割をどのように理解したらよいか

本研究では，血行動態ストレスが，閉塞性増殖性血管病変の進展・維持の中心的な役割を担うことが示された．PAH の発症初期において肺血管抵抗が上昇する機序については未だ不明であるが，おそらくは genetic/epigenetic な素因により過収縮が起こり，それによって血行動態ストレスが上昇し炎症が惹起され，閉塞性肺血管病変の進展することが想定される．いったん，閉塞性病変が誘導されると，血行動態ストレスが上昇し，最初のトリガが消失・治癒したとしても血行動態ストレスによって病変が進展する．図 3 に示すように，筆者らは血行動態ストレスと閉塞性肺血管病変の間で悪循環が形成されていると考える．本研究は，左片肺縮窄により血行動態ストレスを劇的に抑制することで，この悪循環

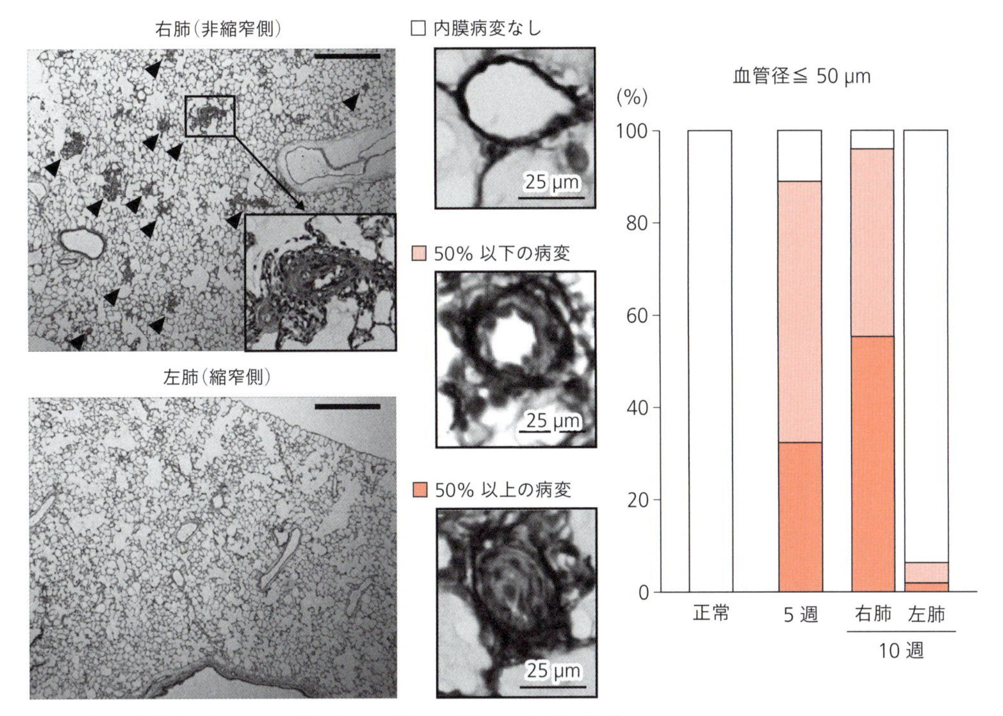

図 2 左肺動脈縮窄によるリバースリモデリング（治療群）
（左）モデル作製 5 週目に左肺動脈縮窄を行い，10 週目の肺病理組織の写真（上段：右肺，下段：左肺），Verhoeff-van Gieson 染色．（右）閉塞性肺血管病変率．（文献[11]より引用改変）

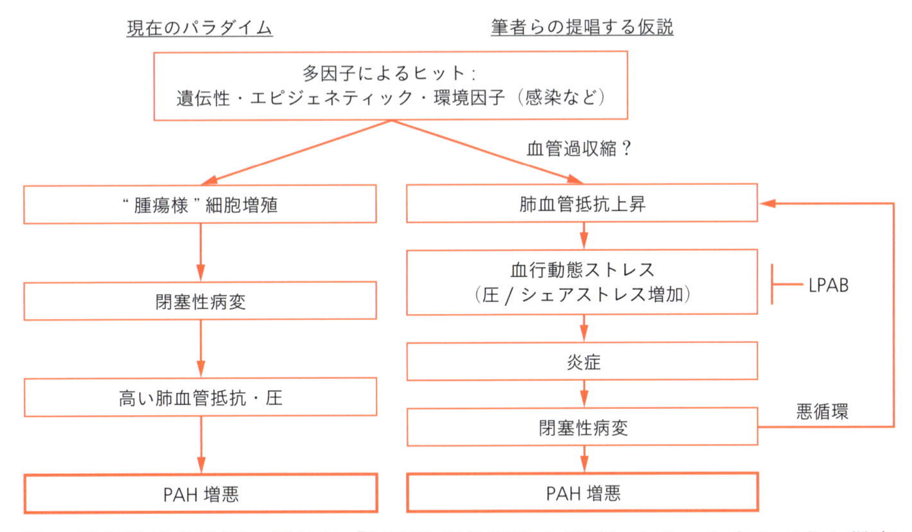

図 3 閉塞性病変進展・維持は「腫瘍性異常細胞の増殖による」とされてきた従来の病態生理の理解から，筆者らの提唱する「血行動態ストレスが主である」という理解へのパラダイムシフト
LPAB：左片肺縮窄．（文献[15]より引用改変）

が断ち切られ，進行性のリモデリング病変が抑制された．病初期から進行期にかけて過収縮を起こすトリガとなる要因や血行動態ストレス軽減による炎症抑制から病変退縮に至る分子機序については，筆者らのグループで引き続き研究を進めている．

血行動態ストレス軽減によるリバースリモデリングを示唆した PAH 臨床例

肺生検が安全性や倫理的にも制限されるなか，実臨床において血行動態ストレス軽減によるリバース

	治療前	1カ月	1年
肺動脈圧(mmHg) 心係数(L/min/m^2) 肺血管抵抗(w.u.)	112/55(75) 2.3 23	68/21(44) 4.3 7	44/13(29) 6.2 3
6分間歩行(m) WHO機能分類	0 Ⅳ	520 Ⅱ	550 Ⅰ
治療薬	(ドブタミン3γ)	エポプロステノール 25 ng/kg/min タダラフィル 40 mg/day ボセンタン 250 mg/day	エポプロステノール 42 ng/kg/min タダラフィル 40 mg/day ボセンタン 250 mg/day

肺動脈造影

肺血流シンチグラフィ

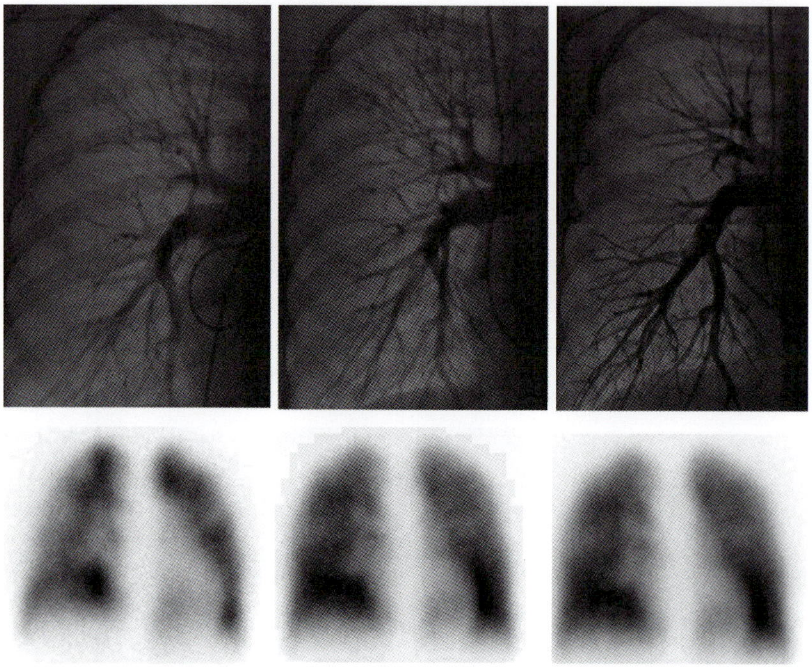

図4 血行動態ストレス軽減によるリバースリモデリングを示唆した1例

upfront triple combination 開始後，1カ月と1年で血行動態指標の改善を認めた（上段）．1カ月後の肺動脈造影では末梢肺血管が良好に描出された（中段）．肺血流シンチグラフィでは diffuse patchy pattern の著明な改善を認めた（下段）．（文献[12]より引用改変）

リモデリングをどのような方法で証明すればよいのか．われわれの施設で経験した1例を示す[13]．19歳の女性で，安静時の息切れと失神を主訴に当院に緊急搬送された．診断は，特発性のPAHであった．入院時の心エコー上，三尖弁逆流圧較差105 mmHgと右心拡大を認め，ドブタミン3γを持続点滴しても図4に示す通り，平均肺動脈圧は75 mmHg，肺血管抵抗は23 wood単位と最重症のPAHであった．血流シンチグラフィでは，びまん性の血流欠損像を認めたため，血栓塞栓症も除外できないという理由で紹介医において肺動脈造影が行われた．このシンチグラフィの血流欠損像は一般的には，mottled patternと呼ばれ，末梢肺血管の閉塞を示唆する重症PAHに特徴的な所見であり，血栓塞栓症の区域性血流欠損像と異なる所見である．肺動脈造影においても区域枝レベルの肺血管には血栓を認めず，末梢肺血流分布が不良であった．われわれの施設に転院してきた後，upfront combination therapyとして，エポプロステノール持続点滴療法25 ng/kg/分，タダラフィル40 mg/日，ボセンタン250 mg/日を2週間かけて慎重に導入し，1カ月後に右心カテーテル検査，肺血流シンチグラフィ，肺動脈造影を再び行った．図4に示す通り，3剤併用療法により平均肺動脈圧は44 mmHg，肺血管抵抗は7 wood単位と血行動態の急激な改善を認め，血流シンチグラフィではびまん性の血流欠

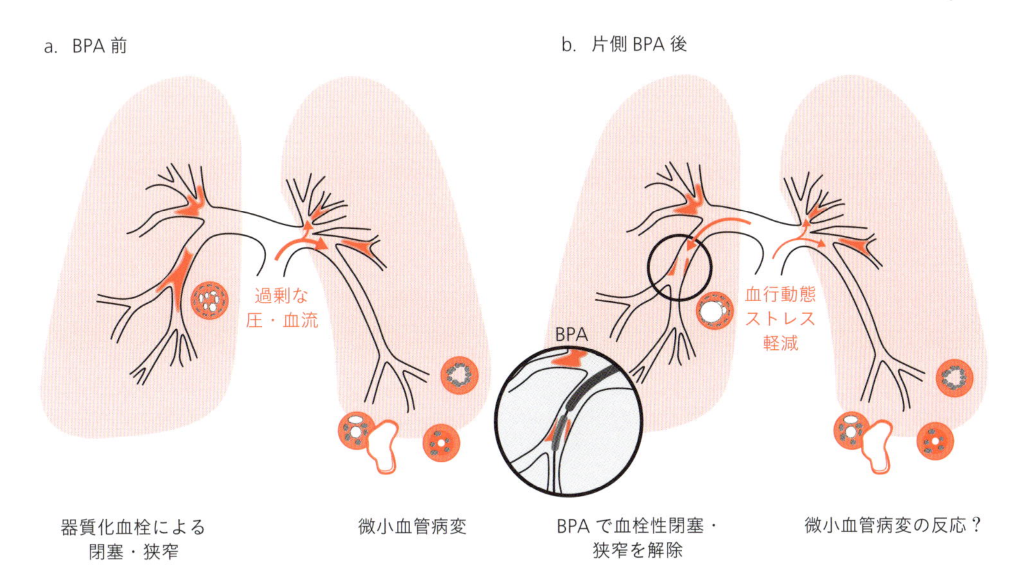

図 5 経皮的バルーン肺動脈形成術（BPA）が治療部位，非治療部位に与える血行動態ストレスの変化の概念図

慢性血栓塞栓性肺高血圧症は器質化血栓による閉塞・狭窄と非閉塞動脈では過剰な血行動態ストレスによる微小血管病変が混在する．BPA は器質化血栓による閉塞・狭窄を解除する治療であるが，副次的に非閉塞動脈への血行動態ストレスは軽減する．本研究では血行動態ストレス軽減による微小血管病変の変化を肺血管抵抗をサロゲートとして観察した．（文献[15]より引用改変）

損像の改善，肺動脈造影では末梢肺血管の良好な血流を認めた．わずか 1 カ月で血流シンチグラフィ像と末梢肺血流が良好になったことから，高用量の肺血管拡張薬投与によって過収縮の抑制と，一部リバースリモデリングが起こった可能性が示唆された．さらに 1 年後の右心カテーテル検査では，さらに血行動態の改善がみられ，シンチグラフィ上のびまん性の血流欠損像はほぼ正常化した．病理の所見はないものの，これらの画像上の肺血流分布の改善は，エポプロステノールを含む高用量の 3 剤併用療法による過収縮抑制だけではなく，遠隔期においてリバースリモデリングが起こる可能性を示唆するものと考えた．

慢性血栓塞栓性肺高血圧症における微小血管病変への血行動態ストレス軽減の影響

最後に，血行動態ストレス軽減が肺抵抗血管に及ぼす影響を調べたわれわれの最新の臨床研究を紹介する．慢性血栓塞栓性肺高血圧症の病変の首座は器質化血栓による比較的大きな肺動脈の閉塞・狭窄であるが，一方で非閉塞血管領域は過剰な圧負荷，血流負荷に曝露された結果，微小血管病変が形成されていることが知られている．すなわち，器質化血栓による肺動脈の閉塞・狭窄に加え，過剰な血行動態ストレスによる微小血管病変が慢性血栓塞栓性肺高血圧症を構成する病態であると考えられている[14]．また，この微小血管病変は進展機序の違いについての詳細な検討はないが，病理学的には PAH のそれと区別ができないほど酷似している[15]．

近年，本邦を中心に慢性血栓塞栓性肺高血圧症に対する経皮的バルーン肺動脈形成術（BPA）が有効な治療として行われるようになったが，その治療戦略は広範囲の再灌流性肺障害を避けるために片側ずつ複数回にわたって慎重に行われることが一般的である．われわれは一連の BPA の過程で，片側の BPA を行う前後で非治療側の肺血管抵抗がどのように変化するのかを検討した（図 5）．肺の部分的な肺血管抵抗を測定するには局所血流を測定する必要があり，位相コントラスト MRI により局所血流を測定し，右心カテーテルによって得た肺動脈圧と組み合わせて治療側および非治療側の肺血管抵抗をそれぞれ算出した．その結果，BPA を行った治療側に比べるとわずかではあるが，非治療側も有意に肺血管抵抗が低下することが示された（フォローアップ期間は 93±52 日）．血行動態ストレスは肺

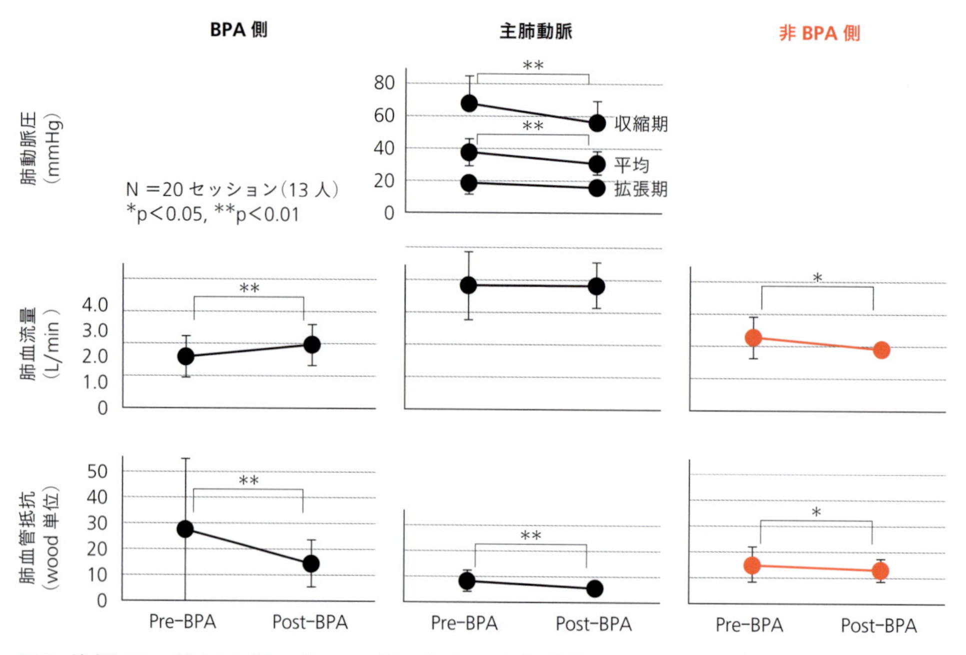

図 6 片側 BPA が BPA 側，非 BPA 側に与えた血行動態パラメータの変化

慢性血栓塞栓性肺高血圧症に対して BPA を行った側と非 BPA 側について，それぞれ治療前後の肺血流量を位相コントラスト MRI で測定して，肺血管抵抗の変化を観察した．BPA 前後の測定インターバルは 93±52 日．非 BPA 側は曝露される肺動脈圧に加え肺血流量も減少し，介入していないにもかかわらず肺血管抵抗は低下している．(文献[15]より引用改変)

動脈圧については両側低下し，肺血流量は治療側で増加，非治療側で減少したことから，非治療側の肺血管抵抗の低下は血行動態ストレス軽減が及ぼした効果であると結論付けた（**図 6**）[16]．これは非治療側に混在していた非閉塞血管に分布する抵抗血管の過収縮が解除されたか，微小血管病変にリバースリモデリングを起こしたことを示唆した初めての臨床研究である．

まとめ

われわれの基礎研究では，閉塞性病変進展・維持は「腫瘍性異常細胞の増殖による」とされてきた従来の病態生理の理解から，「血行動態ストレスが主である」という理解へのパラダイムシフトが起こり，PAH の根源的な治療は血行動態ストレス軽減であることが示された．また，PAH における臨床例および慢性血栓塞栓性肺高血圧症における血行動態ストレス軽減の研究からも，血行動態ストレス軽減がリバースリモデリングを起こす可能性が示唆されており，本邦が行っている upfront combination therapy やインターベンションなどによる積極的な血行動態ストレスの軽減が重要な治療戦略になりうると考える．

文献

1) Sitbon O, Jais X, Savale L, et al : Upfront triple combination therapy in pulmonary arterial hypertension : a pilot study. Eur Respir J 43 : 1691-1697, 2014
2) Tamura Y, Kumamaru H, Satoh T, et al : Japan PH Registry（JAPHR）Network. Effectiveness and Outcome of Pulmonary Arterial Hypertension-Specific Therapy in Japanese Patients With Pulmonary Arterial Hypertension. Circ J 82 : 275-282, 2017
3) Galiè N, Humbert M, Vachiery JL, et al : 2015 ESC/ERS Guidelines for the diagnosis and treatment of pulmonary hypertension : The Joint Task Force for the Diagnosis and Treatment of Pulmonary Hypertension of the European Society of Cardiology（ESC）and the European Respiratory Society（ERS）: Endorsed by : Association for European Paediatric and Congenital Cardiology（AEPC）, International Society for Heart and Lung Transplantation（ISHLT）. Eur Respir J 46 : 903-975, 2015
4) HEATH D, EDWARDS JE : The pathology of hypertensive pulmonary vascular disease ; a description of six grades of structural changes in the pulmonary arteries with special reference to congenital cardiac septal defects. Circulation 18 : 533-547, 1958
5) White RJ, Meoli DF, Swarthout RF, et al : Plexiform-like lesions and increased tissue factor expression in a rat model of severe pulmonary arterial hypertension. Am J Physiol Lung Cell Mol Physiol 293 : L583-590, 2007
6) Tanaka Y, Shuster DP, Davis EC, et al : The role of vascular injury and hemodynamics in rat pulmonary artery remodeling. J Clin Invest 98 :

434-442, 1996
7) Rai PR, Cool CD, King JA, et al : The cancer paradigm of severe pulmonary arterial hypertension. Am J Respir Crit Care Med 178 : 558-564, 2008
8) Wagenvoort CA, Wangenvoort N, Draulans-Noe Y : Reversibility of plexogenic pulmonary arteriopathy following banding of the pulmonary artery. J Thorac Cardiovasc Sug 87 : 876-886, 1984
9) Levy NT, Liapis H, Eisenberg PR, et al : Pathologic regression of primary pulmonary hypertension in left native lung following right single-lung transplantation. J Heart Lung Transplant 20 : 381-384, 2001
10) Stenmark KR, Meyrick B, Galie N, et al : Animal models of pulmonary arterial hypertension : the hope for etiological discovery and pharmacological cure. Am J Physiol Lung Cell Mol Physiol. 297 : L1013-1032, 2009
11) Abe K, Toba M, Alzoubi A, et al : Formation of plexiform lesions in experimental severe pulmonary arterial hypertension. Circulation 121 : 2747-2754, 2010
12) Abe K, Shioda M, Tanaka M, et al : Haemodynamic unloading reverses occlusive vascular lesions in severe pulmonary hypertension. Cardiovasc Res 111 : 16-25, 2016
13) Kodama Y, Abe K, Hosokawa K, et al : Reversal of diffuse patchy pattern in lung perfusion scan in a case of severe pulmonary arterial hypertension. Heart Lung 44 : 451-452, 2015
14) Piazza G, Goldhaber SZ : Chronic thromboembolic pulmonary hypertension. N Engl J Med 364 : 351-360, 2011
15) Yi ES, Kim H, Ahn H, et al : Distribution of obstructive intimal lesions and their cellular phenotypes in chronic pulmonary hypertension. A morphometric and immunohistochemical study. Am J Respir Crit Care Med 162 : 1577-1586, 2000
16) Hosokawa K, Abe K, Horimoto K, et al : Balloon pulmonary angioplasty relieves hemodynamic stress towards untreated-side pulmonary vasculature and ameliorates its resistance in patients with chronic thromboembolic pulmonary hypertension. EuroIntervention, 2018［Epub ahead of print］

レジストリー構築の意義，重要性

日本発のエビデンスを国際的ガイドラインへ反映させるために

田村雄一

Point

- 希少疾患におけるレジストリーは疾病予後だけではなくリスク評価や新たな治療戦略などの情報をもたらす．
- 本邦のレジストリーによると十分な多剤併用療法を行うことで肺動脈性肺高血圧症（PAH）の予後は極めて良い．

はじめに

肺高血圧症治療をグローバルな視点から見ると，レジストリーの果たしてきた役割は非常に大きい．各国のレジストリーの成果には様々なものがあるが，とりわけこの10年においては以下の3点が重要である．

1. リアルワールドにおける治療の実態把握とリスク評価
2. 新たな治療戦略に関する知見
3. 疫学的見地からの新規薬剤性肺高血圧症の同定

本稿では上記3点に関して，内外の知見を交えながらレジストリーのこれまでの成果と今後の展望に関して論じていく．

リアルワールドにおける治療の実態把握とリスク評価

肺高血圧症治療薬が使用されるようになって以降，各国において継続的で大規模なレジストリーが構築され，成果が報告されてきた．なかでも米国のREVEAL Registry[1)]やフランスのFrench National Registry[2)]およびドイツを中心としたCOMPERA Registry[3)]は規模や継続性などが担保されている代表的なレジストリーである．

最近のレジストリーの特徴として，Incident caseに関する検討が重要視されるようになったことが挙げられる．Incident caseとは，レジストリー組み入れ開始後に新規に診断された症例を指すものであり，対する用語としてあるPrevalent caseとは，既に診断され存在していた症例のことを指す．肺動脈性肺高血圧症（PAH）は希少疾患であるため，従来は少しでも多くの症例を検討に入れるためにPrevalent caseを用いた検討が行われていたが，特に予後に関してはバイアスがあるため（以前から診断されてその後組み入れ時まで生存している症例しか組み入れられない），現在ではこの両者を区別して検討することが必須である．

REVEAL Registryは新規発症例および既診断例の双方を組み入れており，5年生存率を解析したPAHのデータが2,000例以上備えていることが特徴である[4)]．レジストリーにおいて最も重要な解析

たむら ゆういち　国際医療福祉大学医学部循環器内科（〒108-8329 東京都港区三田1-4-3）

2432-3284／18／紙：¥800／電子：¥1200／論文／JCOPY

表 1 各国のレジストリーからみた PAH の 1，2，3 年生存率

Registry	Study Cohort	1 年，%		2 年，%		3 年，%	
		PAH	IPAH	PAH	IPAH	PAH	IPAH
フランス	Prevalent case＋ Incident case	Total 87 Prev 88 Inc 88	Total 83 Prev 89 Inc 89	Total 76 Prev 79 Inc 65	Total 67 Prev 77 Inc 68	Total 67 Prev 71 Inc 51	Total 58 Prev 69 Inc 55
中国	Incident case	NA	68	NA	57	NA	39
米国 (REVEAL)	Prevalent case＋ Incident case	85	91	NA	NA	68	74
英国	Incident case	79	93	68	84	57	73
ドイツ (COMPERA)	Incident case	NA	92	NA	83	NA	74
日本 (JAPHR)	Prevalent case＋ Incident case	Total 97.0 Inc 97.6	Total NA Inc 100	Total 92.6 Inc 97.6	Total NA Inc 100	Total 88.2 Inc 95.7	Total 90.4 Inc 100

Prev : Prevalent case, Inc : Incident case, NA：該当データなし

の一つが予後の解析であるが，表 1 に各国におけるレジストリーからみた 1～3 年生存率の比較を示す．前述の米国・フランス・ドイツのデータに加えて，中国[5]および英国[6]そして後述する本邦におけるレジストリーからのデータ[7]をあわせて記している．これらのデータを見ると PAH に対する薬剤がまだなかった 1980 年代の NIH からの報告[8]と比較して，当時が特発性 PAH の 1 年および 3 年生存率が 68，48% であったのと比較すると，1 年生存率には大きな改善が認められることがわかる．また比較的組み入れが新しい米国やドイツ・英国などのデータを見ると 3 年生存率においても大きな改善が認められていることがわかる．前述のように[4] REVEAL Registry では新規診断例における 5 年生存率の報告も行われており，61.2%±2.0% と依然として高くはないが，これは組み入れ時期が 2006 年から 2009 年と，昨今の知見のものと比較するとやや古いことも影響している．

また REVEAL Registry の大きな特色は，REVEAL PAH Risk Score[9]という，診断時における症状や運動耐容能など 9 項目の状態を点数化し予後予測を行うことができるスコアを確立していることである（図 1）．それだけではなくこの PAH Risk Score は治療開始 1 年後のフォローアップ時点における予後予測にも有用であり，治療介入に伴いスコアが改善した群とそうでない群では予後に差が出ることが検証されるなど[10]様々な角度から評価されてきている．

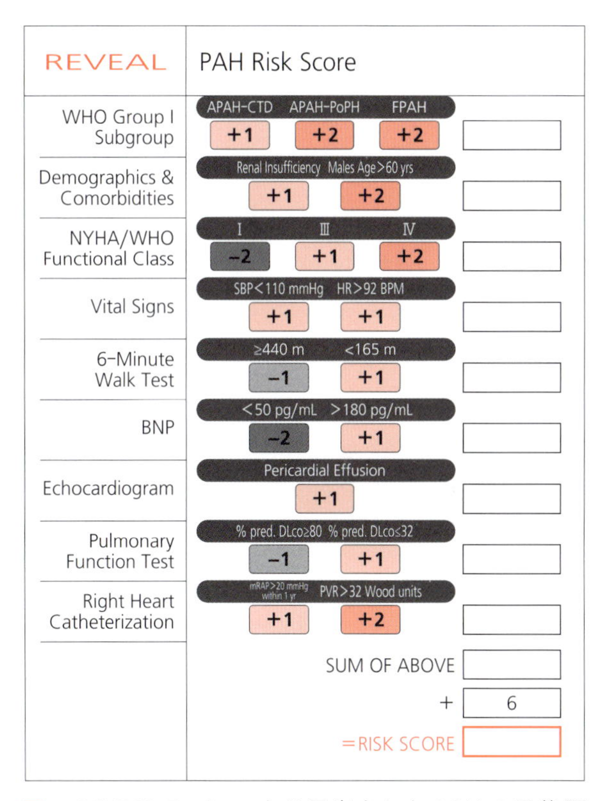

図 1 REVEAL Registry より見出された PAH の予後評価スコア（文献[2]より引用）

一方，欧州のレジストリーにおいては，欧州心臓病学会/欧州呼吸器学会（ESC/ERS）の合同肺高血圧症ガイドライン（2015 年）[11]において提唱されたリスクスコア（図 2）を予後予測因子として評価する試みがなされている．各スコアの平均点を四捨

Determinants of prognosis [estimated 1-year mortality]	Low risk＜5%	Intermediate risk 5～10%	High risk＞10%
Clinical signs of right heart failure	Absent	Absent	Present
progression of symptoms	No	Slow	Rapid
Syncope	No	Occasional syncope	Repeated syncope
WHO functional class	Ⅰ, Ⅱ	Ⅲ	Ⅳ
6MWD	＞440 m	165～440 m	＜165 m
Cardiopulmonary exercise testing	Peak VO_2＞15 ml/min/kg [＞65% pred.] VE/VCO_2 slope ＜36	Peak VO_2 11～15 ml/min/kg [35～65% pred.] VE/VCO_2 slope 36～44.9	Peak VO_2 ＜11 ml/min/kg [＜35% pred.] VE/VCO_2 slope ≧45
NT-proBNP plasma levels	BNP ＜50 ng/L NT-proBNP ＜300 ng/L	BNP 50～300 ng/L NT-proBNP 300～1,400 ng/L	BNP ＞300 ng/L NT-proBNP ＞1,400 ng/L
Imaging [echocardiography, CMR imaging]	RA area ＜18 cm^2 No pericardial effusion	RA area 18～26 cm^2 No or minimal, pericardial effusion	RA area ＞26 cm^2 pericardial effusion
Haemodynamics	RAP ＜8 mmHg CI ≧ 2.5 L/min/m^2 SvO_2＞65%	RAP 8～14 mmHg CI 2.0～2.4 L/min/m^2 SvO_2 60～65%	RAP ＞14 mmHg CI ＜2.0 L/min/m^2 SvO_2 ＜60%

図 2 欧州ガイドラインにおけるリスクアセスメント（文献[4]より引用）

五入したスコアを用いているのがスウェーデンのレジストリーにおける解析である[12]．この解析手法を用いると，Low Risk 群の予後が良好であるだけではなく，治療介入後の評価で High/Intermediate Risk 群から Low Risk 群に改善した群においても同等に良好な予後である一方，逆に治療介入後の評価で High/Intermediate Risk 群に悪化した例は，はじめからその群であるのと同等に予後不良であることが判明した．同様の傾向はドイツの COMPERA Registry においても検証されており[13]，REVEAL PAH Risk Score を用いるよりもより単純化した方法で予後予測が可能であると考えられる．

これらのリスク評価からもわかるようにレジストリーのデータは，実臨床で問題になる初診時より NYHA 心機能分類Ⅲ～Ⅳ度で高い肺血管抵抗を伴う重症 PAH 例に対して有益な情報をもたらす．ほとんどのランダム化比較試験にもこういった最重症例の患者さんは組み入れられておらず，EBM は依然として不足しているため，各国でどのような治療が行われて，予後がどのようになっているかをレジストリーのデータから検討することは非常に重要である．そこで次に本邦における専門的診療施設によるナショナルレジストリーの結果について考察する．

本邦におけるレジストリー Japan PH Registry（JAPHR）

このように諸外国では既にレジストリーが構築されて，数多くのデータの蓄積および臨床現場へのフィードバックがなされてきている．一方で本邦においてはこれまで多施設共同のレジストリーの試みは乏しく，国際的に発信できるデータは皆無であった．そこで厚生労働科学研究費の補助を受けて開始されたのが Japan PH Registry（JAPHR）である．全国における 8 カ所の肺高血圧症診療施設が Phase1 として参加し，現在は 2013 年以降の前向きの症例のみの登録になっているが，既に 23 施設 500 例以上の肺高血圧症例の登録が行われている．本研究の目的は，本邦における肺高血圧症治療や予後の実態を明らかにするだけではなく，保険償還の自由度の高さから本邦において世界に先行して始まっている多剤併用療法の有用性を評価することにある．本稿では JAPHR に登録されたなかから，Phase1 における Incident case 108 例に対しての解説を中心に行う[7]．

前述のようにレジストリーの解析を行う際は，Incident case と Prevalent case の区別を行うことが重要である．JAPHR においては，PAH 症例 189 例のなかで組み入れ時に新たに診断された Incident case は合計 108 例，既に診断・治療が開始されていた Prevalent case は 81 例であった．まず背景疾患に関しては半数程度が特発性および遺伝性 PAH（I/HPAH）であった．これは他国におけるレジストリーでの分布と大きな差異は認められなかった．またそれに引き続いて膠原病性 PAH・先天性心疾患に伴う肺高血圧症・門脈圧亢進症に伴う肺高血圧症の順に多く認められた．次に患者特性に関してであるが，表 2 に示す通り診断時の年齢が 40 代前半であり，女性の割合が全体の約 3/4 を占める．米国やフランスのデータと比較すると，双方の PAH の診断時年齢は各々 50±15，50±14 歳であり，また女性の割合は各々 65%，80% であることから多少のばらつきはあるものの概ね他の先進国のコホートと同様の特性をもっていることが示唆された[2,3]．また 6 分間歩行距離や診断時の NYHA 心機能分類上での重症度に関しても比較すると，米国の Incident case と Prevalent case を併せた群において組み入れ時の 6 分間歩行距離が 329（m）でありNYHA 心機能分類におけるⅢ～Ⅳ度の割合が 56% であることから，JAPHR のほうがやや重症である可能性が示唆された．血行動態指標に関しては表 3 に示す通りであるが，組み入れ時の血行動態指標は平均肺動脈圧 48.2 mmHg となっており，これも米国のデータ（51 mmHg）と比較して大きな差異は認められなかった．これらの観点から，JAPHR における PAH コホートは疾患の内訳や男女比だけではなく重症度においてもベースラインでほぼ共通していると考えられた．

表 2，表 3 に Incident case のコホートにおける重症度および血行動態指標のデータを示す．多くの項目に関して，Incident case と Prevalent case を併せたコホートと同様のデータであることがわかる．したがって，Incident case のコホートも欧米のレジストリーにおけるコホートと同様の背景をもつことが示唆される．そこで本コホートでの推定 3 年生存率を図 3 に示す．すると 3 年という短期間ではほとんどの症例が生存しており，従来の報告と大きく異なる良好な予後を示していることが示唆された．そこで本邦において予後が良好である理由について考察したい．1 点目は前述の通り初期併用療法の割合が多い点である．Incident case のコホートにおいては初期から 2 剤以上の併用療法を行っている割合が 31.5% であり，従来の単剤治療から徐々に治療を追加していくやり方とは異なる治療方針で治療が行われていることが明らかになった．そのことは単剤治療群と初期併用治療群の血行動態の変化からも明らかである．表 4 に示す通り，単剤治療群は診断時は軽症であったが，初回フォローアップの際の平均肺動脈圧や肺血管抵抗は，初期併用療法群のほうが診断時は重症であったにもかかわらず，フォローアップ時には絶対値としても改善していることからもわかる．また 2 点目はエポプロステノールの用量である．本コホートにおいてエポプロステノールの持続静注療法を行っている患者の初期ターゲット用量を評価したところ，平均で 40 ng/

表 2　JAPHR Incident case における患者特性（N=108）

組み入れ時年齢（歳）	48.8±17.3
女性 N（%）	86（79.6%）
組み入れ時 6 分間歩行距離（m）	281±145
組み入れ時 NYHA 心機能分類	
Ⅰ，N（%）	1（0.9）
Ⅱ，N（%）	36（33.3）
Ⅲ，N（%）	55（50.9）
Ⅳ，N（%）	16（14.8）

表 3　JAPHR Incident case における組み入れ時の血行動態指標（N=108）

混合静脈血酸素飽和度（%）	65.0±8.9
平均肺動脈圧（mmHg）	46.9±14.4
肺血管抵抗（dyne・sec・cm^{-5}）	1,106±733
肺動脈楔入圧（mmHg）	7.8±3.7
右房圧（mmHg）	6.5±4.0
心係数（$L/min/m^2$）	2.2±0.7

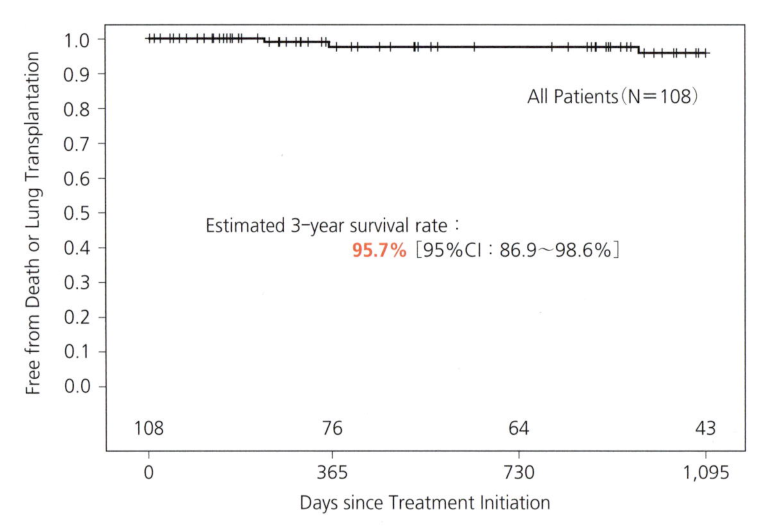

図 3　JAPHR における Incident コホートの推定 3 年生存率（文献[7]より引用）

表 4　単剤治療と初期併用療法の初回フォローアップにおける評価（文献[7]より引用）

	単剤治療群（N=66）				初期併用療法群（N=26）			
	Baseline		First follow-up		Baseline		First follow-up	
NYHA	N	%	N	%	N	%	N	%
class Ⅰ	1	1.5	1	1.5	0	0	1	3.8
Ⅱ	29	43.9	42	63.6	3	11.5	11	42.3
Ⅲ	31	47.0	23	34.8	14	53.8	11	42.3
Ⅳ	5	7.6	0	0.0	9	34.6	3	11.5
Hemodynamic changes	Mean	SD	Mean	SD	Mean	SD	Mean	SD
Mean PAP（mmHg）	44.4	13.8	38.6	13.4	55.9	14.5	37.6	16.7
CI（L/min/m^2）	2.21	0.68	2.76	1.01	1.94	0.68	2.96	1.02
PVR（dyn・sec・cm^{-5}）	1,023.2	697.4	664.8	424.6	1,405.7	852.1	564.1	430.6

kg/min 前後の投与量であり，これも従来の欧米の報告が 10～20 ng/kg/min のものが多いことを鑑みると高用量で用いられていることがわかる．肺高血圧症治療においては，現在では特に重症例に対しては the more, the better の治療戦略が推進されるようになってきている．本邦における良好な治療成績は，それを先取りしたものであることが示唆される．

新たな治療戦略に関する知見

従来は 2005 年に Hoeper らが行った報告から[14]，肺高血圧症の治療は運動耐容能の改善を治療の目標に置き，その目標を達成できない場合には併用療法を進めていくという治療戦略がとられており，Goal Oriented Therapy と呼ばれていた．臨床試験においても主要アウトカムとしてかつて用いられた運動耐容能ひいては 6 分間歩行距離の改善が肺高血圧症薬剤の開発や予後の寄与に改善したことは紛れもない事実である．これは希少疾患である肺高血圧症の薬剤開発において，ほとんど薬剤がない時代に死亡や入院などのいわゆる Hard Endpoint を設定することは，薬剤開発まで多大な時間を要することを意味するため，倫理的側面からもしかるべき措置であったといえる．しかし薬剤が充実してきた現在では，臨床試験の短期効果の指標としての 6 分間歩行距離の改善は必ずしも長期予後を反映するものではないことがわかってきた[15]．そこで注目されているのが，JAPHR でも有効性が示された早期併用療法である．2014 年には早期併用療法の有効性に関する国際的認知を深める2つの報告がなされた．一つはフランスの国立肺高血圧症センターからの報告で，NYHA心機能分類Ⅳ度のPAH症例に対して，エポプロステノールを含めた早期併用療法の有効性を示唆するものである．超重症の特発性PAHに対しての3剤併用療法によって，3年後もhistorical controlと比較して良好な予後を示唆するものであった[16]．さらに早期の併用療法の有効性を評価するランダム化比較試験であるAMBITON Studyの結果も報告され[17]，タダラフィルとアンブリセンタンによるupfront combination therapyと各々の単剤治療を比較した二重盲検下ランダム化比較試験である．WHO機能分類Ⅱ～Ⅲ度の未治療のPAH症例を対象とし，早期併用群では8週間のタイトレーションスケジュールでタダラフィルとアンブリセンタンを最大用量（40 mg/10 mg each）まで増量した．一方，単剤治療群は各薬剤の最大用量を使用した．組み入れ症例数は解析に入った数で605例とPAHを対象とした試験のなかでは大きなものであった．この試験では死亡および臨床的悪化が評価の対象であり，入院・肺高血圧症の進行・治療効果不十分の項目をclinical failureと定義し，複合一次エンドポイントとした．clinical failureの発現に関してupfront combination therapy群が単剤治療群に対して50%のrisk reduction（$p=0.0002$）を実現し，タダラフィル単剤およびアンブリセンタン単剤との比較において各々同様の結果であった．ただしこの差はやはり主に入院イベントによってもたらされた（死亡リスクは有意差を認めなかった）．

これらの結果から，最新の欧州のPAHガイドラインにおいてはNYHA心機能分類Ⅱ～Ⅲ度のPAHに対しては，タダラフィル＋アンブリセンタンによるupfront combination therapyが高いレベルで推奨されるように変更され[11]，2018年のニースにおける第6回ワールドシンポジウムにおいてもそれをさらに強化するため，新たなリスクスコアリングに基づき治療法が提案されているので，今後はより初期から併用療法を行うことが標準的となっていくことが期待される．

疫学的見地からの新規薬剤性肺高血圧症の同定

昨今，特に抗がん剤使用における薬剤性肺高血圧症の報告が数多く認められている．その代表的なものがダサチニブ使用に伴うPAHである[18]．慢性骨髄性白血病に用いられる薬剤であり，同様のチロシンキナーゼ阻害薬であるイマチニブはPAHの治療薬として期待されていた一方，ダサチニブおよびボスチニブに関してはPAHを引き起こすとされており，類似の報告が相次いでいる．最初の報告はフランスからのものであり，さらに同グループはダサチニブによる肺高血圧症の基礎的な機序解明を進め，ダサチニブがイマチニブと異なり活性酸素刺激を介して肺動脈の内皮細胞障害を引き起こし，それが肺高血圧症発症のメカニズムであることを明らかにした[19]．また同グループはさらにマイトマイシンが肺静脈閉塞症を引き起こす報告を，ラットにおける再現モデルを含めて報告している[20]．

また本邦においても，レジストリーから複数例の報告が見つかったとことから，潰瘍性大腸炎に対する青黛投与によって重症のPAHが発症することが明らかになっており，またメカニズムに関しても内皮障害に伴う発症機序が想定されることから，今後新たな薬剤性の肺高血圧症の一種としてガイドラインにも収載されることが予定されている．

これらの例が示す通り，特に分子標的薬などの抗がん剤領域において複雑化する医療において，薬剤性の肺高血圧症の新たな発見にレジストリーが寄与する部分は非常に多く，またBed to Benchの形で基礎研究も進展することが期待される．

おわりに

以上の内容から，レジストリーというリアルワールドデータが単に疾病予後だけではなく，難病治療においてはリスクの層別化や臨床試験に組み入れられないような重症例の治療戦略，新たな薬剤性の肺高血圧症の解明など様々な点でこの領域の発展に寄与することを示してきた．本邦における情報発信を進めていくうえでも，絶え間なくオールジャパン体制でレジストレーションを行うことが必須であると強調してこの稿を終える．

文献

1) McGoon MD, Krichman A, Farber HW, et al : Design of the REVEAL registry for US patients with pulmonary arterial hypertension. Mayo Clin Proc 83 : 923-931, 2008
2) Humbert M, Sitbon O, Chaouat A, et al : Survival in patients with idiopathic, familial, and anorexigen-associated pulmonary arterial hypertension in the modern management era. Circulation 122 : 156-163, 2010
3) Hoeper MM, Huscher D, Ghofrani HA, et al : Elderly patients diagnosed with idiopathic pulmonary arterial hypertension : results from the COMPERA registry. Int J Cardiol 168 : 871-880, 2013
4) Farber HW, Miller DP, Poms AD, et al : Five-Year outcomes of patients enrolled in the REVEAL Registry. Chest 148 : 1043-1054, 2015
5) Jing ZC, Xu XQ, Han ZY, et al : Registry and survival study in Chinese patients with idiopathic and familial pulmonary arterial hypertension. Chest 132 : 373-379, 2007
6) Ling Y, Johnson MK, Kiely DG, et al : Changing demographics, epidemiology and survival of incident pulmonary arterial hypertension : results from the pulmonary hypertension registry of the United Kingdom and Ireland. Am J Respir Crit Care Med 186 : 790-796, 2012
7) Tamura Y, Kumamaru H, Satoh T, et al ; Japan PH Registry（JAPHR）Network : Effectiveness and Outcome of Pulmonary Arterial Hypertension-Specific Therapy in Japanese Patients With Pulmonary Arterial Hypertension. Circ J 82 : 275-282, 2017
8) D' Alonzo GE, Barst RJ, Ayres SM, et al : Survival in patients with primary pulmonary hypertension. Results from a national prospective registry. Ann Intern Med 115 : 343-349, 1991
9) Benza RL, Gomberg-Maitland M, Miller DP, et al : The REVEAL Registry risk score calculator in patients newly diagnosed with pulmonary arterial hypertension. Chest 141 : 354-362, 2012
10) Benza RL, Miller DP, Foreman AJ, et al : Prognostic implications of serial risk score assessments in patients with pulmonary arterial hypertension : a Registry to Evaluate Early and Long-Term Pulmonary Arterial Hypertension Disease Management（REVEAL）analysis. J Heart Lung Transplant 34 : 356-361, 2015
11) Galiè N, Humbert M, Vachiery JL, et al : 2015 ESC/ERS Guidelines for the diagnosis and treatment of pulmonary hypertension : The Joint Task Force for the Diagnosis and Treatment of Pulmonary Hypertension of the European Society of Cardiology（ESC）and the European Respiratory Society（ERS）: Endorsed by : Association for European Paediatric and Congenital Cardiology（AEPC）, International Society for Heart and Lung Transplantation（ISHLT）. Eur Respir J 46 : 903-975, 2015
12) Kylhammar D, Kjellström B, Hjalmarsson C, et al ; SveFPH and SPAHR : A comprehensive risk stratification at early follow-up determines prognosis in pulmonary arterial hypertension. Eur Heart J, 2017［Epub ahead of print］
13) Hoeper MM, Kramer T, Pan Z, et al : Mortality in pulmonary arterial hypertension : prediction by the 2015 European pulmonary hypertension guidelines risk stratification model. Eur Respir J 50 : 1700740, 2017
14) Hoeper MM, Markevych I, Spiekerkoetter E, et al : Goal-oriented treatment and combination therapy for pulmonary arterial hypertension. Eur Respir J 26 : 858-863, 2005
15) Sitbon O, Humbert M, Nunes H, et al : Long-term intravenous epoprostenol infusion in primary pulmonary hypertension : prognostic factors and survival. J Am Coll Cardiol 40 : 780-788, 2002
16) Sitbon O, Jaïs X, Savale L, et al : Upfront triple combination therapy in pulmonary arterial hypertension : a pilot study. Eur Respir J 43 : 1691-1697, 2014
17) Galiè N, Barberà JA, Frost AE, et al : Initial Use of Ambrisentan plus Tadalafil in Pulmonary Arterial Hypertension. N Engl J Med 373 : 834-844, 2015
18) Montani D, Bergot E, Günther S, et al : Pulmonary arterial hypertension in patients treated by dasatinib. Circulation 125 : 2128-2137, 2012
19) Guignabert C, Phan C, Seferian A, et al : Dasatinib induces lung vascular toxicity and predisposes to pulmonary hypertension. J Clin Invest 126 : 3207-3218, 2016
20) Perros F, Günther S, Ranchoux B, et al : Mitomycin-Induced Pulmonary Veno-Occlusive Disease : Evidence From Human Disease and Animal Models. Circulation 132 : 834-847, 2015

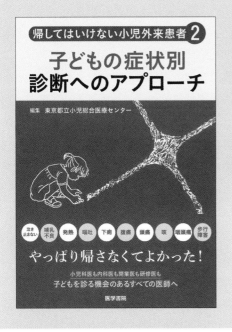

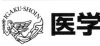

特集　肺高血圧症 Cutting Edge
肺高血圧症のトピックスあるいはコントラバーシ

肺高血圧症治療の費用対効果

五十嵐中

国民皆保険とは？

半世紀以上の長きにわたって日本では，「国民皆保険制度」という言葉が「すべての国民が公的医療制度に加入できる（実質的には，加入する義務がある）」状態という本来の定義を超えて，「その公的医療制度でほぼすべての医薬品が賄われる」状態として理解されてきた．

高く評価されてきた日本の医療保険制度であるが，財政面では大きな課題に直面している．国民医療費は，2013年度には初めて40兆円を超え，GDPに占める割合も8.29%と過去最高になっている．2010年の厚生労働省の試算では，2025年には国民医療費は52.3兆円に達するとみられている．医療費増大の要因としては，高齢化だけでなく，医療技術の高度化も関与している．例えば2015年のデータでは，国民医療費の伸び率3.8%に対して，高齢化の寄与が＋1.2%，人口変動の寄与が−0.1%（人口減少のため，マイナスの値），そして医療技術の高度化などを含む「その他」の要因が＋2.7%と，高齢化以外の要因の寄与が大きくなっている．「その他」の要因の寄与割合2.7%は，2000年以降で最も大きな数値でもある．

医療費の増大に対しては，これまでは保険料率の改定に加え，高齢者の自己負担額の段階的な引き上げ（2001年定率負担導入・2002年から現役並み所得者の自己負担割合引き上げ・2014年から70〜74歳の自己負担割合引き上げ）や，被用者保険の自己負担割合引き上げ（1997年から2割・2003年から3割），さらには保険料率自体の改定など，「広く薄く」負担を上乗せする形で対応を試みてきた．最初に述べた「日本流の国民皆保険」，すなわち「ほぼすべての薬を，ほぼ同じ条件で給付する」原則は崩さずに，皆の負担を少しずつ増やす方向を貫いてきた．

Universal Health Coverage（UHC）は，世界的には「すべての人が必要な保健サービスを金銭的な困難なく享受できること」と定義される．UHCの達成度合いは3つの軸，すなわち「保健システムがカバーする人口」「保健システムがカバーするサービス」「患者の自己負担金額」で評価され，必然に「より多くの人に，より多くの保健サービスが，より低廉な自己負担で提供されている」ほど，理想的な状態とされる．それゆえ，「すべての医薬品をカバーすること」は決して必須条件ではなく，いわゆる「皆保険」を導入している国であっても，承認されている医薬品を一律に公的医療制度でカバーするのはむしろ例外的である．

承認されている医薬品のうち，「全部」ではなく「一部」をカバーする．もしくは自己負担割合・給付価格などに傾斜をつける…となれば，何らかの基準を用いてカバーの可否や，自己負担割合・給付価格を決める必要が出てくる．諸外国では，この基準の一部として医療技術の効率性・費用対効果のデータを用いる動きが進んでいる．

「費用対効果を導入したからアクセス制限（一部の薬のみが給付される）が生じた」という誤解もあるが，そもそもある国のUHCシステムが全部の薬をカバーする形態をとらないならば，カバーの可否を決める際に何らかの基準を当てはめることは不可

いがらし あたる　東京大学大学院薬学系研究科医薬政策学（〒113-0033 東京都文京区本郷7-3-1）

2432-3284／18／紙：¥800／電子：¥1200／論文／JCOPY

欠である．アクセス制限の必要性が先に存在し，制限の可否の評価基準の一つが「たまたま」費用対効果評価なのであって，「費用対効果を導入したからアクセス制限が生じた」は因果が全く逆である．もし費用対効果の評価を消し去れたとしても，別の基準を使ってアクセス制限が継続されるに過ぎず，日本のようにすべての薬がカバーされる世界は決してやってこない．

すべての薬がカバーされる状況に半世紀以上「慣れ親しんできた」日本にとって，何らかの形で給付にメリハリをつけること，さらには，公的医療制度での給付の可否や，給付価格の調整に「効率性」の軸を加えることは，「医療にオカネの話を持ち込むべきでない」「海外と違って費用対効果の考え方はなじまない」のような，ある意味情動的な意見のもとに阻まれることが多かった．しかしこの2〜3年間に「とてもよく効き，なおかつとても高額」な薬の上市が相次いだことで，議論の風潮は大きく変わった．

議論の風向きを変えるのに大きく「貢献」した3剤が，C型肝炎治療薬のソバルディ®（ソフォスブビル）およびハーボニー®（ソフォスブビル・レディパスビル配合剤）・抗がん剤のオプジーボ®（ニボルマブ）・高コレステロール血症治療薬のレパーサ®・プラルエント®（エボロクマブ・アリロクマブ）である．

3つの「黒船」

2015年5月に上市されたソバルディ®（C型肝炎治療薬）は，12週間投与の臨床試験でジェノタイプ2型のC型慢性肝炎・肝硬変患者に対して95%以上の有効率（SVR達成率）を示した．続いて同年8月に上市されたハーボニー®は，ジェノタイプ1型の患者に対して100%のSVR達成率を示した．著効を示すことは疑うべきもないが，上市時点での薬価がソバルディ®が500万円・ハーボニー®が670万円と高額であること．また対象患者数が多く，医療予算への影響が大きいことが議論の的となった．もともと肝炎領域には，患者自己負担が月1〜2万円に抑制される医療費助成制度が整備されていた．助成の対象になるのは薬剤費全額ではなく，高額療養費制度で給付される金額との差額である．ただ，患者自己負担が低く抑えられている分，国や自治体の負担は大きくなり，財政影響の問題も無視できなくなる．

3剤のなかでも最大のインパクトを与えたのは，オプジーボ®だ．2014年9月に，メラノーマ（悪性黒色腫）の治療薬として薬価収載された際には，もともと適応患者数が少ないこともあり，費用の問題はそれほど論点になっていなかった．薬価収載時の企業提出資料によれば，メラノーマの適応ではピーク時の患者数が470人・売上げは31億円である．しかし2015年12月に非小細胞性肺がんに適応拡大がなされると，薬価の高さと医療財政への影響の双方が議論になった．

「年間3,500万円で5万人が使用すると，オプジーボ®単剤で1兆7,500億円に達する」のような試算も，広範囲に報じられた．肺がんに対するオプジーボ®の臨床試験結果によれば，オプジーボ®と対照薬ドセタキセルの全生存期間はそれぞれ9.2カ月と6.0カ月で，「5万人の患者が1年間使う」という仮定はやや過大推計である．ただ，適応拡大によって医療予算への影響が激変したことに，現行の薬価システムが対応しきれないことが，議論のきっかけとなったことは間違いない．

オカネだけの問題か？

オプジーボ®のような類似薬のない医薬品は，製造原価に利益率を上乗せして薬価を定める（原価計算方式）．利益率に関しては，有効な治療薬が久しく登場していなかった悪性黒色腫領域の新薬であることや，作用機序が全く新しいものであることなどが考慮され，通常よりも高め（通常16.9%のところ，利益率加算＋60%で16.9%×160%＝27.0%）の数値が適用されている．肺高血圧症領域で同じ原価計算方式を適用された薬剤には，エポプロステノール（フローラン®）およびシルデナフィル（レバチオ®）がある（**表1**）．その他の治療薬は，既存

表 1 代表的な PAH 治療薬の薬価算定方式

薬価収載年月	一般名	商品名	投与法	薬効分類	薬価算定方式	最類似薬	加算の有無
1999 年 4 月	エポプロステノール	フローラン	注射	PGI2 誘導体	原価計算		
2005 年 6 月	ボセンタン	トラクリア	内服	エンドセリン受容体拮抗	類似薬効比較	エポプロステノール	15%
2008 年 4 月	シルデナフィル	レバチオ	内服	PDE5 阻害	原価計算		営業利益率 120%
2009 年 12 月	アドシルカ	タダラフィル	内服	PDE5 阻害	類似薬効比較	シルデナフィル	なし
2010 年 9 月	アンブリセンタン	ヴォリブリス	内服	エンドセリン受容体拮抗	類似薬効比較	ボセンタン	15%
2014 年 4 月	アデムパス	リオシグアト	内服	グアニル酸シクラーゼ刺激	類似薬効比較	アンブリセンタン	なし
2014 年 9 月	トレプロスト	トレプロスチニル	注射	PGI2 誘導体	類似薬効比較	エポプロステノール	なし
2015 年 5 月	マシテンタン	オプスミット	内服	エンドセリン受容体拮抗	類似薬効比較	アンブリセンタン	なし
2016 年 4 月	ベンテイビス	イロプロスト	吸入	PGI2 誘導体	類似薬効比較	トレプロスチニル	なし
2016 年 11 月	セレキシパグ	ウプトラビ	内服	IP 受容体作動	類似薬効比較	マシテンタン	なし

薬のなかから「最類似薬」が選定され，一日薬価が同じになるように調整されている（類似薬効比較方式）.「最類似薬」は一般的な意味での類似薬（構造が似ている薬・作用機序が同一の薬）の定義よりはやや広く，セレキシパグ（ウプトラビ®）のように異なる作用機序の薬剤（マシテンタン）が最類似薬として設定されることもある.

この「製造原価」には，薬剤そのものの製造コストだけでなく，臨床開発のコストも含まれる．製造コストに比べて臨床開発コストは固定費用（生産数の多寡にかかわらず発生する費用）の影響が大きい分，想定患者数（すなわち，想定需要数）が少ない治療薬の 1 人当たり費用は，少ない患者数で開発コストを負担する分，必然的に高額になる.

現行（オプジーボ® 以前）の薬価算定システムでは，薬価申請時の適応疾患のみを考慮して薬価を付けることがルールであった．それゆえ，他のがんへの適応拡大が「見込まれた」としても，あくまで最初の薬価はメラノーマをベースに算定された．もちろん，最初に患者数の少ない疾患で薬価収載され，その後適応が広がった薬剤は，オプジーボ® 以外にも関節リウマチの生物学的製剤アクテムラ®（トシリズマブ）など，過去にも例がある．アクテムラ® はキャッスルマン病から，関節リウマチに適応が拡大したが，拡大直後には特に問題視されず，適応拡大後最初の薬価改定時に価格引き下げ（再算定）がなされている．オプジーボ® の場合は単価が高いこと・元適応（メラノーマ）と拡大後の適応（非小細胞性肺がん）の患者数の差が大きいことに加え，後述のように財政影響に対する注目が非常に高まったことも，「例外的」な対応が求められる一因となった.

定められた投与期間（3 カ月）続ければほぼウイルスを除去でき，治療終了となるソバルディ® やハーボニー® とは異なり，抗がん剤であるオプジーボ® は投与終了のタイミングが不確実である．なおかつ，転移や再発が起これば次の治療法に移行する（すなわち，その薬剤の投与は終わる）通常の抗がん剤とは異なり，オプジーボ® はいったん増悪しても再び腫瘍が縮小する偽増悪（pseudo progression）がみられることも，投与期間の見極めをさらに難しくした.

結局，2 年おき（2018 年 4 月予定）の定期の薬価改定を待たずに，期中改定という例外対応によってオプジーボ® は薬価再算定の対象となる．すべての薬が対象となる卸値と売値の差額を小さくするための「薬価改定」ではなく，大きく売り上げを伸ばした薬の価格を例外的に引き下げる「市場拡大再算定」ルールが，オプジーボ® に臨時に適用された.

もともとの市場拡大再算定ルールでは，引き下げ幅は原価計算方式の薬剤で最大 25%・類似薬効比較方式では最大 15% とされていた．肺高血圧症領域ではフローラン® がこの対象となり，2012 年 4 月に 25% 程度薬価が引き下げられている．これまでのルールでは，類似薬効比較方式の薬剤に市場拡大再算定を適用するためには，単なる売上げではなく「環境の変化」，すなわち適応拡大や使用制限の緩和などの理由が必要だった．そのため，上市直後に大きく売上げを伸ばしたソバルディ®・ハーボニー®には対応できない．これに対応するために，年間売上げが1,000億円を超えた薬剤には理由を問わずに薬価を50%まで引き下げるルールが追加されていた（特例再算定・巨額再算定．ソバルディ®・ハーボニー®の引き下げ幅は31.7%）．期中改定と「特例引き下げ（特例再算定）」ルールの合わせ技で，オプジーボ®の価格は2017年2月から50%引き下げられている．

あわせて2016年8月に，オプジーボ®とレパーサ®を対象として「最適使用ガイドライン」の作成が提案された．日本では，承認された適応症と保険が認められる適応症はこれまで同値であったが，ガイドラインから外れた使用法については査定の対象にする（すなわち，承認された使用法であっても保険給付を認めない）ことが示唆された．実質的には単なるガイドラインでなく，保険適用範囲の制限の機能を併せ持つものである．最適使用ガイドラインはこの後，オプジーボ®の類似薬であるキイトルーダ®や，レパーサ®の類似薬プラルエント®にも策定されている．

注目すべきは，これら高額な薬剤のあり方を議論する際に，医療予算への影響を問題視する意見・保険適用の制限を主張する意見が，保険者のみならず医療提供者側からも出てきたことである．今までのように「全薬剤が保険でカバーされる」制度を聖域化する議論から，財政状況その他を考慮して最適な医療システムを維持していく方法を考える方向へ世論が転換したことの意義は大きい．その意味で，筆者は先の3剤を講演では「黒船」と表現している．

費用対効果とHTA

薬価が大幅に引き下げられたことで，高額薬剤の議論は一件落着…と考える向きもある．しかしここまでの議論は，結局のところはオカネの話のみに終始していた．機械的な基準（具体的には，特例再算定の引き下げ基準）を当てはめて価格を引き下げることと，「値段に見合った価値があるかどうか」を評価することとは別問題である．

医療予算全体への影響，いわゆるバジェット・インパクトが重要なのは必然だが，「極めて高いが極めてよく効く薬」と「極めて高いのにあまり効かない薬」を切り分ける費用対効果の評価がなければ，医薬品の価値を正しく評価することは難しい．このように，オカネと効き目のバランスを評価（費用対効果評価）して，効率的な医療システムの実現をめざす研究領域を，医療技術評価（health technology assessment ; HTA）と呼ぶ．

日本式のUHCではなく，承認されている医薬品のうち，「全部」ではなく「一部」をカバーする・もしくは自己負担割合・給付価格などに傾斜をつけるような海外で標準的なUHCシステムをとるならば，何らかの基準を用いてカバーの可否や，自己負担割合・給付価格を決める必要がある．諸外国では，この基準の一部として医療技術の効率性・費用対効果のデータを用いる動きが進んでいる．

通常は，製薬企業が，まず自社の医薬品について費用対効果の評価を実施し，HTA機関がレビューを行う．HTA機関はレビューをしたうえで，費用対効果以外の要素を様々勘案し，給付の可否や価格設定についての推奨を出す．出した推奨に基づいて，保健行政機関が最終の意思決定を行う．

企業の実施した費用対効果評価と，HTA機関のレビューを「アセスメント」，HTA機関が行う費用対効果以外の要素の考慮を「アプレイザル」，保健行政機関の最終意思決定を「ディシジョン」と呼んでいる．

多くの国のHTA機関が，生活の質（QOL値）で重み付けした生存年・質調整生存年（quality-adjusted life years ; QALY）を効き目のものさしとして推奨しつつ，「あと1QALY伸ばすために追加でいくらかかるか？」の増分費用効果比（incremental cost-effectiveness ratio ; ICER）を参考に政策決定を行う．政策への援用方法は，公的医療制度でその薬をまかなうか否か（給付の可否）に使う手法と，給付価格の調整に用いる手法とに大別される．前者の代表格が英国やオーストラリア，後者の代表格がフランスである．

すぐ上に述べた通り，各国のHTA機関が最終決定を行うときには，費用対効果以外の情報も加味したうえで結論を出す．

「経済評価以外の情報も…」が大事なポイントで，ICERの値だけで薬の給付の可否を決めるような国は，世界中どこにも存在しない．時折「1QALYあたり3万ポンドを上回ったら給付を拒否される」と槍玉に挙げられるイギリスですら，様々な要素を総合的に判断（アプレイザル；総合的評価）して最終決定を下す．

例えばオプジーボ® のように末期の患者に用いる薬剤には，費用対効果の計算を行う際に有利な仮定をおきつつ，合格ラインを1QALY当たり50,000ポンドまで引き上げるルール（終末期特例）がある．末期の患者の余命を延ばせる薬は，ある程度「えこひいき」すべき…という価値判断が働いている．どこの国のHTA機関でも考慮するのは，財政的影響である．患者数の少ない（すなわち，予測売上げの小さい）医薬品と多い医薬品では，同じ費用対効果だったとしても後者のほうがどうしても評価は厳しめになる．

肺高血圧症は，対岸の火事？

「財政影響が小さければ，費用対効果を考慮する必要性も小さい」…この発想からすれば，肺高血圧症のような患者数の少ない領域にとっては費用対効果という黒船の襲来は「対岸の火事」にも思える．しかし，財政影響＝市場規模が小さくても，一人当たりの薬剤費が大きい場合は，臨床現場などから費用対効果のデータを要求されることは十分に考えられる．あわせて，これまでは「肺高血圧症は指定難病であり，高額薬剤を使っても患者の自己負担は低く抑えられる．それゆえ，お金のことは考える必要がない」のような考え方も成り立ったであろう．しかし，自己負担以外の部分を支払っているのは国や自治体・保険者であり，保険システム全体の持続可能性が論点となった黒船以降の世界では，患者負担が低いことのみをもって議論を打ち止めにすることは，やや不合理ともいえる．

全体の予算に圧縮圧力がかかるなかで，個別の疾患領域の相対的な重要性を明らかにしていくためには，「その病気のなかのみで通じる」データではなく，他の領域とも比較可能なデータを定量的に明らかにすることが不可欠である．その意味で，共通言語たるQALYのデータ・それを用いた費用対効果のデータを出していくことは，説得力を保つために有用と考えられる．

実際に海外では，QALYを用いて肺動脈性肺高血圧症（PAH）治療薬の費用対効果を明らかにした研究が複数発表されている．

Coyleら（2016）は，PAHの疾患進行状態をモデル化したうえで，NYHA機能分類（NYHA FC）Ⅱ度・Ⅲ度のPAH患者への経口治療薬のカナダにおける費用対効果を評価している[1]．

具体的には，NYHA FC Ⅰ度からNYHA FC Ⅳ度までの健康状態を設定し，各健康状態における平均の費用（薬剤費・薬剤費以外のPAH治療費・支持療法の費用）およびQOL値をあてはめている．例えば薬剤費以外のPAH治療費は，NYHA FC Ⅱ度の患者が228ドルなのに対し，NYHA FC Ⅳ度の患者は2,267ドルと重症者ほど高額になる．一方で生活の質を表すQOL値（1.0が完全な健康・0が死亡）は，NYHA FC Ⅱ度ならば0.73・NYHA FC Ⅳ度なら0.52と，重症者ほど低下する．また死亡リスクは，NYHA FC Ⅰ度の患者とNYHA FC Ⅳ度の患者を比較すると，NYHA FC Ⅳ度の患者が11.6倍高くなる．「病状が悪化するほど，お金がかかり，QOLも低下し，生存率も下がる」ことは定性的には明らかであるが，分析には定量的なデータが不可欠である．

このモデルを用いて，シルデナフィル・タダラフィル・支持療法・アンブリセンタン（低用量と高用量で2戦略）・リオシグアト・ボセンタンの7つの介入の期待費用・期待QALYを生涯にわたって推計している．

結果としては，NYHA FC Ⅱ度・Ⅲ度どちらの患者に対しても，シルデナフィルが最も効果に優れ，費用も安くなることが明らかになった．シルデナフィル・タダラフィルのPDE5阻害剤に関しては，支持療法よりも総費用が安くなることも示されている．これらの結果をもとに，著者らはシルデナフィルが最も費用対効果に優れる薬剤であると結論している．

もちろん，カナダの費用対効果研究をもとに「日本でもシルデナフィルが費用対効果に優れる」と結論することは不可能である．臨床データ以上に，費用のデータは各国の医療環境に大きく依存する．また同じ健康状態に対してどの程度の価値付けを行うか（すなわち，1点満点のQOL値がいくつになるか）は，国によって変化することが示されている．それゆえ，日本でのPAH治療薬の費用対効果を明らかにするには，単なる海外研究の引用ではなく，国内のデータをもとにした研究が不可欠となる．

PAHのように複数の治療薬が併存する領域では，「無治療やプラセボに対して有効性や安全性に優れているか？」の絶対的有用性ではなく，「既存の治療に比べて有効性や安全性に優れているか？」の相対的有用性を示すことが重要である．しかし，多数の薬剤を同じ臨床試験で直接比較することは非常に難しくなる．この際の代替案として，数学的な手法を用いて様々な臨床試験の結果を統合し，相対的有用性を明らかにするネットワーク・メタアナリシスの手法が注目されている．通常のメタアナリシスは「A vs Bの試験が10本あるときに，10本の試験結果を統合して一つの結論を導く」ものだが，ネットワーク・メタアナリシスはその拡張版で，「プラセボvs Aの試験が5本，プラセボvs Bの試験が10本，B vs Cの試験が2本」あるときに，「プラセボvs A」「プラセボvs B」「B vs C」のような直接比較が存在する領域だけでなく，A vs Bの比較をも仮想的に実施するものである．PAH領域でも，筆者らが経口薬のネットワーク・メタアナリシスを実施しており，6分間歩行能ではどの薬剤も類似の効能があること・WHO FCではボセンタンとシルデナフィルが他の薬剤に比べて有用であることを示している[2)]．

おわりに

「国から要求されなければ，費用対効果のデータなど誰も気にしない」時代から，「行政・医療従事者・患者その他，どのステークホルダーからも費用対効果の議論が提起されうる」時代へと，状況は動きつつある．企業の立場からは，「やるリスク」から「やらないリスク」へ転換したともいえる．

とはいえ費用対効果の政策応用に関して，イギリス「ですら」ある程度柔軟な運用をしていることは忘れてはならない．アプレイザル（総合的評価）のあり方や，保険給付の可否に導入する場合に企業側から値下げを提案できる仕組みの整備など，諸外国の事例を十分に検討したうえでの導入を期待したい．

文献

1) Coyle K, Coyle D, Blouin J, et al : Cost Effectiveness of First-Line Oral Therapies for Pulmonary Arterial Hypertension : A Modelling Study. Pharmacoeconomics 34 : 509-520, 2016
2) Igarashi A, Inoue S, Ishii T, et al : Comparative Effectiveness of Oral Medications for Pulmonary Arterial Hypertension. Int Heart J 57 : 466-472, 2016

World Symposium on Pulmonary Hypertension 2018（Nice）からの報告

村田光繁

はじめに

World Symposium on Pulmonary Hypertension（WSPH）は5年に1度開催される肺高血圧（PH）に関する会議で，今回が第6回目でフランスのニースにおいて2018年2月27日～3月1日の3日間開催されました．今後のPH分野の動向に影響力のある重要な会議であり最新の知識を得るには絶好の機会でした．さらに，ニースは前回5回大会の開催地でしたが，モナコとカンヌに挟まれたフランスを代表するリゾート地であり，3月はまだ寒い時期とはいえどんな優雅な風景なのだろうかと期待していました．また学会期間中はカーニバルが開催される時期でもあり，会議以外にも楽しみなイベントでした．

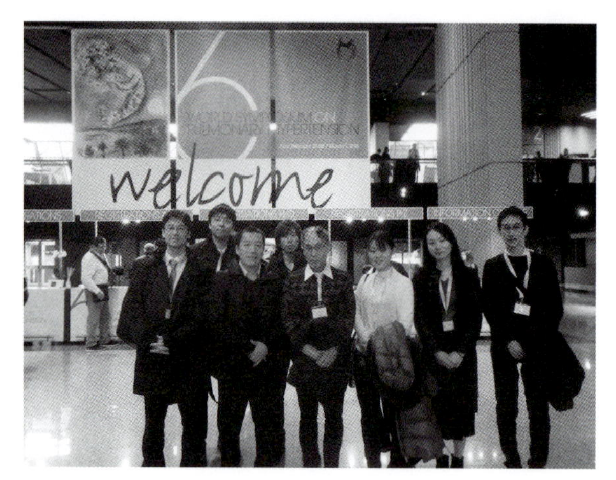

写真 今回一緒に参加した慶應義塾大学・杏林大学の先生方と（筆者左端）

私は，会議前日の2月26日早朝にフランクフルト経由でニースに到着しました．到着後朝食をとっていたところ急に雪が降ってきて次第に大粒になり，正午ごろには前が見えなくなるほどの悪天候となりました．そこで，空港からホテルまでのタクシーの運転手が異例の寒さだと教えてくれたのを思い出しました．翌日会議に出席して知りましたが，フランクフルト空港は，私が利用した直後に閉鎖となり，その後の便が欠航となった影響で足止めを食らい翌日に到着した先生がおられたようでした．現地の人の話では同時期のヨーロッパでは7年ぶりの降雪との話でした．あいにく，会議開催中の3日間には天候は改善せず，ニース出発のため空港で待っている際にようやく晴れ間が見えてくるという不運でした．さらに復路の乗り換え地であるブリュッセルが積雪のため閉鎖となりニース出発が大幅に遅れましたが，間一髪のところで乗り継ぐことができ無事に帰国することができました．

本稿では，今回WSPHに初めて参加し貴重な経験ができましたので個人的に注目した内容をいくつか紹介したいと思います．まだ，書面として正式な出版物が出ていないため，あくまで今回のWSPHに

むらた みつしげ 慶應義塾大学医学部予防医療センター（〒160-8582 東京都新宿区信濃町35）

2432-3284／18／紙：¥800／電子：¥1200／論文／JCOPY

表1 WSPH 2018 タスクフォース概要

- タスクフォース1　Pathology & Pathobiology
- タスクフォース2　Genetics and Genomics
- タスクフォース3　Pathphysiology of the RV and of the pulmonary circulation
- タスクフォース4　PH Haemodynamic Definitions and Clinical Classification and Characteristics of specific PAH subgroups
- タスクフォース5　Diagnosis of pulmonary hypertension
- タスクフォース6　Risk stratification and medical therapy of pulmonary arterial hypertension
- タスクフォース7　Right ventricular assistance and lung transplantation
- タスクフォース8　Trials design & New therapies for pulmonary arterial hypertension
- タスクフォース9　PH due to left heart diseases
- タスクフォース10　PH due to chronic lung diseases
- タスクフォース11　CTEPH
- タスクフォース12　Pediatric PH
- タスクフォース13　Patients' perspectives

関する私的な意見として述べさせていただきます．

学会の概要

今回のWSPHは13のタスクフォースからの発表とポスターセッションで構成されていた．会場のメインホールは世界各国の参加者で満員になるほどの盛況ぶりで，各タスクフォースからの発表の後には，ディスカッションタイムが設けられており活発な議論が繰り広げられた．いずれの発表も，根拠となるデータとともに示されたわかりやすい内容で，知識の整理とアップデートに役に立つものであった．一方で，90分間という短時間では十分なディスカッションができなかった分野もあり，タスクフォースメンバーの裁量に任されているとはいえ異論が出るのも当然かと思われた．参考までに，今回のWSPHの各タスクフォースの概要を表1に示す．

今学会のトピックス

今回のWSPHで最も特筆すべきは，タスクフォース4 PH Haemodynamic Definitions and Clinical Classifications and Characteristics of Specific PAH Subgroupsで提言された，前毛細血管性肺高血圧の定義が従来の平均肺動脈圧≧25 mmHgから20 mmHgへ基準値が変更されたことであろう．この根拠として，平均肺動脈圧の正常上限は20 mmHgと考えられること，平均肺動脈圧19〜24 mmHgでは肺血管抵抗が通常3 WU以上であること，および平均肺動脈圧19〜24 mmHg患者の予後は不良であることなどを挙げていた．さらに，平均肺動脈圧19〜24 mmHg群を前毛細血管性肺高血圧に含めた場合，肺高血圧患者の増加は10%未満に過ぎずさほど混乱には至らないこと，肺静脈閉塞性疾患をより早期に検出できること，強皮症や慢性血栓塞栓性肺高血圧ではこれらの群も治療対象となりうるというデータがあること，などを推奨理由としていた．しかし，会議でも賛否両論の意見があり，今後の動向については次期ガイドラインにどのように反映されるか注目されるところである．一方，PHの分類については大きな変更はなかったが，主な変更点としては，PAH with vasoreactivityのサブグループが1群に追加されたこと，Drugs and toxins induced PAHがアップデートされたこと，PAH with overt signs of venous/capillaries（PVOD/PCH）involvementが明確化されたことである．

タスクフォース3 Pathophysiology of the RV and the pulmonary Circulationでは，従来のmPAP, stroke volumeなどの指標に加えてventriculo-arterial couplingの概念が強調されていた．RV ventriculo-arterial coupling（Ees/Ea）＝RV stroke volume/RV end-systolic volumeで近似されることから，右室サイズ評価の重要性も再認識されていた．また，負荷軽減による右室のリバースリモデリングは右室機能そのものより心腎肝などの多臓器障害の有無が規定しており，MRIによる右室容量解析，右心カテーテルによる圧測定，PETによる代謝障害の同定による総合的な理解が必要であると言及された．さらに，すべてのイメージング指標は，右室収縮そのものというより右心—肺循環系全体の状態を反映していると説明があった．この考え方は非常に重要で，心エコーやMRIなどの右室機能指標はあたかも右室収縮機能そのものを表しているように見えるが，右室は後負荷の影響を受けやすいため単純に右室心筋の収縮性を反映するものではない．一方で，本会議のタスクフォースでは，imaging modalityが治療指標として導入されておらず，具体的な治療指針が示されていなかったことは残念である．今後さらにimaging modalityの有用性に関するエビデンスが蓄積されなければならないという印象であった．

おわりに

WSPH 2018（Nice）に参加した体験を述べさせていただいた．会議の内容についてはあくまで私的な意見として読んでいただければと思うが，正確な内容については1～2年後に出版される本会議の報告書をご参照いただきたい．最後に，このような執筆の機会をいただいた浜松医科大学臨床薬理学講座 渡邉裕司教授に深謝申し上げます．

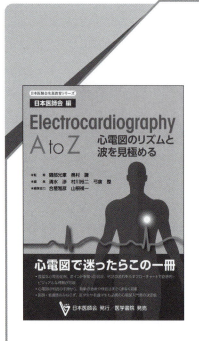

次号予告

循環器ジャーナル 2018 Vol. 66 No. 4

特集

循環器救急の最前線
―初期診療と循環管理を極める―

企画：笠岡俊志（熊本大学医学部附属病院救急・総合診療部）

Ⅰ．総論

循環器救急患者の診断・治療プロセス
野々木 宏

Ⅱ．心原性心停止を救う

蘇生ガイドラインの概要と心肺蘇生法の普及
石見 拓

一次救命処置（BLS）
加藤 啓一

二次救命処置（ALS）
武田 聡

Ⅲ．初期診療に必須の検査と処置をマスターする

心電図
小菅 雅美

心エコー
赤阪 隆史

心血管バイオマーカー
清野 精彦

画像診断
山科 章

電気的除細動（同期・非同期）・心臓ペーシング（経静脈・経皮）
西山 慶

補助循環法（IABP, PCPS）
有元 秀樹

Ⅳ．循環管理を極める

薬物による循環管理
上田 恭敬

循環動態モニタの活用
菊地 研

心停止後症候群に対する体温管理療法
黒田 泰弘

体液管理における血液浄化療法
土井 研人

Ⅴ．主な循環器救急疾患を診る

急性冠症候群
新沼 廣幸

急性大動脈解離
高梨 秀一郎

急性肺血栓塞栓症
山本 剛

急性心筋炎
澤村 匡史

不整脈
清水 昭彦

急性心不全・心原性ショック
田原 良雄

心タンポナーデ
花田 裕之

高血圧緊急症
原田 正公

Ⅵ．循環管理を要する特殊病態へのアプローチ

熱中症
金子 唯

敗血症
垣花 泰之

今後の特集テーマ（予定）

Vol. 66 No. 4　循環器救急の最前線—初期診療と循環管理を極める
Vol. 67 No. 1　このエビデンスを日本で活用するには？—実臨床視点からの検証

年間購読のお申込みについて

・年間購読お申し込みの際は，最寄りの医書店または弊社販売部へご注文ください．
また，弊社ホームページでもご注文いただけます．http://www.igaku-shoin.co.jp
［お問い合わせ先］ 医学書院販売部　電話：03-3817-5659

循環器ジャーナル Vol. 66 No. 3

2018 年 7 月 1 日発行（年 4 冊発行）

本誌は，2017 年に『呼吸と循環』誌をリニューアルしたものです．巻号はそのまま引き継ぎ，本誌と『呼吸器ジャーナル』の 2 誌に分けて継続発行いたします．

定価：本体 4,000 円＋税
2018 年年間購読料（送料弊社負担）
冊子版 15,480 円＋税，電子版／個人 15,480 円＋税，冊子＋電子版／個人 20,480 円＋税

発行　株式会社 医学書院
代表者　金原　俊
〒 113-8719　東京都文京区本郷 1-28-23

担当　吉冨・今田
電話：編集室直通 03-3817-5703　FAX：03-3815-7802
E-mail：kotojun@igaku-shoin.co.jp　Web：http://www.igaku-shoin.co.jp

振替口座　00170-9-96693

印刷所　三美印刷株式会社　電話 03-3803-3131

広告申込所　㈱文京メディカル　電話 03-3817-8036

ISBN　978-4-260-02950-6

Published by IGAKU-SHOIN Ltd. 1-28-23 Hongo, Bunkyo-ku, Tokyo ©2018, Printed in Japan.

これからの臨床医に求められる診療基本手技を確かなものに！

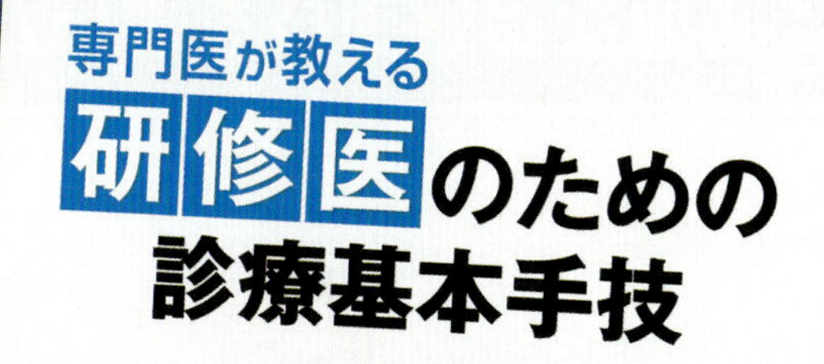

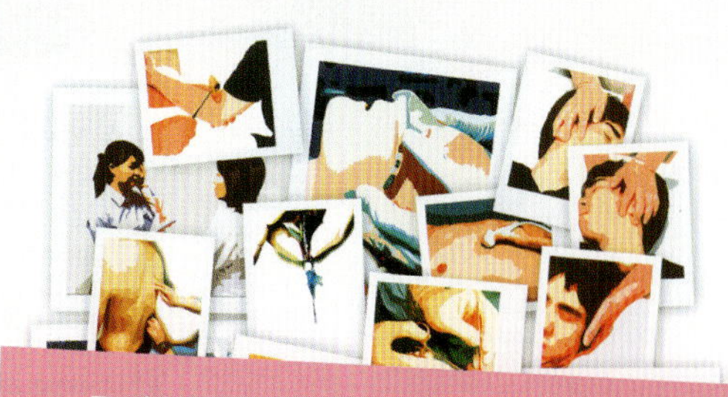

ジェネラリストの養成に注目が集まっている現在、これからの臨床医には一定水準の診察、基本検査、救急を含めた手技の習得が欠かせない。本書は各領域のより確実な診察、基本検査、手技について、研修医が躓きやすいポイントを踏まえつつ、専門医ならではのコツを解説したもの。豊富な写真とシェーマにより、明日から使える基本診察法、ベッドサイドの手技が確実に学べる。

● B5 頁304　2018年　定価：本体5,000円＋税
[ISBN978-4-260-03026-7]

専門医が教える 研修医のための 診療基本手技

編集
大村和弘　東京慈恵医科大学耳鼻咽喉科
川村哲也　東京慈恵会医科大学腎臓内科
武田　聡　東京慈恵会医科大学救急救命科

目次

Ⅰ　医療面接
医師のプロフェッショナリズム／ Medical Interview ／診療録記載／温度表／リスクマネジメント／小児の診察のしかた／臨終の立会い方／フィードバック

Ⅱ　基本診察法
頭頸部：頸部診療／頭頸部：口腔内／眼科／歯科／胸部：心臓／胸部：肺／乳房診察／腹部／四肢：関節・腰痛／四肢：むくみ・浮腫／神経／皮膚／小児／産婦人科／精神科

Ⅲ　基本的な臨床検査
血液型判定／心電図・負荷心電図／超音波検査／ベッドサイドの画像診断

Ⅳ　基本的手技
末梢静脈路の確保／動脈血採決・ライン／血液培養／グラム染色／中心静脈穿刺のコツ／腰椎穿刺／胃管挿入／導尿・尿道カテーテル挿入／直腸診／胸腔ドレーン挿入のコツ／腹腔穿刺

Ⅴ　外科・救急手技・ベッドサイド手技
酸素投与法／挿管／緊急気道確保：非侵襲的／緊急気道確保：侵襲的／気管カニューレの入れ替えのしかた／心肺蘇生法／カテコラミンの使いかた／局所麻酔のしかた／針・糸の選びかた／道具の持ちかた・使いかた／皮膚縫合／創部の消毒とガーゼ交換／術後の診察のポイント／外傷・熱傷の処置／包帯法と捻挫の基礎

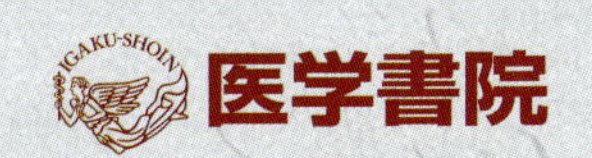

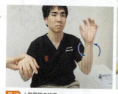

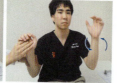

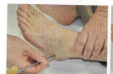

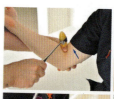

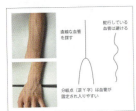

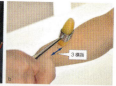

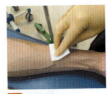

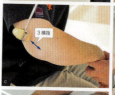

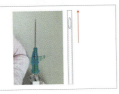

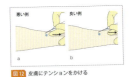

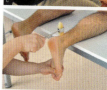

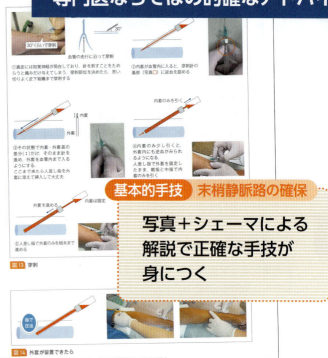

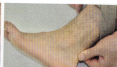

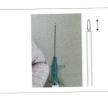

内科レジデントの
鉄則
第3版

第3版のリーダーズガイドです。作り込まれた構成が一目瞭然

1 発熱
——解熱剤で様子をみるその前に

鉄則
1. 意識障害，収縮期血圧≦100 mmHg，呼吸数≧22/分で敗血症を疑う
2. 迅速な対応を要する発熱を見逃さない
3. 発熱では top-to-bottom approach で診察
4. 院内発症の発熱は 7D で鑑別
5. 感染症以外の発熱の原因も忘れずに

プラクティス❶ 糖尿病の既往がある 68 歳女性．

インスリンで加療中の糖尿病の既往があり，直近の HbA_{1c} は 8.5%．3 日前から排尿時痛があったが，膀胱炎と考えて飲水で様子をみていた．来院当日息子から普段と様子が違うことを指摘され，体温を測ると 38.2℃であり救急外来受診．意識レベル JCS I-1（日付がわからない），体温 38.2℃，血圧 120/60 mmHg，脈拍 100/分・整，呼吸数 30/分，SpO_2 95%（室内気），血圧は普段と変わらない．

Q 血圧は普段と変わらないため，重篤な感染症ではないと考えてよいだろうか？
A 意識障害と頻呼吸があり，むしろ積極的に敗血症を疑う所見！

鉄則1 意識障害，収縮期血圧≦100 mmHg，呼吸数≧22/分で敗血症を疑う

- 発熱患者では常に敗血症ではないかを意識して診療にあたる必要がある．
- なぜなら敗血症の場合，各種培養を提出して早期に抗菌薬投与を行わなければ致死的になるからである．
- 非 ICU 患者では，以下のうち 2 項目以上を満たす場合に敗血症を疑った対応が必要になる．
  qSOFA（quick Sepsis-related Organ Failure Assessment）
  ① 意識障害（反応が鈍い，見当識障害，傾眠，不穏など）
  ② 収縮期血圧≦100 mmHg
- 特に呼吸数は気づきづらいバイタルサインの変化であるため，意識的に評価する．
- 本症例では血圧は正常範囲内であるものの意識障害と呼吸数増加を認め，敗血症が疑われた．

鉄則の一覧
該当する症例や疾患に関する必須のポイントがまとまっています。

プラクティスと Q & A
厳選したプラクティスで実践的に学習することができます。

鉄則の解説
対応する鉄則の根拠を詳しく解説。より深い理解につながります。

本症例での対応
プラクティスの症例で実際に行った対応を例示しています。

❶ 発熱 3

A 当直で呼ばれたら　❶ 発熱

プラクティス❶ の教訓
血圧低下がなくても意識障害と呼吸数増加があれば敗血症を疑うべし

もっと知りたい

敗血症診療の変化
- 敗血症の定義が初めて提唱されたのは 1991 年のことであり，SIRS（systemic inflammatory response syndrome：全身性炎症反応症候群）の概念が広く用いられるようになった．
- 以下のうち 2 項目以上を満たす感染症＝ sepsis（敗血症）
  ① 体温＞38℃もしくは＜36℃
  ② 脈拍＞90/分
  ③ 呼吸数＞20/分もしくは $PaCO_2$＜32 mmHg
  ④ WBC＞12,000/μL，WBC＜4,000/μL　もしくは 幼若白血球＞10%
- 2016 年に 15 年ぶりに敗血症の定義が改訂された．
- 新しいものでは敗血症を「感染に対する宿主反応の制御異常による生命に危機を及ぼす臓器障害」と定義し，より臓器障害を強調したものとなっている（JAMA. 315：801-810，2016）．
- 具体的には感染症によって以下の SOFA スコア（Sepsis-related Organ Failure Assessment）がベースラインより 2 点以上増加した場合に敗血症と診断する．

最終チェック
問 1 敗血症を疑うのは qSOFA スコア：（①–③）のうち 2 項目以上陽性の場合．
問 2 発熱患者で敗血症，（④–⑤）を疑う場合は特に迅速に対応する．
問 3 発熱患者では top-to-bottom approach でくまなく診察，特に（⑥–⑦）を評価．
問 4 院内発症で見逃されやすい原因 7D は（⑧–⑭）．

答え ①–③ 意識障害，収縮期血圧≦100 mmHg，呼吸数≧22/分　④–⑤ 細菌性髄膜炎，発熱性好中球減少症　⑥–⑦ 皮膚，関節　⑧–⑭ Drug（薬剤熱），Device（デバイス），DVT（深部静脈血栓症），CD トキシン（CD 腸炎），Decubitus（褥瘡），CPPD（偽痛風），Debris（胆泥：胆嚢炎/胆管炎）

参考文献
1) Rhodes A et al：Surviving Sepsis Campaign: International Guidelines of Management of Sepsis and Septic Shock: 2016. Intensive Care Med 43：304-377, 2017［PMID：28101605］
敗血症の最新の治療ガイドライン．一度は目を通しておきたい．
2) van de Beek D et al：ESCMID guideline: diagnosis and treatment of acute bacterial meningitis. Clin Microbiol Infect. 22(Suppl 3)：S37-S62, 2016［PMID：27062097］
ヨーロッパ発の細菌性髄膜炎のガイドラインもおさえておこう．
3) Leffler DA and Lamont JT：Clostridium difficile infetion. N Engl J Med. 372：1539-1548, 2015［PMID：25875259］
入院患者でよくみる CD 腸炎についての良質なレビュー．
4) Ergönül Ö and Keske：Approach to Fever in the Returning Traveler. N Engl J Med. 376：1797, 2017［PMID：28467876］
余裕がある人は今回省略した救急外来で出合う旅行者の発熱もおさえよう．

（孫　楽）

プラクティスの教訓
復習のポイントがまとまっています。

もっと知りたい
【2 週目以降・後期研修医以降対象】
最新のトピックや議論が分かれる部分など，発展的な内容も収載しています。

最終チェック
内容の総まとめを穴埋め問題で確認することができます。

参考文献
【2 週目以降・後期研修医以降対象】
秀逸なレビューやガイドラインがピックアップされています。

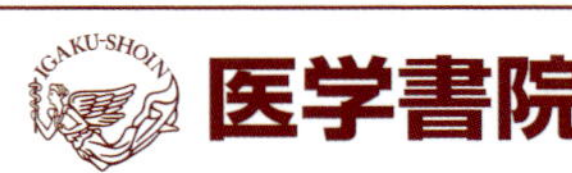

医学書院　〒113-8719 東京都文京区本郷 1-28-23　[WEBサイト] http://www.igaku-shoin.co.jp
[販売・PR部] TEL:03-3817-5650　FAX:03-3815-7804　E-mail:sd@igaku-shoin.co.jp

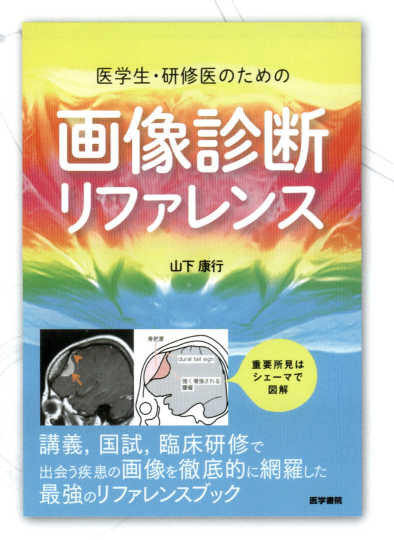

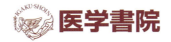

SAMPLE PAGES

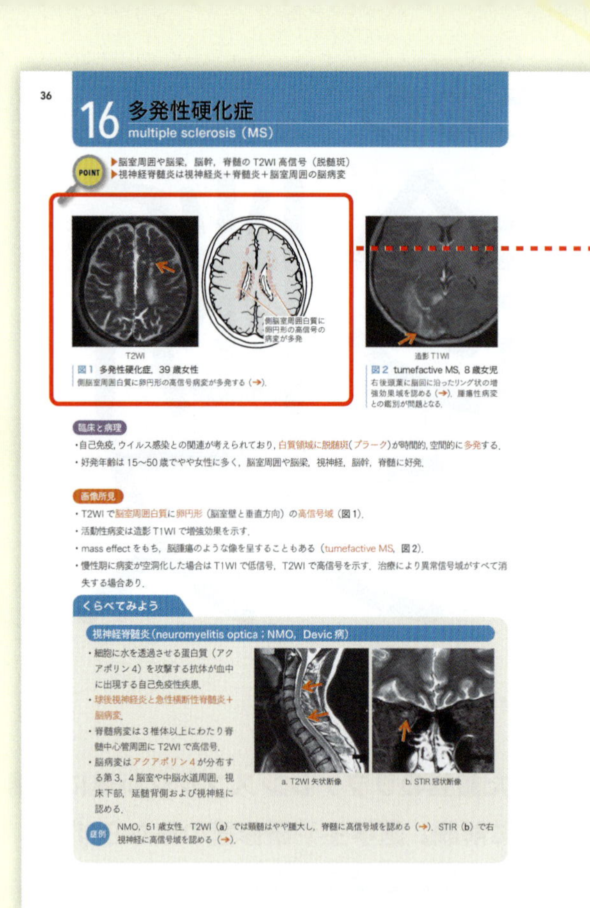
36

16 多発性硬化症
multiple sclerosis（MS）

POINT
▶脳室周囲や脳梁，脳幹，脊髄の T2WI 高信号（脱髄斑）
▶視神経脊髄炎は視神経炎＋脊髄炎＋脳室周囲の脳病変

T2WI
図 1　多発性硬化症，39 歳女性
側脳室周囲白質に卵円形の高信号病変が多発する（→）．

造影 T1WI
図 2　tumefactive MS，8 歳女児
右後頭葉に脳回に沿ったリング状の増強効果域を認める（→）．腫瘍性病変との鑑別が問題となる．

臨床と病理
・自己免疫，ウイルス感染との関連が考えられており，白質領域に脱髄斑（プラーク）が時間的，空間的に多発する．
・好発年齢は 15〜50 歳でやや女性に多く，脳室周囲や脳梁，視神経，脳幹，脊髄に好発．

画像所見
・T2WI で脳室周囲白質に卵円形（脳室壁と垂直方向）の高信号域（図 1）．
・活動性病変は造影 T1WI で増強効果を示す．
・mass effect をもち，脳腫瘍のような像を呈することもある（tumefactive MS，図 2）．
・慢性期に病変が空洞化した場合は T1WI で低信号，T2WI で高信号を示す．治療により異常信号域がすべて消失する場合あり．

くらべてみよう
視神経脊髄炎（neuromyelitis optica：NMO，Devic 病）
・細胞に水を透過させる蛋白質（アクアポリン 4）を攻撃する抗体が血中に出現する自己免疫性疾患．
・球後視神経炎と急性横断性脊髄炎＋脳病変．
・脊髄病変は 3 椎体以上にわたり脊髄中心管周囲に T2WI で高信号．
・脳病変はアクアポリン 4 が分布する第 3，4 脳室や中脳水道周囲，視床下部，延髄背側および視神経に認める．

a. T2WI 矢状断像　b. STIR 冠状断像

症例　NMO，51 歳女性．T2WI（a）では頸髄はやや腫大し，脊髄に高信号域を認める（→）．STIR（b）で右視神経に高信号域を認める（→）．

重要所見は矢印で示すだけでなく、シェーマで徹底図解！

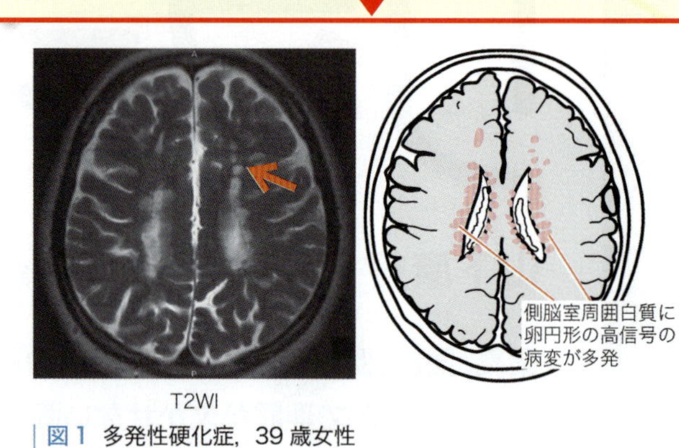

図 1　多発性硬化症，39 歳女性
側脳室周囲白質に卵円形の高信号病変が多発する（→）．

218

子宮，卵巣画像のアプローチ

画像解剖のポイント

・産婦人科領域の画像診断は，US がまず施行され，必要に応じて MRI，CT が行われる．
・子宮の大きさは女性ホルモンに依存し，性成熟期女性で大きいが，ホルモン産生腫瘍やホルモン製剤投与があれば若年者や高齢者でも腫大する．
・生殖可能年齢では，T2WI 矢状断像で子宮は体部と頸部，内膜と筋層を区別でき，体部には 3 層構造（高信号の内膜，子宮筋層の最内層とされる低信号の junctional zone，中等度の信号を呈する筋層）がみられる（図 1a）．T1WI では層構造はみられない．
・子宮頸部と骨盤壁の間には基靭帯がみられ（図 1b），子宮頸癌の骨盤壁への進展経路である．
・卵巣は，❶表面を覆う円柱上皮，❷性索間質と呼ばれるホルモンをつくる細胞，❸胚細胞（卵細胞），❹結合組織から成る卵巣間質から構成され，胚細胞の周りを性索間質細胞が取り囲んで卵胞を形成している（図 2）．
・MRI では，卵巣は性成熟期に 90％程度で同定可能．子宮両側にある間質の辺縁部に，低〜中等度の信号を示した数個の小さな嚢胞状の卵胞や黄体が並ぶ 2〜3 cm の構造として描出される（図 3）．

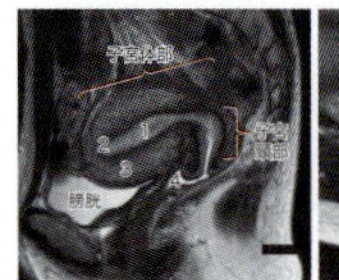

a. T2WI矢状断像

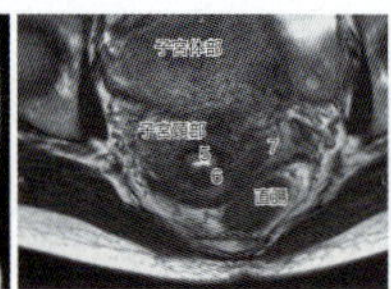

b. T2WI子宮頸部レベル

図 1　正常子宮の MRI
1：子宮内膜，2：junctional zone，3：子宮筋層，4：腟，5：頸管内膜，6：頸部間質，7：基靭帯
矢状断像（a）では高信号を示す子宮内膜，低信号を示す junctional zone，中等度信号を示す筋層子宮の 3 層構造が明瞭である．子宮頸部レベル横断像（b）では，子宮頸部と骨盤壁の間に基靭帯がみられる．

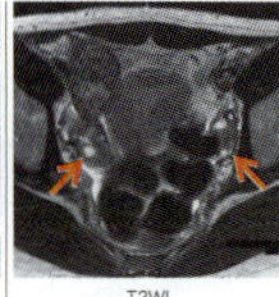
T2WI
図 3　正常卵巣の MRI
卵巣は子宮の両側に，数個の小さな嚢胞状の卵胞や黄体が並ぶ 2〜3 cm の構造として描出される（→）．

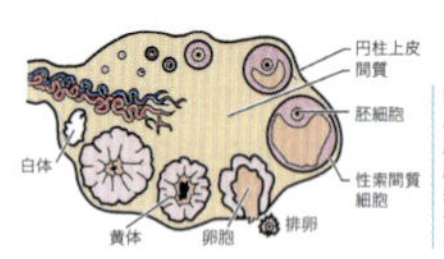

図 2　卵巣の構造と卵巣腫瘍の発生
卵巣は表面を覆う円柱上皮，性索間質と呼ばれるホルモンをつくる細胞，胚細胞（卵細胞），結合組織から成る卵巣間質（髄質）から構成される．胚細胞の周りを性索間質細胞が取り囲んで卵胞を形成している．卵巣の腫瘍はこの 4 つの成分のいずれからも発生し，円柱上皮および卵巣間質から発生したものをまとめて表層上皮性間質性腫瘍，性索間質から発生したものを性索間質性腫瘍，胚細胞から発生したものを胚細胞性腫瘍という．

子宮病変の鑑別（図4）

画像解剖から鑑別診断まで押さえるべきポイントを絞ってわかりやすく解説

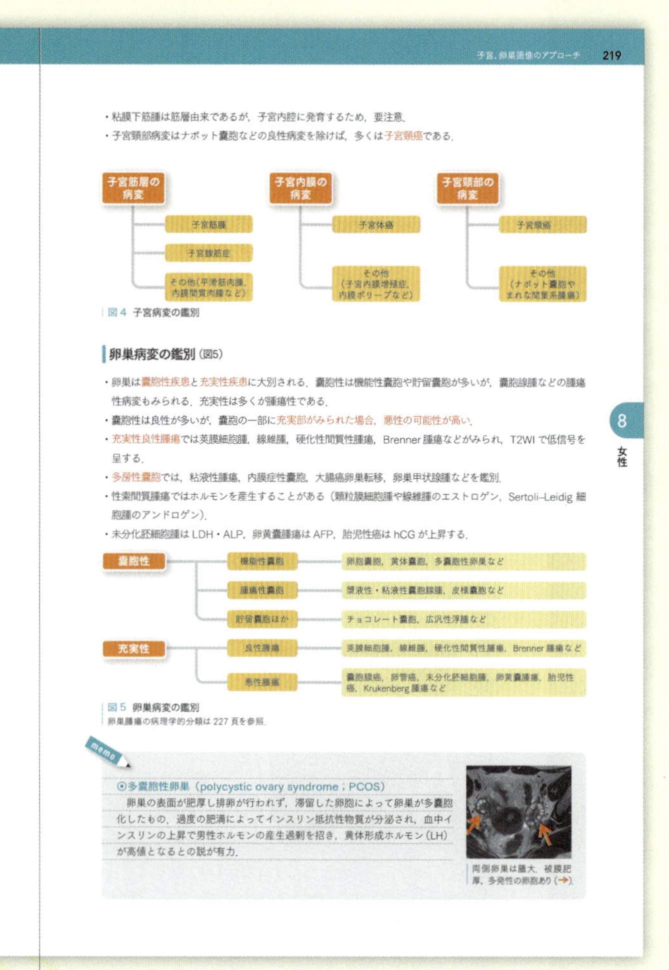

・粘膜下筋腫は筋層由来であるが，子宮内腔に発育するため，要注意．
・子宮頸部病変はナボット嚢胞などの良性病変を除けば，多くは子宮頸癌である．

図 4　子宮病変の鑑別

卵巣病変の鑑別（図5）
・卵巣は嚢胞性疾患と充実性疾患に大別される．嚢胞性は機能性嚢胞や貯留嚢胞が多いが，嚢胞腺腫などの腫瘍性病変もみられる．充実性は多くが腫瘍性である．
・嚢胞性は良性が多いが，嚢胞の一部に充実部がみられた場合，悪性の可能性が高い．
・充実性良性腫瘍では莢膜細胞腫，線維腫，硬化性間質性腫瘍，Brenner 腫瘍などがみられ，T2WI で低信号を呈する．
・多房性嚢胞では，粘液性腫瘍，内膜症性嚢胞，大腸癌卵巣転移，卵巣甲状腺腫などを鑑別．
・性索間質腫瘍ではホルモンを産生することがある（顆粒膜細胞腫や線維腫のエストロゲン，Sertoli–Leidig 細胞腫のアンドロゲン）．
・未分化胚細胞腫は LDH・ALP，卵黄嚢腫瘍は AFP，胎児性癌は hCG が上昇する．

図 5　卵巣病変の鑑別
卵巣腫瘍の病理学的分類は 227 頁を参照．

memo
⊙多嚢胞性卵巣（polycystic ovary syndrome；PCOS）
卵巣の表面が肥厚し排卵が行われず，滞留した卵胞によって卵巣が多嚢胞化したもの．過度の肥満によってインスリン抵抗性物質が分泌され，血中インスリンの上昇で男性ホルモンの産生過剰を招き，黄体形成ホルモン（LH）が高値となるとの説が有力．

両側卵巣は腫大，被膜肥厚，多発性の卵胞あり（→）．

8 女性

医学書院
〒113-8719 東京都文京区本郷1-28-23　［WEBサイト］http://www.igaku-shoin.co.jp
［販売・PR部］TEL：03-3817-5650　FAX：03-3815-7804　E-mail：sd@igaku-shoin.co.jp

カリスマ臨床医，気鋭の若手指導医らによる
感染症診断の極意とパール！

病歴と診察で診断する感染症

System1 と System2

編集

志水太郎
獨協医科大学病院・総合診療科診療部長／
総合診療教育センターセンター長

忽那賢志
国立国際医療研究センター国際感染症センター
国際感染症対策室医長／国際診療部副部長

近年、感染症診断法の進歩はめざましい。しかし、検査が充実すればするほど、臨床現場では「病歴」と「診察」が軽視されているように感じなくもない。本来、感染症の診断で最も重要なのは、感染臓器・病原微生物を突きつめることである。そしてこれは、病歴と診察で可能なかぎり検査前確率を高めることによってなされるべきである。「病歴」と「診察」にこだわった執筆陣による“匠の技”を伝授したい。

病歴と診察で診断する感染症 System1 と System2
編集 志水太郎 忽那賢志
究極の感染症36診断！
病歴 System1 身体診察 System2
この4語を手掛かりに感染症診断の真髄に迫る！
医学書院

● B5　頁240　2018年
定価：本体4,200円＋税
[ISBN 978-4-260-03538-5]

contents

Introduction
System 1 電光石火の感染症 Snap Diagnosis
System 2 理詰めで追い詰める感染症
読んでおきたい One More Question

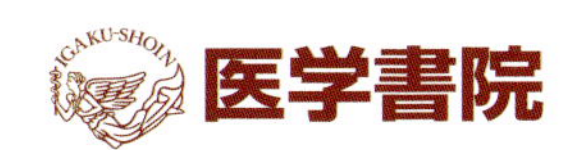

「病歴」「診察」「System 1」「System 2」
この4語を手掛かりに感染症診断の真髄に迫る！

病歴と診察で診断する感染症 System1とSystem2

SAMPLE PAGE

System 1 電光石火の感染症 snap diagnosis 11

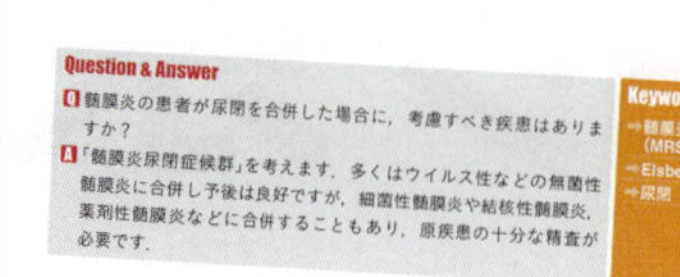

頭が痛くてウロウロしてしまう……

Question & Answer

Q 髄膜炎の患者が尿閉を合併した場合に，考慮すべき疾患はありますか？

A 「髄膜炎尿閉症候群」を考えます．多くはウイルス性などの無菌性髄膜炎に合併し予後は良好ですが，細菌性髄膜炎や結核性髄膜炎，薬剤性髄膜炎などに合併することもあり，原疾患の十分な精査が必要です．

Keywords
→髄膜炎尿閉症候群(MRS)
→Elsberg 症候群
→尿閉

Case 無菌性髄膜炎に尿閉を合併した一例

■患者：41歳，男性．
■既往歴：特になし．
■現病歴：受診1週間前から，徐々に頭痛と倦怠感，38℃台の発熱が出現した．近医を受診したところ，感冒の診断でアセトアミノフェンを処方され帰宅．その後，頭痛は徐々に増悪し，食欲も低下．38～39℃台の発熱も持続したため当院を受診された．

受診時，体温37.9℃，血圧103/71 mmHg，脈拍数107回/分．意識清明．身体所見では，下腹部の膨隆と圧痛を認めた．jolt accentuationは陽性だったが，その他の神経学的異常所見を認めなかった．

下腹部膨隆の原因は，尿閉であることが判明．頭痛・発熱については臨床所見から髄膜炎を疑い，髄液検査を施行したところ，単核球有意の細胞数増多を認め，無菌性髄膜炎と考えた．髄液グラム染色・培養含めた各種微生物学的検査では特に異常所見なく，尿閉を合併していることから，「髄膜炎尿閉症候群」と診断した．保存的加療で発熱・頭痛・尿閉ともに改善し，神経学的にも後遺症を残さず軽快退院された．

「髄膜炎尿閉症候群」とは

髄膜炎に伴って尿閉をきたす一連の症候群は，髄膜炎尿閉症候群(meningitis-retention syndrome：MRS)と呼ばれている[1]．髄膜炎症状と同時期に尿閉をきたすのが特徴で，近年，わが国を中心に報告が増えている．

病態生理としては，脊髄膀胱下行路の障害が症状の原因ではないかと推察されているが，明らかにはなっていない．過去の報告例をみると，EBウイルス，サイトメガロウイルス，単純

52

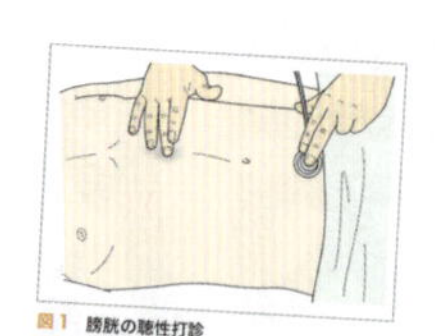

図1 膀胱の聴性打診

ヘルペスウイルス，水痘帯状疱疹ウイルス，マイコプラズマ，リステリア，結核，真菌，薬剤性などによるMRSが多数報告されており，比較的多彩な微生物が原因となることがわかる．

治療としてステロイド投与が行われることもあるが，現時点では有用性は明らかにはなっていない．予後は良好で，多くの場合後遺症を残さず，髄膜炎軽快とともに尿閉も改善する．

わが国における疫学

わが国でのMRS症例の報告は，1980年頃から散見されていたが，近年，報告例が増えている．本邦の正確な疫学についての文献を見つけることはできなかったが，医中誌を用いて「髄膜炎」「尿閉」をキーワードに検索すると，最新5年間で48例の報告例が認められた(2017.11.6現在)．内科だけではなく，小児科・泌尿器科など多彩な診療科から報告されており，診療科同士の適切な連携が必要な疾患であるともいえる．

直観的に察知するポイント

直観的診断(いわゆるsnap diagnosis)のためには，まず"疾患そのもの"および全体像を知っていることが必須条件である．「知らない病気は診断できない」とは，まさに真なり．

本疾患を診療する可能性のある内科医・泌尿器科医双方にとって，"疾患そのもの"の認知度が高くないという現状が，診断へのハードルを上げている．内科医にとっては「髄膜炎・脳炎などの良性炎症性神経疾患を診察する際に，尿閉を合併する症候群があることを考慮しておく」ということ，泌尿器科医にとっては「尿閉患者を診察する際に，良性炎症性神経疾患を原疾患として鑑別に入れる」ということが，直観的診断につながる第一歩であろう System 1．

直観的診断をサポートする病歴・身体所見

主に「尿閉」の病歴・身体所見について記

System 1 電光石火の感染症

主な記載ポイント

1. わが国における疫学
2. 直観的に診断を察知するポイント
3. 直観的診断をサポートする病歴・身体所見
4. 直観的診断が陥りやすい鑑別診断
5. Clinical Pearl

病歴

尿閉は，完全に排尿できなくなってしまった患者では，診断に苦労することはほとんどない．患者自身の自己申告が最も信頼性が高いといえる．

病歴で注意すべきは，尿閉に伴って「溢流性尿失禁」を合併する場合で，尿回数のみを確認すると尿閉に気づけないことがあり，注意が必要である．

身体診察

膀胱の充満が高度であれば，視診および触診などの身体所見で診断することが可能である．

ただし，触診できないからといって，否定できるわけではない．Guarinoら[2]は，膀胱の緊満を「聴性打診」で診断する方法を提唱した．患者を仰臥位にして，聴診器の膜部を恥骨結合の頭側正中に置き，臍の上から尾側へ打診を行うと，急激に打診音が大きくなる場所があり，そこを膀胱の上縁と判断するという方法である(図1)．Guarinoらの文献は，サパイラ G1 にも取り上げられており，「恥骨結合までの距離が9.5 cm以上であれば，ほぼ100％尿閉が存在する」と記載されている[3]．

直観的診断が陥りやすい鑑別診断

MRSの鑑別診断は多彩であり，尿閉をきたす可能性がある神経疾患という観点で考えれば，「仙骨部ヘルペス」「Guillain-Barré症候群」「急性散在性脳脊髄炎(acute disseminated encephalo myelitis：ADEM)」「脊髄炎」「単純ヘルペス脳幹脳炎」「くも膜下出血後」「糖尿病性ニューロパチー」「腰部脊柱管狭窄症」などが鑑別疾患に挙げられる．

仙骨部ヘルペスは，仙骨神経領域のヘルペス感染で，古典的に「Elsberg症候群」G2 と呼ばれている症候群である．会陰部の一側性皮疹・疼痛・感覚低下が特徴的で，尿閉が皮疹に遅れて出現したり，皮疹が出現しなかったりすることもある．病態の本態がヘルペスウイルスの骨盤神経などの末梢神経障害で，髄液検査では異常所見を認めないという点がMRSと異なる．ただし，単純ヘルペスウイルス2型(HSV-2)の陰部ヘルペスに髄膜炎を伴うことがあり，この場合にはMRSとの鑑別が困難である．

GM note

G1 サパイラ

言わずと知れた"身体診察のバイブル"である．Dr. Joseph D. Sapiraの著書である『Sapira's Art & Science of bedside diagnosis』のことを，われわれは親しみを込めて「サパイラ」と呼ぶ．

本著書は日本語訳[3]も出版されており，その網羅性もさることながら，臨床医の身体診察を"アート"たらしめる多くの知識・経験がふんだんに盛り込まれている．ぜひ一読されたい．

G2 Elsberg症候群

Elsberg症候群は，1913年にElsbergら[4]が，馬尾神経根炎5例を病理所見と合わせて報告し，これらは馬尾神経根炎による尿閉症例だった．ところが近年，Elsberg症候群の定義が拡大解釈され，仙髄領域の神経根炎のみならず，本例のようなMRSやADEMに合併した症例にも拡大解釈されるに至っている．

54 System 1 電光石火の感染症snap diagnosis 11

多い．

MRSは，あくまでも症候群であり，原因微生物は多岐にわたる．時には，抗菌薬や抗結[illegible]薬のエンピリック治療(経験的治療)が必要になることもあり，診断後にも原因微生物の診[illegible]で気を緩めることができない．

Clinical Pearl

→髄膜炎・脳炎患者で，尿閉を合併する症候群がある．
→尿閉のフィジカルは聴性打診で．

(矢吹 拓[illegible])

文献

1) Sakakibara R, et al :"Meningitis-retention syndrome"; a review. Neurourol Urodyn 32 : 19-23, 2013.
<東邦大学医療センター佐倉病院の榊原隆次先生の髄膜炎尿閉症候群に関する最近のレビュー．疾患概念の定義なども含めて詳細に解説されており，概念整理に非常に役立つ文献>
2) Guarino JR, et al : Ausculatory percussion of the urinary bladder. Arch Intern Med 145 : 1823-1825, 1985.
<Guarino先生の渾身の聴性打診の論文．素晴らしいのはその飽くなき検証力で，その後，腹水や胸水についても同様の聴性打診の論文を発表されている！ 身体所見の検証論文はワクワクしますね！>
3) Orient JM : Sapaira's Art & Science of Bedside Diagnosis, 4th ed. p576, Lippincott Williams & Wilkins, Philadelphia, 2009. 須藤博，他(監訳)：サパイラ 身体診察のアートとサイエンス，医学書院，2013.
<GM note 1にも記載したとおり[illegible]
4) Elsberg, et al : A peculiar and un[illegible] 787, 1913.
<Elsbergによる大元の「Elsberg[illegible] 閉を合併しており，仙骨部ヘルペ[illegible]

究極の感染症 36診断！

System 2 理詰めで追い詰める感染症

主な記載ポイント

1. わが国における疫学
2. 聴取すべき病歴
3. 取るべき身体所見
4. 病歴・身体所見の感度・特異度・尤度比
5. Clinical Pearl

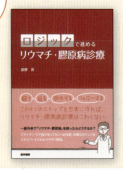

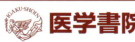

治療薬マニュアル2018【電子版】 ダウンロード型アプリケーションタイプ

本書約2,800ページ分のデータを収録。検索機能だけでなく、書籍と同じように目次から各項目を参照することも可能です。

機能・特徴

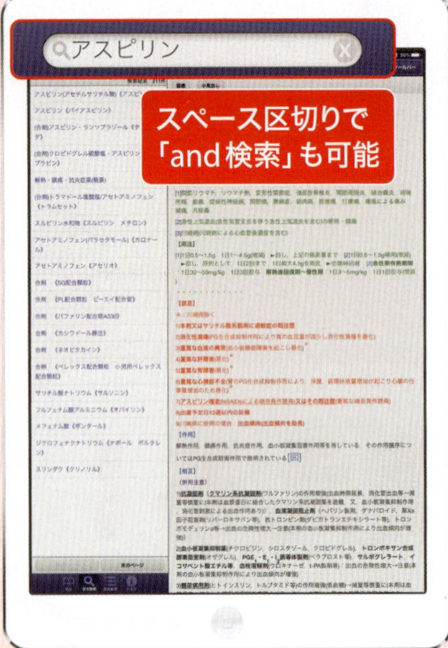

全文検索

収録薬剤数＝約2,200成分、18,000品目。
新薬も含むほぼすべての医薬品情報を、全文検索で参照できます。

条件検索
薬品名
適応症
禁忌
副作用
薬効分類
製薬会社
入力補助機能により
長い検索語も手間なく入力

条件検索

フリーワードでの全文検索、識別コード検索に加え「薬品名」「適応症」「禁忌」「副作用」「薬効分類」「製薬会社」による条件検索も可能。

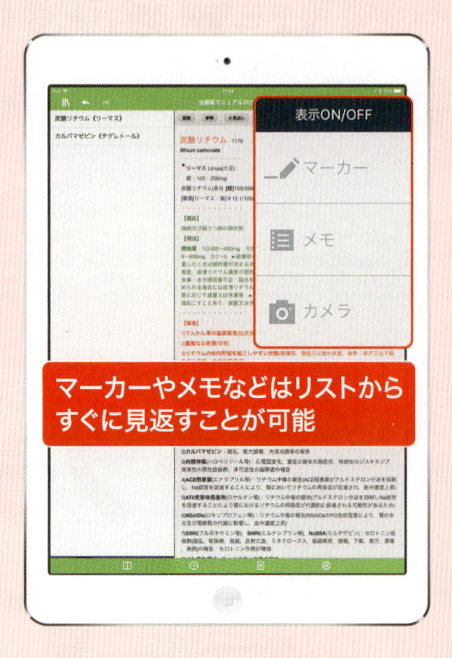

ツール機能

「マーカー」「メモ」「しおり」を追加・削除することができます。また、「カメラ」機能で画像データを添付することも可能です。

動作環境・ご利用条件

- iOS(9.0以降)、Android(6.0以降)のスマートフォン・タブレット端末をご用意ください。本商品はパソコンでは利用できませんので、ご注意ください。
- 同一アカウントにおいてダウンロードできる端末は、3台までとさせていただきます。

詳細情報、ご購入はこちらから

http://chimani.islib.jp/

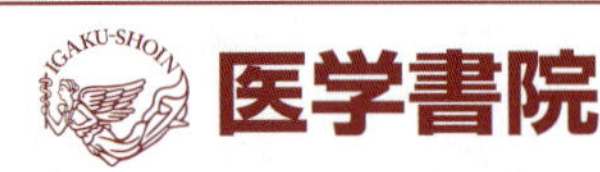

医学書院
〒113-8719 東京都文京区本郷1-28-23 [WEBサイト] http://www.igaku-shoin.co.jp
[販売・PR部] TEL:03-3817-5650 FAX:03-3815-7804 E-mail:sd@igaku-shoin.co.jp